JN055391

# クロザピン

## 「臨床精神薬理」掲載論文集

発　行

星　和　書　店

# クロザピン

「臨床精神薬理」掲載論文集

# 目　次

# 展望

# Clozapine の使用がなぜこれほど少ないのか

水野　謙太郎*

抄録：治療抵抗性統合失調症（treatment resistant schizophrenia：TRS）に対しては clozapine（CLZ）の使用が推奨されているが，本邦においては治療困難例に対して CLZ 以外の抗精神病薬の組み合わせによる多剤併用療法が選択される傾向がある。CLZ 治療が国内で普及しない理由として無顆粒球症等の重篤な副作用の懸念と，安全に使用するためのクロザリル患者モニタリングサービス（CPMS）規定に基づく煩雑な手続き，有効性への疑念などが考えられた。当院で TRS 患者に対して CLZ を使用した観察研究では CLZ を使用された患者は，精神症状，入院期間短縮，再入院回数について使用前より有意に改善を示した。長期入院群でも非長期入院群と同様に改善を示しており，長期入院している TRS 患者の治療を担っている民間精神科病院で使用する意義は大きい。CPMS の規定は煩雑で厳格であるが，CLZ を安全に使用することを目的に策定されている。規定を守れば，高次医療機関との連携の下，長期入院している TRS 患者に対して安全を確保して CLZ を使用できる。CLZ の使用拡大のため，民間精神科病院での使用をバックアップする地域連携と，医療者の意識改革が求められる。 **臨床精神薬理　25：955-964, 2022**

**Key words**：*clozapine, treatment-resistant schizophrenia, long-stay patients, discharge*

## Ⅰ．はじめに

　Clozapine（CLZ）は，1975 年にフィンランドで副作用の無顆粒球症による死亡例が報告され，本邦を含む多くの国々で使用中止となった経緯がある。しかし，Kane らが 1988 年に行った治療抵抗性統合失調症（treatment resistant schizophrenia：TRS）に対する CLZ の有効性についての報告[7]以来，各国の治療ガイドラインにおいて TRS の治療に使用することが推奨されている[8,15]。本邦では 2009 年 7 月に上市され，使用が開始された。2022 年 2 月末現在でクロザリル患者モニタ

リングサービス（CPMS）に登録されている医療機関は 589 施設，TRS 患者は 13,712 人登録されており，本邦における人口 10 万人当たりの登録数は 10.3 人と徐々に増加してきている。しかし，海外においては，CLZ の使用はさらに多く，フィンランド（189.2 人/10 万人）やニュージーランド（116.3 人/10 万人）等は本邦の 10 倍以上の頻度で CLZ が使用されている[3]。本邦の統合失調症患者は 78 万人であり，そのうち 20～30% を TRS と仮定した場合[10,11]，人口 10 万人当たりの TRS は 120～180 人程度と想定される。TRS の患者に CLZ を強く推奨するというガイドラインの方針から考えると，本邦の CLZ 使用はいまだに不十分であり，フィンランド等の水準が目指されるべき数値であると言える。

　国も CLZ を使用して入院需要を減らしていく方針を立てており，第7次医療計画の期間である 2018 年から 2024 年までに CLZ の普及を進め，

Why is clozapine so rarely used?
*社会医療法人如月会 若草病院
〔〒 880-0804　宮崎県宮崎市宮田町 7-37〕
Kentaro Mizuno : Wakakusa Hospital. 7-37 Miyatacho, Miyazaki-city, Miyazaki, 880-0804, Japan.

2025 年には慢性期入院患者の 25〜30％に対して CLZ を使用し 4〜5 万人の慢性期入院需要を減少させるという数値目標を立てている。そのための予算措置として，ここ数回の診療報酬改定では CLZ 使用促進のための項目が毎回のように追加されているが，CPMS 登録者数が顕著に増加することはなく，毎年の登録者数は 2,000 人程度にとどまっており，国の数値目標に到達する可能性は低いと言わざるを得ない。最も力を入れて取り組むべき治療抵抗性の病態にガイドライン上推奨されている治療法が標準化されていないことは，大きな疑問点と言える。CLZ を最も多く使用している民間精神科病院として，この状況の背景にある要因を分析し，自らの体験から今後の方向性を示す。

## II．当院の CLZ 使用状況

当院では 2009 年 12 月から TRS の基準を満たす患者とその家族に対し CLZ 治療について積極的に説明し，同意を得た患者に順次導入していった。CLZ 使用前には 1 年以上入院している入院患者が 60 人程度在院していたが，2015 年以降は約 10 人に減少し，それに伴い病床数も 40％削減した。本邦には 1 年以上入院した長期入院患者が 17 万人おり，そのうち 60％が極めて重篤または不安定な精神症状のために入院を継続している[2]。長期入院患者における CLZ 使用の報告は少なく，長期入院患者に対する CLZ の有用性はまだ実証されていない。そのため，当院での長期入院患者の入院期間の短縮と再入院の予防に対する CLZ の効果を検討した[14]。以下はその抜粋である。

### 1．調査対象と調査期間

CLZ の導入前に 2 年間，CLZ 治療開始後 18 週間を経て，その後 2 年間観察できる患者について診療録をもとに入院期間と入院回数の変化を調査した。CPMS に登録した 286 人の患者が調査対象となったが，このうち，28 人の再登録患者と CLZ 導入後にフォローアップが不可能であった 25 人を除外し，233 人の患者で統計分析を行い，長期入院群 55 人，非長期入院群 178 人の 2 つのグループに分け，そのデータを比較した。長期入院群及び非長期入院群の定義は，CLZ 導入前の 2 年間に 1 年以上入院していたか否かとした。

CLZ 開始前の入院期間と入院回数は，CLZ 開始前の 2 年間で調査したが，開始後の調査期間は CLZ 導入後 18 週から 2 年間とした。

### 2．調査項目とデータ分析

対象患者について，性別，罹病期間，開始時の年齢，抗精神病薬投与量（chlorpromazine：CPZ 換算），開始時，退院時の臨床全般重症度（CGI-S），退院時の使用量，開始から退院までの入院期間，および投与期間を調査した。

データは EZR バージョン 1.54 を使用して分析された。長期入院群と非長期入院群の各項目の比較は Mann-Whitney U 検定を使用した。CLZ 開始前後の入院期間と入院回数を比較するために Wilcoxon の順位和検定を使用した。有意値は 0.05 に設定した。

### 3．結果

表 1 は，調査対象全体と，長期入院群と非長期入院群の患者背景を示す。調査対象患者数は 233 名（男性 117 名，女性 116 名），導入時の年齢の中央値は 43 歳，罹病期間の中央値は 20 年，開始前の抗精神病薬投与の中央値は 800mg，開始時の中央値 CGI-S は 6，治療期間の中央値は 1,925 日であった。調査期間中に 230 人（98.7％）が退院した。調査対象全体では，退院時の使用量中央値は 200mg であり，開始から退院までの入院期間中央値は 124.5 日であった。開始後 2 年間の入院回数中央値は 1 回，退院時の CGI-S 中央値は 4 であった。CLZ 治療期間の中央値が長期入院群では 2,696 日であったのに対し，非長期入院群では 1,722 日で，長期入院群の治療期間は有意に長かった（p＜0.0001）。入院期間の中央値は長期入院群が 665 日であったのに対し，非長期入院群では 108 日で，長期入院群の期間が有意に長かった（p＜0.0001）。退院時の CLZ 使用量の中央値は，長期入院群では 300mg に対し，非長期滞在群は 200mg で，長期滞在群は有意に多かった（p＜

表1　患者背景　(Mizuno et al., Neuropsychopharmacol. Rep., 2022[14) から引用)

| 開始時情報 | 全体群<br>(n＝233) | 長期入院群<br>(n＝55) | 非長期入院群<br>(n＝178) | P value |
|---|---|---|---|---|
| 性別（男性） | 117 (50.2%) | 32 (58.2%) | 85 (47.8%) | 0.236 |
| 開始時年齢（歳） | 43 (33, 51) | 43.5 (32.75, 54) | 42 (34, 50) | 0.785 |
| 罹病期間（年） | 20 (12, 28) | 22 (12.75, 31) | 20 (12, 26) | 0.136 |
| 開始前抗精神病薬使用量（mg;CPZ 換算） | 800 (600, 900) | 800 (600, 868.75) | 800 (600, 900) | 0.856 |
| 開始前 CGI-S | 6 (6, 6) | 6 (6, 6) | 6 (6, 6) | 0.066 |
| CLZ 使用期間（日） | 1925 (949, 2765) | 2696 (1832.75, 3179.75) | 1722 (909, 2562) | ＜0.0001** |
| 使用前入院期間（日） | 163 (68, 349) | 665 (489.25, 730) | 108 (44, 190) | ＜0.0001** |
| 治療継続率 | 70.4 | 73.2 | 69.5 | 0.597 |
| 退院時情報 | 全体群<br>(n＝230) | 長期入院群<br>(n＝54) | 非長期入院群<br>(n＝176) | P value |
| 退院時 CLZ 使用量（mg） | 200 (100, 300) | 300 (200, 350) | 200 (100, 300) | ＜0.001** |
| CLZ 開始から退院までの期間（日） | 124.5 (76.25, 196) | 215.5 (146.25, 494.25) | 101 (69.75, 155.5) | ＜0.0001** |
| 入院回数 | 1 (0, 2) | 1 (0, 2) | 1 (0, 2) | 0.445 |
| 退院時 CGI-S | 4 (4, 4) | 4 (4, 5) | 4 (4, 4) | 0.111 |

Median（lower quartile, upper quartile）
＊＊：p＜0.01, ＊：p＜0.05

表2　CLZ 使用前後の入院期間，入院回数の比較（Mizuno et al., Neuropsychopharmacol. Rep., 2022[14) から引用)

|  | 開始前 2 年間 | 開始後 2 年間 | P value |
|---|---|---|---|
| 入院期間（全体群；日） | 157 (51, 348) | 88 (10, 241) | ＜0.001** |
| 入院期間（長期入院群；日） | 684 (496.5, 730) | 273 (124.5, 490) | ＜0.001** |
| 入院期間（非長期入院群；日） | 101 (36.25, 186.5) | 64 (0, 139.5) | ＜0.001** |
| 入院回数（全体群：回） | 2 (1, 3) | 1 (0, 2) | ＜0.001** |
| 入院回数（長期入院群：回） | 1 (0, 2) | 0 (0, 2) | ＜0.001** |
| 入院回数（非長期入院群：回） | 2 (1, 3) | 1 (0, 1.75) | ＜0.001** |

Median（lower quartile, upper quartile）
＊＊：p＜0.01, ＊：p＜0.05

0.001）。CLZ の導入から退院までの入院期間の中央値は，長期入院群では 215 日，非長期入院群では 101 日であり，長期滞在群の期間が有意に長かった（p＜0.0001）。

表2に，CLZ 使用前後2年間の調査対象全体，長期入院群，非長期入院群の入院期間と入院回数を示している。長期入院群，非長期入院群ともに，CLZ 使用後の入院期間および入院回数の有意な減少を示した（p＜0.001）。

### 4. 考察

#### 1）入院期間と入院頻度の減少

調査結果では，CLZ 開始後に入院期間と入院回数が減少したことが示された。入院期間と入院回数の減少は，CLZ の有用性を調査する研究の指標としてしばしば使用されている。日本では，CLZ 導入後1年目の入院期間と隔離期間について Misawa によって報告されている[12]。

Misawa の報告では，入院期間の有意な減少はなかったが，隔離の頻度が有意に減少し，CLZ の有用性を示していると報告した。我々の調査では，CLZ 導入前後の入院期間において，Misawa が報告した研究とは異なり，入院期間の有意な減少を認めた。この理由の一つとして，Misawa の調査対象者は 35 人であったが，我々の調査対象は総数 233 人で，長期入院群だけで 55 人とサン

プルサイズに違いがあったことから有意差が明らかになった可能性が挙げられる。また，もう一つの理由として，CLZ 使用後の評価期間が，Misawa では導入後 3 ヵ月からの 1 年間であったが，我々は導入後 18 週間からの 2 年間としたことが，結果に影響した可能性がある。以前に我々が行った調査[13] が示すように，CLZ 治療による入院期間の短縮は，時間の経過とともに明らかになる傾向があり，すなわち 1 年後よりも 2 年後でより顕著になる。この理由としては，特に長期入院群での退院調整の難しさがある。幻覚妄想の消退，意思疎通の改善や衝動性の低下といった精神症状の改善は，CLZ 使用初期から観察される。しかし，入院環境に慣れている患者が退院意欲を持つこと，家族や地域社会が患者を受け入れる準備をすることには時間がかかる。そのため，CLZ 導入後の観察期間が短い場合，入院期間や入院回数を低減する効果は検出されにくい場合がある。

2）長期入院群に対する CLZ の結果

　当院の調査では，CLZ 開始前の罹病期間または重症度，抗精神病薬使用量において，長期入院群と非長期入院群の間に違いはなく，CLZ 治療についても退院時の重症度や調査期間中の治療継続率に差は無かった。一方で，長期入院群と非長期入院群の間には投与の期間，退院時の使用量，使用開始から退院までの入院期間に有意な差異が見られた。投与期間の有意差は，長期入院群に対して優先的に CLZ が開始されたことを反映している。調査対象となった長期入院群の多くは，他の抗精神病薬治療で改善が乏しく，当院に長期間入院しており，CLZ が上市されてからは速やかに使用を開始し，2010 年から 2013 年の間に導入された。一方，非長期入院群の多くは，CLZ 上市以降に当院に入院した患者が多く，2014 年以降の治療開始が多かった。開始時期の違いは，CLZ 治療に当院が習熟していない時期に長期入院群の治療の多くが始められたとも言え，開始から退院するまでの期間に影響を与えた可能性がある。とは言え，長期入院群が治療を開始してから退院するまでに，非長期入院群と比較して 2 倍の時間がかかっていた。このことは，CLZ 開始前の精神症状の重症度に差がなかったことから，非

長期入院群よりも長期入院群では治療効果の出現が緩徐であったことを示す。長期入院群に対しては CLZ 治療の効果を評価するために使用量の調整が頻繁に行われ，退院時の使用量は非長期入院群に比べて有意に高かった。長期入院群の治療は，非長期入院群の治療よりも困難であったが，使用前後の長期入院群の再入院回数は有意に減少し，長期入院群と非長期入院群の再入院回数の比較は有意差を示さなかったことから，長期入院群，非長期入院群ともに CLZ 使用による再入院予防効果が期待できることが示された。

3）観察研究の意義

　TRS への CLZ の有用性に関する観察研究およびコホート研究には多くの報告がある[1,9]。しかし，無作為化比較試験（RCT）に基づく最近のメタ解析[18] は，他の第二世代抗精神病薬と比較して CLZ の優位性に疑問を投げかけている。RCT ベースのメタ解析は，我々のような観察研究やコホート研究よりもエビデンスは高く，そこでは CLZ が優位性を示さないことが多い。しかし，RCT では，「参加に同意する能力を持つ患者」が試験の対象となる[12]。本邦の精神科病院に長期間入院している患者の多くは，CLZ 以外の様々な抗精神病薬を併用しているにもかかわらず退院できずにいる。このような患者集団に RCT を実施することは，同意能力の面で参加者を確保することが困難であり，長期間追跡することも困難である。したがって，RCT の知見も参照するべきであるが，本研究のような実臨床における後方視的観察研究の結果は，長期入院統合失調症患者に対する CLZ の有効性を評価しているという点で意義がある。

## Ⅲ．CLZ 使用拡大のための施策

　CLZ の使用が少ない現状について国や関連学会も認識し，使用拡大のための施策や提言が積み重ねられてきた。主なものを取り上げてみる。

### 1．CPMS 規定の緩和

　CLZ 上市の際，無顆粒球症等の重大な副作用が，認可が下りるためのネックになっていた。そ

のため副作用に対するモニタリングシステムとしてCLZを使用する患者は全例がCPMSに登録されることとなった。CPMSの規定に則って，定期的な血液検査と診察が行われ，登録医師は検査結果をもとに使用の可否，処方量，処方日数，次回検査日をCPMSに入力する。このシステムによって，CLZ使用患者の無顆粒球症や糖尿病の発症を早期に発見することが可能となり，連携する血液内科・糖尿病内科の協力のもと，適切かつ迅速に治療を開始することができる。しかし，導入時には必ず入院治療を要すること，連携する医療機関を確保することが求められるため，CLZを導入できる医療機関は入院施設が必須となり，民間精神科病院は血液内科等との連携まで至らず，初期のCPMS登録医療機関は，大学病院や公的病院，総合病院が中心であった。が，長期入院しているTRS患者が存在する入院医療機関は当院のような民間精神科病院であり，実際に多数の慢性期統合失調症患者の入院治療を受け入れている医療機関のほうがCLZ使用件数は多く，総合病院や大学病院での使用件数は伸びなかった。そのため，多くの精神科入院医療施設でCLZを使用できる体制にするため，徐々に規制の緩和が行われた。

CLZ使用が可能な医療機関が少ないことにより，症状が改善して在宅復帰した後のTRS患者の通院治療の負担が大きくなるため，CLZを処方できる医療機関を増やす必要があった。入院施設のある医療機関のみがCLZを使用できる規制を緩和し，2014年7月から入院可能な医療機関との連携の下，通院患者に対してCLZを使用できる診療所等もCPMSに登録できるようになった。

また，民間精神科病院にとってもっとも高い障壁として，血液内科医との連携が求められたことがある。当初は血液内科医と精神科医が常勤している病院との連携が求められたが，血液内科医は，他の内科医よりも比較的人数が少ない。2016年に連携要件の追加があり，血液内科のみが常勤の医療機関も連携医療機関と認められた。ただし好中球減少症や無顆粒球症発生時に，連携先の医療機関に搬送しCPMS登録医療機関の精神科医

が共に治療にあたるか，もしくは，連携先医療機関の血液内科医がCPMS登録医療機関へ赴いてともに治療にあたることを文書で交わす必要がある。2018年から，血液内科医に加え，「無顆粒球症の治療に十分な経験を有する日本感染症学会員，日本臨床腫瘍学会員あるいはそれと同等以上とクロザリル適正使用委員会が判断したいずれか」の医師が常勤する医療機関も連携する医療機関の要件に加えられ，連携先の医療機関の選択肢は増えてきている。2022年2月末の登録医療機関は民間精神科病院が6割以上を占め，診療所も14施設が登録している。

さらに，これまでに蓄積された知見として，白血球数の減少頻度は海外と同程度で，90%以上が導入後1年以内に発症することが明らかになった[6]。CLZの利用拡大や通院利便性向上に向け，2021年6月に開始から52週間経過している患者は，原則として4週に1回の白血球数のモニタリングで十分になるように改訂された。

### 2. 診療報酬の改定

2018年からの第7次医療計画ではCLZの使用拡大による精神病床需要予測を立てており，CLZは，改定の度に使用拡大のための施策が追加された。2012年から治療抵抗性統合失調症治療指導管理料が算定できていたが，2018年の改定では，長期入院患者の地域移行の推進のため，精神療養病棟や精神科救急入院料病棟等においてCLZ薬剤料を包括範囲から除外することとなった。2020年からは，CLZ使用実績等に基づいた精神科急性期医師配置加算の見直し，精神科急性期病棟／救急入院料病棟におけるCLZ新規導入を目的とした転棟患者の受け入れ，精神科急性期病棟入院料／救急入院料などにおける自宅などへの移行率からCLZ新規導入患者の除外が加えられた。2022年改定では，精神科急性期病棟等におけるCLZ普及推進を目的に，CLZを新規に導入することを目的として他の精神科入院医療機関から転院するTRS患者が，救急急性期医療入院料，精神科急性期治療病棟入院料及び精神科救急・合併症入院料の算定要件に追加された。また，CLZの血中濃度測定について，2022年改定から特定

薬剤治療管理料Ⅰを算定できるようになった。CLZ導入の際に，個人差が大きく用量設定に困難な患者もしばしば経験したが，今後，血中濃度測定が最適な用量設定の補助になると思われる。

### 3. 統合失調症薬物治療ガイドラインの公表

2015年に日本神経精神薬理学会が，本邦では初めて科学的なエビデンスに基づいた統合失調症治療に関するガイドラインを作成し，公表した[16]。2022年5月20日に統合失調症薬物治療ガイドライン2022[17]として改訂されている。その中でTRSについての治療はパート2第5章にまとめられている。CLZは，「他の抗精神病薬と比較して，TRSに対して，精神症状を改善させ，治療継続率と生活の質の改善については差がなく，すべての有害事象の発現は多いが，錐体外路症状は少ない」というエビデンスがある。これらエビデンスにより，CLZは，TRSに対して有効な薬剤であり，副作用の発現に注意をする必要があるものの，使用することが強く推奨されている。CLZ以外のTRSに対する治療では，修正型電気けいれん療法（mECT）が，「抗精神病薬との併用下で精神症状の改善や再燃率減少の可能性があるとされている。一方で認知機能の悪化を増加させる可能性があり，CLZ使用が困難な状況下にのみ行うことが望ましい」とされている。CLZ以外の抗精神病薬の多剤併用は，実臨床ではTRSに対して頻繁に試みられている治療法であるが，多剤併用についてのコメントは，「抗精神病薬とその他の向精神薬を併用しないことが望ましい」とされている。

## Ⅳ．CLZの使用はなぜ増えないのだろうか

Ⅲ章で，国や学会等でのCLZ使用拡大のための取り組みについて紹介したが，それでもCLZの使用数が大幅に増えることはなかった。ということは，CLZ利用拡大のためには規制の緩和や診療報酬による誘導以外に解決しなければならない問題があるということであろう。CLZ使用が増えない理由について，患者側の問題，医療者側の問題について，それぞれ検討してみた。

### 1. 患者側の問題

CLZ治療を受ける患者側にある問題としては，CLZやTRSについての知識の少なさ，副作用への不安，入院が必要であること，頻回な検査間隔等が挙げられる。

患者に対してCLZを説明する際に，有効性と副作用について説明を行うが，外来通院中の患者の場合，入院治療が必要であることに対して，強い抵抗を示すことも多い。採血や通院の間隔もネックになりやすい。定期的に通院しているが，幻覚妄想や陰性症状が遷延している患者に対してCLZを提案しても，上記の理由でこれまで通りの処方を希望されることが多く，入院を要する症状の悪化や行動障害が出現してからCLZが開始される傾向がある。長期入院している患者にも，退院意欲がなくなっていたり，家族が高齢化して退院後の生活を支えられないと訴えたりして，新しい治療方法に興味を示さないこともある。当院でも，採血等の検査間隔が増えることへの不満から拒否や中止を希望する患者や，「いまさら退院させられても困る」と言われる家族の声を受けたことがある。また，CLZを使用できない医療機関から当院に転院してCLZを使用することがあるが，転院患者は30歳代までがほとんどで，長期に入院している比較的高齢の患者の紹介転院は少ない。長期入院患者自身が転院という治療環境の変化を望まないこと，退院や回復の意欲が落ちていることが影響していると思われる。患者側の問題の解決については有効性や副作用の頻度についての十分な情報提供や，CLZ使用後の退院支援や，退院後に地域で受けられる支援計画の説明を行う等，退院後を見据えた治療関係の構築を図ることが求められる。

### 2. 医療者側の問題

CLZ治療を提供する医療者側の問題としては，患者側と同じく，CLZやTRSについての知識の少なさ，副作用への不安に加えて，多剤併用療法を優先する治療姿勢，有効性への疑念，煩雑で厳格な検査間隔，入院患者減少による経営上の不安，CLZ導入時の入院期間についての病棟運用上の懸念が挙げられる。

CLZ 使用の基幹病院として期待される大学病院，公的病院でも，CLZ 使用を「最後の手段」として後回しにして従来通りの抗精神病薬の併用療法が優先されがちである[5]。全国の CPMS 登録医療機関の数は 580 施設を超えているが，年間の CPMS 登録患者数は 2,000 人程度である。各医療機関の使用実績や TRS 患者の入退院数は明らかにされていないが，年間に入院する TRS 患者に対して，CLZ を使用している割合はかなり低い医療機関が大多数ではなかろうか。TRS や CLZ について，本誌でもたびたび特集が組まれているように，情報は開示されている。それにもかかわらず使用数が増えないのが現在の問題ではなかろうか。

　無顆粒球症などの重篤な副作用は，医療者にとってもその出現が最も懸念され，使用をためらわせる理由の一つであろう。当院でも，これまでに 8 件の無顆粒球症を経験している。最初の症例では，治療スタッフに緊張が走り，臨時のカンファレンスを開いて対処について周知した。CLZ による好中球減少症／無顆粒球症対処マニュアル[4]等を参照し，血液内科医と密に連絡を取り合いながら，チームで治療にあたり，徹底した身体観察，検査値の周知，治療法の確認などを行った。CLZ の投与中止，主剤変更による精神症状への影響や，G-CSF 製剤の投与等，感染対策のための行動制限等による患者への心身の負担も懸念されたが，患者と家族に対して都度病状と治療方針を説明することで理解と協力が得られた。また，これらの経験を病棟や部署を越えて共有することで，同様の事態が発生した際にも，多職種で連携して迅速に対応することができた。これは無顆粒球症が民間精神科病院で対処困難な病態ではないことを示しているのではないだろうか。無顆粒球症を発見した際に，病院全体で患者と主治医をサポートする体制をつくることが重要である。

　また，CLZ の有用性に疑問がある，多剤併用でも十分治療効果がある，という意見も聞く。フィンランドの国家規模のデータベースを解析した再入院リスク評価で，多剤併用が CLZ 単剤治療よりも有効であったと Tiihonen らが報告している[20]が，その報告しているフィンランドの

CLZ 使用状況については，第Ⅰ章で触れているように日本の 10 倍以上の頻度で CLZ を使用している。このコホート研究の多剤併用には，CLZ が含まれており，CLZ が原則併用禁忌となっている本邦の多剤併用とは抗精神病薬の組み合わせが異なっている。ちなみに再入院リスクが最も低い抗精神病薬の組み合わせは，CLZ と aripiprazole の併用で，CLZ 単剤治療を上回っていた。CLZ 使用状況が全く異なるフィンランドのコホート研究をもとに日本の多剤併用の有用性を論じ，CLZ を使用する前に多剤併用治療を行うことを前提とした治療方針を採るのではなく，多剤併用の有用性を論ずるのは，海外のコホート研究同様に CLZ 単剤治療を十分に試みてからが望ましい。

　頻回かつ厳格な CPMS 検査間隔も，CLZ の使用拡大を妨げる要因である，という意見もある。4 週間間隔の規定になっても，祭日が入ったので 1 日延長する，という場合でも申請書の作成を求められる。申請書を書く手間のことは考慮してもらえないので，筆者は申請したことはない。正月も検査技師や薬剤師に勤務を依頼しないといけない。この厳格さが，無顆粒球症のリスクを強調し過ぎているのかもしれない。「これだけ厳格だから，重篤な副作用があり使用しづらい薬剤なのではないか」と使用を躊躇う医療者がいるとしたら規定がある意味や目的を誤解している。厳格な規定は，医師の裁量権を狭め，使用しづらい要素を含むが，反面，医師以外の医療職にとっては，治療パスなどで規定に沿ったシステムを作ると，どこを注意すればよいかが理解しやすく，事故の予防も可能である。本邦において無顆粒球症によって亡くなった患者は発生していないという実績も規定に沿って検査を行い，早期に無顆粒球症に対応できたから，という面がある。

　当院で多数の CLZ を使用するうえで有効であったと考えているものは，CPMS 規定に沿った医師・看護師・薬剤師・検査技師の役割分担と連携が構築できたことである。検査間隔については，好中球数や血糖値等によって変動がある。当初は患者個人ごとにパスを用いた検査治療計画を作成したが，検査結果によって修正する必要性があり，人数が増えると管理ができなくなり使用を

断念した。次に薬剤師と検査技師が連携し，検査予定を一括して管理するシステムを構築した。これを電子カルテのパソコンで表示できるようにし，外来，デイケア，訪問看護とも検査予定日・検査項目を随時確認できるようにした。外来での一日当たりの血液検査件数は増加したが，検査漏れは防ぐことができている。また，速やかに結果を確認して診察に回せるよう，検査技師，看護師，薬剤師が業務を工夫して効率化をはかっている。本稿を書くにあたり，負担が特に増加したと思われる外来や薬剤部のスタッフに感想を聞いてみたところ，CLZ開始により各部門や職種の垣根を超えた連携と協力体制が得られ，業務を見直すよい機会になったと前向きな意見が多かった。何より，これまで難治のために対応に苦慮し労力を使ってきた患者が着実に回復し，ともに治療に取り組めるようになることも多く，やりがいを感じるという感想が印象的であった。CPMS業務が煩雑であっても，目的や利点を理解し，システムが構築できれば，より多くの病院でCLZ治療が広がっていくのではないだろうか。

### 3. 経営上の問題

「CLZを使用して長期入院患者が退院すると，入院患者が減少して経営破綻するのではないか」と民間精神科病院の経営者であれば，まず危惧するであろう。当院は，精神科救急入院料病棟を有していたため，長期入院患者の減少を精神科救急の需要確保や訪問看護事業で補うという対策を採ったが，どこの医療機関でも同様の対策が採れるわけではない。診療報酬でも，CLZを開始する医療機関にはメリットがあるが，入院患者が減少することによる診療報酬減収の補填はなく，これまで空床を作らないように病棟運用をしてきた民間精神科病院がCLZ使用に積極的にならなかったのはやむを得ないのかもしれない。

精神科救急を担う医療機関や総合病院精神科や大学病院精神科であれば「CLZは18週間の入院治療が原則になる。入院期間が長く救急病棟の運営が難しくなる。合併症の受け入れができない。そもそも慢性期の統合失調症は病棟構造上受け入れが難しい」という意見もごもっともである。そ

れではどこでCLZを使用するのだということになるが，これに加えて近年は，総合病院ではCO-VID-19に感染した精神疾患の患者の入院を受け入れないといけないといった事態も考慮しなくてはならない。総合病院や大学病院には，様々な役割があり，かつ入院日数を短くしてベッドの回転率を上げることが求められている。その中で18週間の入院治療を原則としているCLZを使用するよりも，身体合併症治療が優先されるのは，これもまたやむを得ないことであろう。

## V．必要な患者にCLZを使用するためには

これまでCLZについて，使用する患者の受け入れやすさと副作用管理のバランスを考えた場合，どのような医療機関で使用することが望ましいか，十分な議論がなされていない。

副作用管理，という面では，使用経験が十分にあり，医療機器やスタッフがそろっていて，血液内科医も常勤している医療機関が最もふさわしいが，そのような医療機関は数が限られている。これまでCLZの使用が拡大しなかったのは，多くの医療者が，副作用対策を万全にしないとCLZは安全に使用できないと考え，使用を躊躇してきた結果と思われる。筆者は，これまでの臨床経験から，身体科の救急医療体制をモデルとしてCLZ使用を拡大することを提案したい。身体科の救急医療で一次救急，二次救急，三次救急の役割が異なっているように，CLZを使用できる医療機関の役割を明らかにするのはどうだろうか。図1で示すのは，一般科の救急医療体制を参考にしたものであるが，TRSの治療を担ってきた多くの民間精神科病院が「かかりつけ医」として，CLZを開始して退院まで支援し，外来治療を精神科診療所とともに担う。精神科救急を担う医療機関は，外来通院に移行したTRS患者の急変に対して時間外の入院治療等を提供する。血液内科医が常勤する医療機関は，無顆粒球症などの身体合併症に対応する。このようなシステムを構築することを目指すのはどうだろうか。

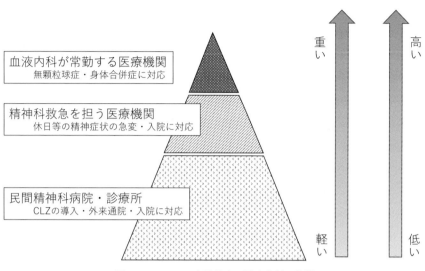

身体的リスク　緊急性

血液内科が常勤する医療機関
無顆粒球症・身体合併症に対応

精神科救急を担う医療機関
休日等の精神症状の急変・入院に対応

民間精神科病院・診療所
CLZの導入・外来通院・入院に対応

重い　　高い

軽い　　低い

図1　Clozapine を提供する医療体制の整備

## VI. さいごに

　当院における CLZ 使用開始から維持期までの
長期観察研究を中心に当院の CLZ 使用状況を報
告した。観察研究の結果，CLZ 使用が，従来の
抗精神病薬への反応不良のために長期入院してい
た TRS 患者の入院期間の短縮や，再入院防止に
有効であることが示された。これは，民間精神科
病院が有する潜在的な CLZ 使用能力を示してお
り，慢性期病床削減によってそこで従事していた
医療スタッフを精神科救急や地域ケアへ供給でき
る可能性もある。CLZ を使用しない理由として
副作用のリスクや有効性への疑念を挙げることは
上市以来の知見の蓄積や当院での報告が示す通
り，見直されるべきである。CLZ は，より積極
的に使用されることによって，わが国の統合失調
症治療を地域ケア中心に変革する手段になり得る
治療手段であるが，CLZ が適正に使用されるた
めにはこの 10 年余りの CLZ 使用数が少なかった
理由について医療提供側が検討し，これまでの取
り組みを見直して CLZ を必要としている TRS 患
者に CLZ を使用できるよう，すべての精神科医
療機関・医療従事者が関われるような医療体制の
構築を目指すことが望まれる。

### 利 益 相 反

本稿に関する報告すべき COI はありません。

### 文　献

1 ）Ahn, Y.M., Chang, J.S., Kim, Y. et al. : Reduction
in hospital stay of chronic schizophrenic pa-
tients after long-term clozapine treatment. Int.
Clin. Psychopharmacol., 20（3）: 157-161, 2005.
2 ）安西信雄：新しい精神科地域医療体制とその
評価のあり方に関する研究（追加報告書）．平
成 24 年度厚生労働省科学研究費補助金障害者
対策総合研究事業（精神障害分野），2013.
3 ）Bachmann, C., Aagaard, L., Bernardo, M. et al. :
International trends in clozapine use : a study in
17 countries. Acta Psychiatr. Scand., 136（1）:
37-51, 2017.
4 ）クロザピン（クロザリル®）による好中球減少
症／無顆粒球症対処マニュアル（clozaril-teki-
sei.jp）
5 ）Ichihashi, K., Hori, H., Hasegawa, N. et. al. :
Prescription patterns in patients with schizo-
phrenia in Japan : First-quality indicator data
from the survey of "Effectiveness of Guidelines
for Dissemination and Education in psychiatric
treatment（EGUIDE）" project. Neuropsycho-
pharmacol. Rep., 40（3）: 281-286, 2020.

6) Inada, K., Oshibuchi, H., Ishigooka, J. et al. : Analysis of clozapine use and safety by using comprehensive national data from the Japanese Clozapine Patient Monitoring Service. J. Clin. Psychopharmacol., 38（4）: 302-306, 2018.

7) Kane, J., Honigfeld, G., Singer, J. et al. : Clozapine for the treatment-resistant schizophrenic. A double-blind comparison with chlorpromazine. Arch. Gen Psychiatry, 45（9）: 789-796, 1988.

8) Keepers, G., Fochtmann, L., Anzia, J. et al. : The American Psychiatric Association Practice Guideline for the Treatment of Patients With Schizophrenia. Am. J. Psychiatry, 177（9）: 868-872, 2020.

9) McEvoy, J.P., Lieberman, J.A., Stroup, T.S. et al. : Effectiveness of clozapine versus olanzapine, quetiapine, and risperidone in patients with chronic schizophrenia who did not respond to prior atypical antipsychotic treatment. Am. J. Psychiatry, 163（4）: 600-610, 2006.

10) Meltzer, H.Y. : Treatment-Resistant Schizophrenia--The Role of Clozapine. Curr. Med. Res. Opin., 14（1）: 1-20, 1997.

11) Meltzer, H.Y. : Clozapine : balancing safety with superior antipsychotic efficacy. Clin. Schizophr. Relat. Psychoses, 6（3）: 134-144, 2012.

12) Misawa, F., Suzuki, T., Fujii, Y. : Effect of clozapine vs other second-generation antipsychotics on hospitalization and seclusion : a retrospective mirror-image study in a Japanese public psychiatric hospital. J. Clin. Psychopharmacol., 37（6）: 664-668, 2017.

13) 水野謙太郎, 末金 彰, 長友恭平 他 : 単科精神科病院における脱施設化と clozapine の役割. 臨床精神薬理, 23（1）: 53-61, 2020.

14) Mizuno, K., Mizuno, E., Suekane, A. et al. : Efficacy of clozapine for long-stay patients with treatment-resistant schizophrenia : 4-year observational study. Neuropsychopharmacol. Rep., 42（2）: 183-190, 2022

15) National Institute for Health and Care Excellence : Clinical guideline[CG178]. Psychosis and schizophrenia in adults : prevention and management. Published :12 February 2014. www.nice.org.uk/guidance/cg178

16) 日本神経精神薬理学会（編集）: 統合失調症薬物治療ガイドライン. 医学書院, 東京, 2016.

17) 日本神経精神薬理学会, 日本臨床精神神経薬理学会（編集）: 統合失調症薬物治療ガイドライン 2022. 医学書院, 東京, 2022.

18) Samara, M.T., Dold, M., Gianatsi, M. et al. : Efficacy, acceptability, and tolerability of antipsychotics in treatment-resistant schizophrenia : a network meta-analysis. JAMA Psychiatry, 73（3）: 199-210, 2016.

19) Tiihonen, J., Lonnqvist, J., Wahlbeck, K. et al. : 11-year follow-up of mortality in patients with schizophrenia : a population-based cohort study（FIN11 study）. Lancet, 374（9690）: 620-627, 2009.

20) Tiihonen, J., Taipale, H., Mehtälä, J. et al. : Association of Antipsychtic Polypharmacy vs Monotherapy with Psychiatric Rehospitalization Among Adults with Schizophrenia. JAMA Psychiatry, 76（5）: 499-507, 2019.

# 私が歩んだ向精神薬開発の道
## ——秘話でつづる向精神薬開発の歴史——

第82回

# 究極の抗精神病薬 clozapine の開発物語
## ——その1：Clozapine の創製から欧州での承認とそれに続いた フィンランドからの無顆粒球症の報告まで——

村 崎 光 邦[*]
（CNS薬理研究所）

## Ⅰ．はじめに

　向精神薬の開発物語を書き始めて6年半が過ぎた。いつのころからか，棹尾を飾るのは clozapine の開発物語，という考えが固まってきていた。開発の順番からいえば，chlorpromazine の phenothiazine 誘導体，haloperidol の butyrophenone 誘導体の次に来るはずのものであるが，途中でかなり長い開発停止期間が入り，また，近代的抗精神病薬の源流となりながらいまだ十分に奥を見せていない底知れない威力と魅力を持つ clozapine は最後に書きたいということになったのである。わが国で長い長い期間を要して開発が最終的に一区切りついたのは2009年4月22日の承認であったが，その後の展開はこれからである，ということもその理由の大きな部分を占めている。

　こうして clozapine の開発物語に取り掛かれるというのは，ついにここまでたどり着いたかという感慨とともに，何としても嬉しい。何回で clozapine の話がおわるのか自分でも判らないところがまた楽しみでもある。

　本稿では，まず clozapine がどのように誕生してきたのか，その誕生物語から書き始めたい。な

お，clozapine の開発物語を書くにあたって資料を集めていた際，2007年に発表された New York の Rochester 大学の John Crilly[12] の ゛The history of clozapine and its emergence in the US market : a review and analysis゛を見つけ出した。非常に詳細にかつ劇的に書かれており，とりわけ Sandoz 社（現 Novartis AG 社）に米国での clozapine の開発を託された Dr. Gilbert Honigfeld からの情報を含めて，通常は知り得ない裏の事情などがふんだんに書かれていて素晴らしいレビューである。本稿を含めて clozapine の開発物語のかなりの部分で Crilly のレビューを利用させていただいていることを付け加えておきたい。

## Ⅱ．Clozapine の創製

　1865年スイスの Bern に George Wander が創業した化学・分析などの技術を専門とする Wander 社は20世紀に至っても健在で，1950年頃には新しい向精神薬の開発に燃えていた。1950年は Rhône-Poulenc 社（現 Sanofi 社）の Charpentier が Henri Laborit の要請に応じて chlorpromazine を合成した年であり，翌1951年には Geigy 社（現 Novartis AG 社）が iminodibenzyl 骨格を用いて chlorpromazine と同じ側鎖をつけた imipramine を合成していた。当時はともに統合失調症を対象とした抗精神病薬を目指しており，前者は成功

* Mitsukuni Murasaki：Institute of CNS Pharmacology.
〔〒252-0303　神奈川県相模原市南区相模大野3-14-20〕

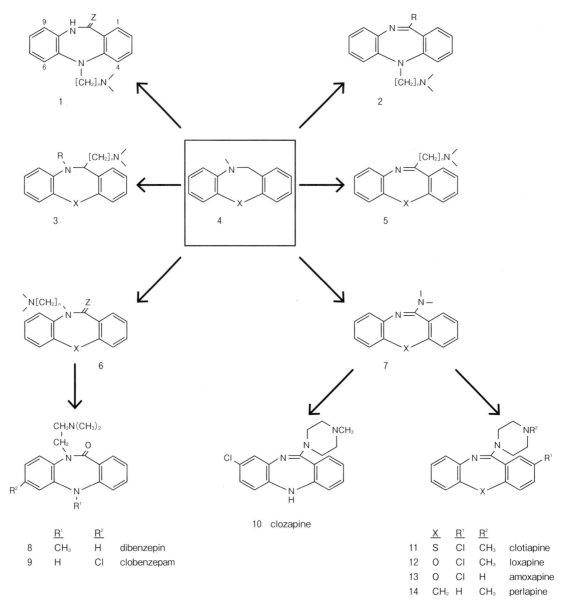

図1　Wander 研究所が創製した新規化合物（Schmutz と Eisenberger, 1982[38]）

| | R[1] | R[2] | |
|---|---|---|---|
| 8 | CH₃ | H | dibenzepin |
| 9 | H | Cl | clobenzepam |

10　clozapine

| | X | R[1] | R[2] | |
|---|---|---|---|---|
| 11 | S | Cl | CH₃ | clotiapine |
| 12 | O | Cl | CH₃ | loxapine |
| 13 | O | Cl | H | amoxapine |
| 14 | CH₂ | H | CH₃ | perlapine |

し，後者は Roland Kuhn の業績により抗うつ作用が発見されている[24]。

Wander 研究所の Schmutz らはこの2つの三環構造を有する化合物から研究をスタートさせ，とくに中央の環を7員環とする imipramine に興味を抱き，多くの化合物を合成してはその薬理学的性質をテストするプログラムにとり組んでいた。雌伏5年というが，1955年頃までに1900以上もの化合物を合成し，それらの中から1958年に有望ないくつかの化合物が選び出された（図1，図2）[37,38]。この中に筆者が Wander 3兄弟と呼ぶ clozapine, clotiapine, loxapine（amoxapine）が存在しており，後に不肖の弟となった perlapine も含まれていたのである。何という豪華な顔ぶれであろうか。Wander 社のこの底力をみて，いつも身震いする。なお，clothiapine[28]，amoxapine[29]，

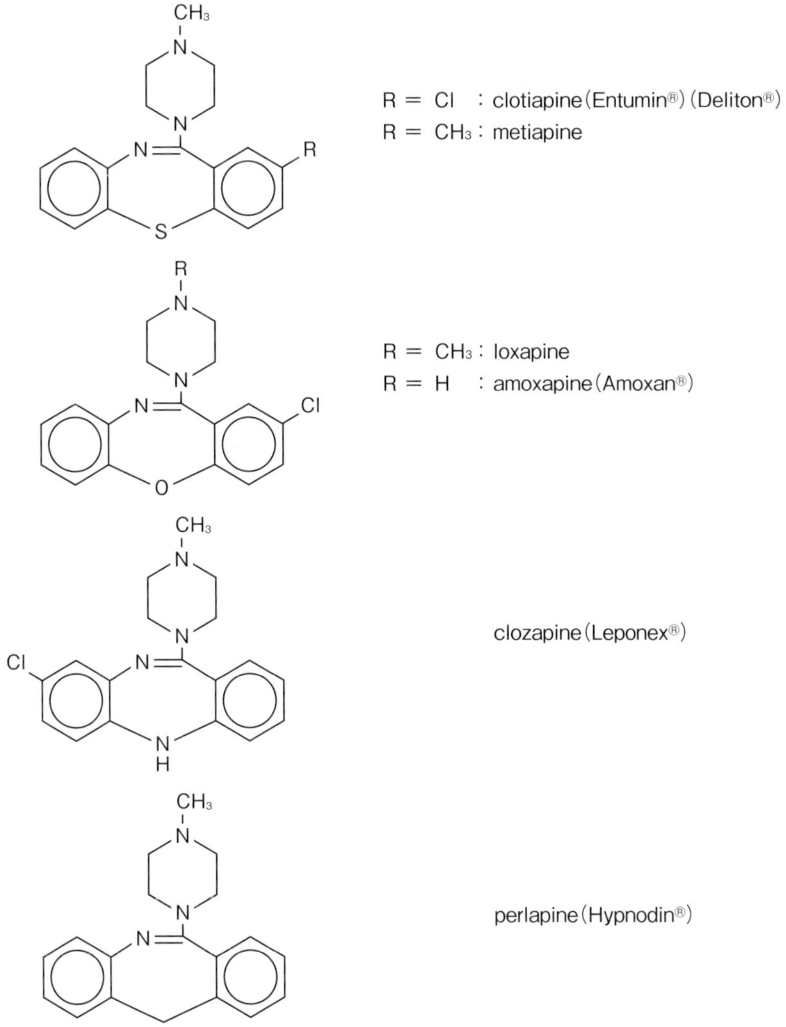

R = Cl ： clotiapine（Entumin®）（Deliton®）
R = CH₃： metiapine

R = CH₃： loxapine
R = H ： amoxapine（Amoxan®）

clozapine（Leponex®）

perlapine（Hypnodin®）

図2　Wander 研究所が創製した主要新規化合物（Schmutz, 1975[37], 一部加筆）

perlapine[30] については本シリーズで取りあげている。

　さて，Schmutz は1958年に合成した clozapine の最初の薬理学的フルレポートを1961年1月に次のように紹介している。

　「Compound HF-1854（研究室の clozapine の code number）は中枢性鎮静作用を有し，強力な adrenaline, noradrenaline, acetylcholine および histamine に対する拮抗作用を有する。Chlorpromazine と同様に節遮断作用をきたすことなく交感神経系刺激の効果を抑制する。HF-1854 はマウスやウサギでの非常に強力な痛み反応の抑制作用を有する点で chlorpromazine と異なっている。さらに，chlorpromazine によってもたらされるようなカタレプシーがみられない。この化合物は強力な鎮痛性の，副交感神経および交感神経抑制性作用を有する神経遮断薬（neuroleptic）と分類されうる。ヒトでは，中枢性神経遮断作用は自律神経機能に影響するより低い用量で現われると期待されるが，この自律神経機能は副作用として現われる可能性を銘記すべきである。正常なネコでは，より高い用量でのみ精神緩和作用とともに自律神経系の効果をもたらす。我々はこの化合物をヒトで試すべきであると提案する。」

表1 Clozapine, chlorpromazine（CPZ）, haloperidol, chlordiaxepoxide（CDP）, barbiturates の薬理学的効果比較（1961年12月）,（Schmutz と Eichenberger, 1982[38]）

| Pharmacological effects | Clozapine | CPZ | Haloperidol | CDP | Barbiturates |
|---|---|---|---|---|---|
| Adrenolytic effects | ＋＋＋ | ＋＋＋ | 0 | 0 | 0 |
| Noradrenolytic effects | ＋＋ | ＋ | 0 | 0 | 0 |
| Sympatholytic effects（peripheral） | ＋＋＋ | ＋＋＋ | （＋） | 0 | 0 |
| Parasympatholytic effects（peripheral） | ＋＋ | ＋ | ＋ | 0 | 0 |
| Antihistaminic/antianaphylactic action | ＋＋ | ＋ | | 0 | 0 |
| Antiserotonin effects（peripheral） | ＋＋ | ＋＋＋ | | | 0 |
| Antinociceptic effects | ＋＋＋ | ＋ | ＋ | 0 | 0 |
| Decrease in spontaneous motility | Wide dose range | Wide dose range | Wide dose range | Wide dose range | Narrow dose range |
| Cataleptic effects | 0 | ＋ | ＋＋＋ | 0 | 0 |
| Inhibition of decerebration rigidity | ＋＋＋ | ＋＋＋ | ＋ | ＋ (incompl.) | ＋ |
| Anticonvulsive action | 0 | 0 | | ＋＋＋ | ＋＋ |
| Pentobarbital potentiation | ＋＋＋ | ＋＋＋ | ＋＋＋ | ＋ | Additive |
| EEG arousal inhibition | ＋＋＋ | ＋＋ | 0 | 0 | ＋＋ |
| Inhibition of conditioned suppression | 0 | 0 | | ＋＋＋ | ＋ |

　以上の1961年1月に発表したフルレポートには，後に neuroleptics（ここでは抗精神病薬）のスクリーニングとして広く用いられることになった apomorphine growing test は当時は実施されておらず，clozapine もこのテストは実施していない。Clozapine にはこのテストに対する作用のないことが後に判明しているが，もし1961年の段階でこの事実が判っていたら，clozapine の開発を進めなかった可能性があり，むしろ幸運なことであったとしている。とても興味深い話ではある。

　1961年12月には clozapine の薬理学的効果を chlorpromazine, haloperidol, chlordiazepoxide, barbiturates と比較したデータを示している（表1）[38]。それによると，clozapine は chlorpromazine とよく似た性質を示しているが，haloperidol とは明らかに異なるとしている。1958年，Paul Janssen によって morphine 型鎮痛薬 meperidine の操作中に発見された haloperidol が顔を出している。この clozapine の宿敵にして，定型抗精神病薬の雄として世界に羽ばたいた haloperidol の開発は clozapine より先へ進んでいったのである。

　ところで，興味あることの1つとして，Schmutz が clozapine を合成し，それを臨床試験のルートへ乗せることを熱望した過程の1つに，強力な抗精神病作用を示しながらカタレプシー惹起作用のない点が強調されるが，clozapine とその 2-chloro-isomer（HF-2046）との比較が示されている（図3）[37]。これによると，8位に chlor のついた clozapine はカタレプシー惹起作用と apomorphine 拮抗作用がないのに対して，2位に chlor のついた HF-2046 は古典的な抗精神病薬と同様にカタレプシー惹起作用も apomorphine 拮抗作用も有している。Schmutz らが合成した一連の化合物で8位に chlor のついた化合物で臨床へ進んだのは clozapine のみであり，この8位の chlor が clozapine の特徴の鍵になっている。後年，英国 Eli Lilly 社の Chakrabarti が無顆粒球症をきたさない olanzapine を創製するに当って，この8位の chlor をはずした事実につながりうる話としてとても興味深いものがある[8]。

　なお，clozapine はスイスで1960年に特許を獲得している。

## Ⅲ. Clozapine の薬理

### 1. Sulpicio らの発見

　Clozapine の薬理学的作用については，1961年の段階で合成者 Schmutz と Eichenbager の発表した成績を表1に示したが，clozapine の抗 serotonin（5-HT）作用を発見したのは米国は Phila-

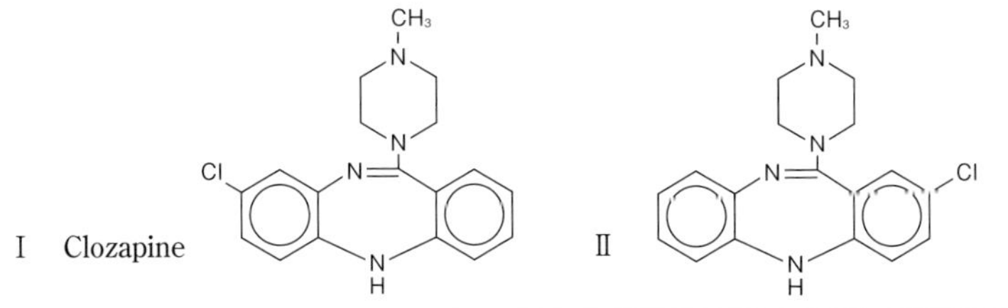

| | | | | I | II |
|---|---|---|---|---|---|
| カタレプシー | rat | ED50 | mg/kg s.c. | ∅ | 1.8 |
| apomorphine 拮抗 | rat | ED50 | mg/kg s.c. | ∅ | 1.7 |
| 条件回避反応の抑制 | mouse | ED50 | mg/kg p.o. | 20.0 | 2.0 |
| 自発運動の抑制 | mouse | ED50 | mg/kg p.o. | 2.5 | 3.0 |
| 脳波覚醒反応の抑制 | rabbit | ED150% | mg/kg i.v. | 1.5 | ∅ |
| Homovanillic acid, 線条体 | rat | ED300% | mg/kg p.o. | 56 | 9 |
| Dopamine, 線条体：content | rat | | | ↑ | ↓ |
| turnover | rat | | | ↑ | ↑ |
| Serotonin, 全脳：content | rat | | | ↑ | ∅ |
| turnover | rat | | | ∅ | ∅ |

∅ = inactive, ↑ =増加, ↓ =減少

図3 Clozapine（HF-1854）とその 2-chloro-isomer（HF-2046）の薬理学的および生化学的効果の比較（Schmutz, 1975[37]）

delphia の Smith Kline and French 社（現 GlaxoSmithKline 社）の Sulpicio ら[45]である。その経緯が興味深いので紹介しておく。

Fenfluramine は化学構造 amphetamine に類似し食欲抑制作用を示すが，その作用機序は主に 5-HT 系の作動作用によることが知られていた[10,15]。1963 年にはフランスでやせ薬として承認され，その後，米国でも承認を得た。この fenfluramine は 26～28℃の室温でラットの体温を上昇させる作用があることから，抗 5-HT 作用を測定するモデルに用いられていた。Sulpicio らは fenfluramine の体温上昇作用をあらかじめ測定した上で（図4），標準的抗精神病薬を含めた諸々の薬物の中枢性抗 5-HT 作用を測定していたところ，当時，ユニークな抗精神病薬とみられていた clozapine が高度の抗 5-HT 作用を有することを発見したのである。表2[45]にみるように，錐体外路症状（extrapyramidal symptoms：EPS）惹起作用の弱い thioridazine と中程度の chlorpromazine では低用量で fenfluramine による体温上昇作用を有意に抑制するのに対して，強力な抗 dopamine（DA）作用の

もとに強い EPS 惹起作用を示す haloperidol と trifluoperazine にこの作用がなく，EPS を示さないことで注目されている clozapine にこの作用の著しいことに気付いたのである。

当時，clozapine が EPS を呈さない理由として，辺縁系の DA 受容体の遮断作用が線条体のそれより強いとする部位選択性説[44,51]と clozapine 自身が持つ強い muscarinic acetylcholine 受容体拮抗作用（抗 choline 作用）によるとの考え方があった[43]。Sulpicio らは自ら得たデータから，clozapine が強力な抗精神病作用を示しながら EPS を呈さないのは clozapine の中枢性の抗 5-HT 作用による可能性を提案したのである。

Clozapine の薬理学的プロフィールが少しずつ明らかにされていった中で，Sulpicio らのこの抗 5-HT 作用の発見は極めて貴重であり，前稿でも紹介したが，藤沢薬品工業（現 アステラス社）の Shimomura ら[41]が zotepine に EPS 惹起作用が弱いのは，抗 5-HT 作用によるのではないかとのヒントを得たのは Sulpicio らのこのデータからであった。

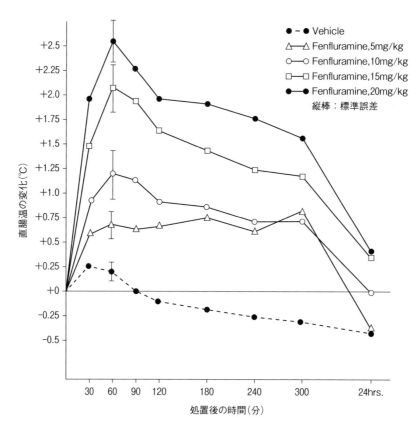

図4 Fenfluramine の腹腔内投与による 26～28℃下でのラット直腸温の変化（Sulpicio ら，1978[45]）

## 2．Peroutka と Snyder の業績

米国 Maryland 州 Baltimore の Johns Hopkins 大学の Peroutka と Snyder[34] は国立精神保健研究所（National Institute of Mental Health：NIMH）の Grant のもとで抗精神病薬の尾状核の DA 受容体への ³H-spiroperidol 結合親和性と臨床用量との相関を見るとともに，前頭葉の 5-HT 受容体への ³H-spiroperidol 結合親和性および a 受容体と histamine H₁ 受容体への結合親和性を調べている。

図5に DA 受容体と 5-HT 受容体への結合親和性のみを示した。抗精神病薬の DA 受容体結合親和性と臨床用量の相関はよく知られた有名なデータであるが，ここで興味があるのは 5-HT 受容体への親和性であり，clozapine は DA 受容体への親和性は極めて低いが，5-HT 受容体への親和性は DA 受容体に対するより10倍以上強いという事実である。ここでも clozapine の 5-HT 受容体への

高い親和性が確認されている。

なお，ここでもう１つ興味を持ったのは，butyrophenone 系の pipamperone は DA 受容体親和性に対して60倍強い 5-HT 受容体親和性が示されたことである。Paul Janssen が pipamperone の非定型性（陰性症状への作用，EPS 惹起作用の弱さ，睡眠改善作用）に気付いてその薬理学的プロフィールを見直していったことから serotonin-dopamine antagonist（SDA）の第１号の risperidone の合成（1984 年）に成功した物語[23] は，Peroutka と Snyder の業績の中にその糸口を見ることができる。

Peroutka と Snyder の業績は，教室の Creese ら[11]や Seeman ら[39]の有名な抗精神病薬の D₂ 遮断作用の力価と臨床用量との相関を他の脳内受容体の 5-HT，a 受容体，histamine H₁ 受容体への親和性（力価）と臨床用量まで拡大させたもので，

表2　各種抗精神病薬の fenfluramine による体温上昇への効果（Sulpicio ら，1978[45]）

| テスト薬物 | 用量 | 投与経路 | 処置前の時間 | 投与60分後の直腸温の変化 |
|---|---|---|---|---|
| Clozaipne | 1.0 | p.o. | 45min. | + 0.7 |
| | 2.0 | p.o. | | + 0.3* |
| | 4.0 | p.o. | | − 0.9* |
| | 8.0 | p.o. | | − 0.7* |
| | 20.0 | p.o. | | − 1.3* |
| Vehicle | — | p.o. | | + 2.1 |
| Thioridazine | 1.0 | p.o. | 90min. | + 1.4 |
| | 2.0 | p.o. | | + 0.3* |
| | 4.0 | p.o. | | + 1.0 |
| | 8.0 | p.o. | | + 0.7 |
| Vehicle | — | p.o. | | + 1.6 |
| Chlorpromazine | 1.0 | p.o. | 90min. | + 1.1 |
| | 2.0 | p.o. | | + 0.9 |
| | 4.0 | p.o. | | + 0.5* |
| | 8.0 | p.o. | | + 0.8 |
| Vehicle | — | p.o. | | + 1.8 |
| Haloperidol | 5.0 | p.o. | 180min. | + 3.4 |
| Vehicle | — | p.o. | | + 2.8 |
| Trifluoperazine | 0.5 | p.o. | 180min. | + 2.1 |
| | 5.0 | p.o. | | + 1.7 |
| Vehicle | — | p.o. | | + 1.9 |

＊ $p < 0.05$　p.o. ＝ per os（経口）

その中で clozapine がどう位置づけられるかを明らかにもした。

　その後，risperidone や olanzapine などの多くの非定型抗精神病薬が創薬され，それぞれの薬理学的プロフィールが明らかにされる中で，clozapine が対象薬の1つとされて同時に研究されてきている。Sánchez ら[36] は Lundback 社が開発した sertindole の研究の中で，表3のように新規の非定型抗精神病薬と比較された clozapine のプロフィールを示している。出村ら[13] は，clozapine の前臨床薬理についてのレビューで，それまでの多くの報告から表4のように，定型抗精神病薬である haloperidol と chlorpromazine との比較で極めて詳細にまとめている。Sánchez ら[36] の報告では，clozapine の $D_2$ 受容体への親和性は比較的低い反面，5-$HT_2$ と $\alpha_1$ adrenoceptor 受容体およびとりわけ muscarinic 受容体への親和性の高さが目立っている。出村ら[13] はその時代の最新の情報をまとめており，とくに dopamine 受容体の中で $D_4$ 受容体

への親和性の高さを Van Tol ら[49] のデータで示している。また，Leysen ら[25] は risperidone の紹介の中で，図6のように clozapine の受容体親和性をクリアカットに示している。

　このようにして，clozapine の脳内の多くの受容体への親和性が明らかにされ，定型および非定型の抗精神病薬との異同が明らかにされてきている。なお，米国 Eli Lilly 社の Bymaster ら[7] は，英国 Eli Lilly 社の Chakrabarti らが clozapine の改良型として創薬した olanzapine の薬理学的プロフィールを紹介した中で，dopamine，serotonin，muscarinic およびその他の受容体の各サブタイプへの各種抗精神病薬の親和性についての詳細を述べているが，その中でとくに興味を惹いたのは dopamine 受容体への親和性で（表5），ここでも Van Tol ら[49] と Seeman と Van Tol[40] の clozapine の $D_4$ 受容体へのデータが引用されている。Clozapine の $D_4$ 受容体への親和性の高さがその薬理学的プロフィールの特徴の1つということで，ここか

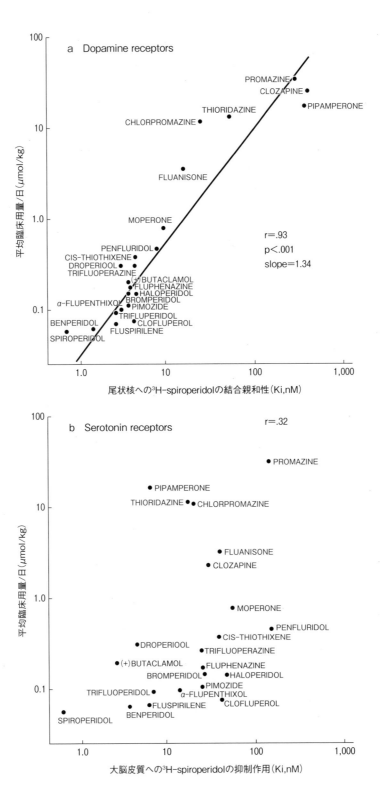

図5 各抗精神病薬の臨床用量と dopamine 受容体 (a) および serotonin 受容体 (b) との親和性相関 (Peroutka と Snyder, 1980[34], α adrenaline 受容体と histamine H₁ 受容体との相関図省略)

表3　抗精神病薬の主要脳内受容体への in vitro 結合親和性（Ki 値, nmol/L）（Sánchez ら, 1991[36]，わが国へ導入・承認された抗精神病薬のみ抜粋）

| | Clozapine | Olanzapine | Risperidone | Quetiapine | Haloperidol |
|---|---|---|---|---|---|
| Dopamine $D_1$ | 53 | 10 | 21 | 390 | 15 |
| Dopamine $D_2$ | 36 | 2.1 | 0.44 | 69 | 0.82 |
| 5-$HT_{1A}$ | 710 | 7100 | 21 | >830 | 2600 |
| 5-$HT_{2A}$ | 4.0 | 1.9 | 0.39 | 82 | 28 |
| 5-$HT_{2C}$ | 5.0 | 2.8 | 6.4 | 1500 | 1500 |
| $\alpha_1$-Adrenoceptors | 3.7 | 7.3 | 0.69 | 4.5 | 7.3 |
| $\alpha_2$-Adrenoceptors | 51 | 140 | 1.8 | 1100 | 1600 |
| Histamine $H_1$ | 17 | 5.6 | 88 | 21 | >730 |
| Muscarinic | 0.98 | 2.1 | >5000 | 56 | 570 |

表4　Clozapine, haloperidol, chlorpromazine の神経伝達物質受容体への親和性（Ki 値；nM）（出村ら, 1995[13]，データ発表各文献省略）

| 受容体 | clozapine | haloperidol | chlorpromazine |
|---|---|---|---|
| Dopamine | | | |
| $D_1$ | 172 | 60 | 96 |
| $D_2$ | 182 | 1.3 | 8.5 |
| $D_3$ | 479 | 3 to 10 | >6 |
| $D_4$ | 9 | 5.1 | 37 |
| $D_5$ | 250 | 48 | 133 |
| Ki ratio（$D_1/D_2$） | 0.95 | 46.15 | 11.29 |
| Ki ratio（$D_2/D_4$） | 20.22 | 0.25 | 0.23 |
| Serotonin | | | |
| 5-$HT_{2A}$ | 5 | 20 | 2 |
| 5-$HT_{2C}$ | 7.2 | 2320 | 27 |
| 5-$HT_3$（pKi） | 6.98 | inactive | 5.75 |
| *Ki ratio（$D_2$/5-$HT_{2A}$） | 36.4 | 0.065 | 4.25 |
| Muscarinic | 12 | 24000 | 70 |
| Histamine H1 | 2.8 | 1900 | 2.8 |
| Adrenergic $\alpha 1$ | 9 | 6.1 | 2.6 |
| Adrenergic $\alpha 2$ | 160 | 3800 | 750 |

ら生まれた1つのエピソードを次に紹介しよう。

### 3．Clozapine と dopamine $D_4$ 受容体と創薬の可能性

　Bymaster ら[7]が紹介した clozapine の $D_4$ 受容体への親和性の高さから派生した1つの大きなエピソードを思い出した。Toronto 大学の Hubert Van Tol らは，clozapine のクローニングで得た $D_4$ 受容体発現が線条体では低く，前頭葉皮質に高いことから，EPS を回避しながら強力な抗精神病作用を示す clozapine の作用機序の本体は $D_4$ 受容体拮抗作用にあると考えた[49]。ここから選択的 $D_4$ 受容体拮抗薬を作れば，clozapine と同様な EPS を惹起しない抗精神病薬に成り得るとの発想を基に多くの候補薬が創製され，1つのブームとなった。わが国でも大正製薬の Okuyama ら[32]によって NRA0160 が創製され，その前臨床神経薬理学的プロフィールが公表されており，その中に多くの選択的 $D_4$ 受容体拮抗薬が紹介されている。米国では，Merck 社の L-745,870 が第二相試験まで進んだが，極めて残念なことに失敗に終わった。その後，Van Tol らの $D_4$ 受容体への親和性も当初発表

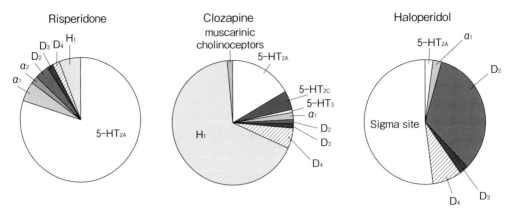

図6　Risperidone および対照薬の in vitro における各種受容体に対する親和性（Leysen ら，1994[25]）
　　これらの薬物の親和性は35種の受容体について試験し，親和性を示した受容体のみを図示してある。

表5　主要抗精神病薬の dopamine 受容体サブタイプ結合親和
　　性の Ki 値（Bymaster ら，1996[7]）

| Compound | Ki (nM)[a] | | |
|---|---|---|---|
| | $D_1$ | $D_2$ | $D_4$ |
| Olanzapine | 31 ± 0.7 | 11 ± 2 | 27 ± 3 |
| Clozapine | 85 ± 0.7 | 125 ± 20 | 9 ± 1[b]，21 ± 2[c] |
| Risperidone | 75 ± 8 | 3 ± 0.1 | 7 ± 1[c] |
| Remoxipride | >10,000 | 275 ± 180 | 3690 ± 360[b] |
| Quetiapine | 455 ± 105 | 160 ± 15 | — |
| Org5222 | 5 ± 0.1 | 1 ± 0.1 | — |
| Haloperidol | 25 ± 7 | 1 ± 0.04 | 5 ± 0.5[b] |

a：Ki ±SE，b：Van Tol ら，1991 のデータ，c：Seeman と
Van Tol，1993のデータ

されたほど高くないことが判明したこともあり，
$D_4$ 受容体拮抗薬の創薬は夢と消えた。これも clo-
zapine の臨床効果を支える薬理学的プロフィール
が大いに注目されていたことから生まれたものと
いえようか。ちなみに，筆者は北里大学東病院で
$D_4$ 受容体拮抗作用と 5-$HT_{2A}$ 受容体拮抗作用を併
せ持つ候補薬 fananserine の第一相試験を実施し，
大いに期待したが，米国で Tamminga や Meltzer
らが参加した placebo 対照試験にまで進みなが
ら，これも失敗に終わり[48]，わが国では臨床試験
にまで行けずに残念な思いをしたのである。
　Tarazi と Baldessarini[47]は分子精神医学における
$D_4$ 受容体の意義を述べた報告の中で表6を示して
いる。ここでも clozapine の $D_4$ 受容体の親和性の
高さが強調されている。

4．Clozapine の作用機序

　Chlorpromazine の作用機序の本体は $D_2$ 受容体
遮断作用にあるとされているが，serotonin, hista-
mine $H_1$, muscarinic, adrenergic alpha 1 など脳
内各種受容体への親和性を有している。次に世に
出た haloperidol では，選択的ともいうべき $D_2$ 受
容体遮断作用が中心で，抗精神病作用と EPS は
密接不可分とされ，これこそが抗精神病薬である
とする neuroleptic Dogma が普及し，いわゆる定
型抗精神病薬の原型となった。
　一方，clozapine の作用機序について，出村[14]に
よる詳細な解説がある。それによると，clozapine
の脳内受容体への親和性をみると（表4），$D_2$ へ
の親和性は低く，むしろ $D_4$ への高い親和性，お
よびそれより高い 5-$TH_{2A}$, histamine $H_1$, adrener-

表6 代表的抗精神病薬の $D_4$ と $D_2$ 受容体への親和性 (Tarazi と Paldessarini, 1999[47], わが国への非導入のもの省略, 引用文献省略)

| | $D_4$, $D_2$ への親和性 力価 | | $D_4$ 対 $D_2$ 選択性 |
|---|---|---|---|
| clozapine | 40 | 190 | 4.75 |
| olanzaapine | 28 | 31 | 1.11 |
| quetiapine | 1600 | 700 | 0.44 |
| risperidone | 16 | 5.9 | 0.37 |
| chlorpromazine | 12 | 1.2 | 0.10 |
| fluphenazine | 9 | 0.5 | 0.06 |
| haloperidol | 10 | 0.5 | 0.05 |

gic alpha 1 などの受容体への親和性を有している。この $D_4$ 受容体への高親和性が clozapine の作用機序を担っているとの発想のもとに，選択的 $D_4$ 受容体拮抗薬が新規抗精神病薬になりうるとして，臨床開発が展開されたが，既に述べたように成功しなかった。$D_2$ 受容体にごく低い親和性しか持たない clozapine の作用機序はまだまだ解明されたとはいえないが，ひとまず，$D_4$ 受容体への高親和性とそれより高い他の脳内受容体への複合的親和性の作用が考えられてきている。それに加えて，近年，臨床的に意味のある活性を持たないとされてきた clozapine の主要代謝物である N-desmethylclozapine が muscarinic $M_1$ 受容体への作動作用を有して，N-methyl-D aspartate receptor（NMDA 受容体）の活性化作用を示すことが報告されてきている[26,46]。Clozapine 自体が側坐核や線条体に比して前頭前野皮質に選択的に acetylcholine 遊離作用を有していることが明らかにされてきている[33,50]。このように，clozapine は acetylcholine 系を介して，NMDA 受容体作動作用を呈するというのである[27]。統合失調症の病態機序として，遺伝要因，環境要因，あるいは発達過程の障害などにより大脳皮質の NMDA 受容体機能が低下することで GABA 神経系が脱抑制され，そのため中脳辺縁系 dopamine 神経系が過剰活性化されると考えられてきている。これに基づけば，clozapine の $D_2$ 受容体遮断作用が軽微もしくは欠落していても，NMDA 受容体を活性化すれば，中脳辺縁系 dopamine 神経の選択的抑制は説明できるという[14]。こうなれば，clozapine の作用機序は

acethylcholine 系を巻き込み，dopamine 系と glutamate 系に跨る壮大な統合失調症発症仮説が展開されることになり，clozapine の奥深さがさらにクローズアップされてくる。

## Ⅳ．欧州における clozapine の臨床試験

1960年代に入って，Wander 社はいよいよ clozapine の臨床試験を開始した。ここでは，初期のオープン試験と haloperidol との単盲検・クロスオーバー試験を紹介する。

### 1．初期のオープン試験

欧州での clozapine の最初の試験は1962年に2本のオープン試験から始まっている。

1本目の試験は19例を対象とし，うち12例が慢性の統合失調症患者で，前治療薬を徐々に clozapine に置き換えていく方法をとっている。Clozapine は 20mg の3回投与から初めて 160mg の3回投与まで増量した。この試験では，clozapine は有効な抗精神病薬としては評価されず，望ましくない多くの自律神経症状が認められた。そして，EPS は出ておらず，通常は EPS の1つの徴候とされる流涎が認められている[12]。

もう1本のオープン試験は Wien の Gross と Langner[18]が1966年に報告したもので，これが clozapine の臨床試験で最初に論文化されたものの1つと考えられる。報告では，男性統合失調症患者34例を対象としており，病態別効果では表7のように幻覚・妄想型の急性期例では11例とも改善・著明改善を示し，慢性期13例でも69%が十分な改善を示している。破瓜病での症例は少ないが，病初期の4例中2例で改善が認められ，末期（いわゆる陳旧例）1例では効果を認めていない。また躁状態混合型4例では2例に効果を認めている。全体では71%（24／34例）に改善・著明改善と，優れた効果を示した。

標的症状としては表8にみるように不眠症状には100%有効で，いずれの項目にも高い有効性を示している。

安全性では，多くの症例で眠気，疲労の訴えが 300〜400mg/日の投与量で認められているが，日

表7　Clozapine の統合失調症に対する効果（Gross と Langner，1966[18]）

| 診断 | 症例数 | 改善・著明改善 | 改善率（%） | 疑わしい効果 | 不変，疑わしい効果 |
|---|---|---|---|---|---|
| 幻覚・妄想性経過 | | | | | |
| 　急性期 | 2 | 2 | 100 | | |
| 　急性増悪期 | 9 | 9 | 100 | | |
| 　慢性期 | 13 | 9 | 69 | 3 | 1 |
| 破瓜病 | | | | | |
| 　初期 | 4 | 2 | 50 | 1 | 1 |
| 　末期 | 1 | 0 | 0 | | 1 |
| 躁状態混合性 | 4 | 2 | 50 | 2 | |
| 統合失調症＋てんかん | 1 | 0 | | | 1 |
| 合計 | 34 | 24 | 71 | 6 | 4 |

表8　Clozapine の標的症状への効果（Gross と Langner，1966[18]）

| 症状 | 症例数 | 改善（＋／＋＋） | 改善率（%） |
|---|---|---|---|
| 不眠症状 | 21 | 21 | 100 |
| 抑制 | 17 | 12 | 71 |
| 接触不良 | 16 | 11 | 69 |
| 興奮，緊張，攻撃性 | 10 | 9 | 90 |
| 思考障害 | 7 | 6 | 86 |
| 不安 | 10 | 7 | 70 |
| 幻覚・妄想 | 14 | 12 | 86 |

常生活上支障はない。EPS は１例もみられなかったが，１例で強い流涎，１例で口内乾燥がみられている。収縮期血圧の上昇がわずかに（10～20 mgHg）みられている。脳波上，６例で通常の抗精神病薬でみられる軽い徐波化がみられ，１例（20歳の破瓜病，衰弱型）で重大な全体的変化がみられ，中止８日目には旧に復している。なお，１例（65歳の慢性幻覚妄想型，明白な中枢性の動脈の硬化症を有する）に100mg の３回投与のさい，３日間のせん妄と通過症候群を認めている。２例でけいれん発作（うち１例ではてんかんのある患者）がみられている。

以上の Gross と Langner の報告では clozapine は急性期の症例に高い改善例を示し，慢性期にも比較的高い効果を認め，EPS を呈さないとなっている。なお，clozapine の用量は100～700mg/日の範囲で200～400mg/日の用量が多かったとしている。試験期間の記載は見当らないが，６ヵ月かけて実施されたと思われる。

2．単盲検クロスオーバー法による haloperidol との比較試験

本試験はデンマークは Roskilde の St. Hans 病院へ入院中の統合失調症患者を対象として実施されている[16]。選択基準は発症２年以上で，それまでの抗精神病薬を中止して急性増悪にて幻覚・妄想状態を呈して入院中の 19～60 歳（平均43歳）の男性患者20例である。

試験のデザインは表９に示したような Group 1 10例，Group 2 10例を単盲検にて割り付けた clozapine と haloperidol のクロスオーバー法を採用している。両薬剤の用法・用量は表10に示した。用量比はおおよそ clozapine 25mg に対して haloperidol 1mg であった。

成績は Brief Psychiatric Rating Scale（BPRS）で評価されており，図７のように clozapine は生産的統合失調症症状（陽性症状）の７項目と不安と緊張に高い有意差を示した。さらに，感情的引きこもりおよび感情鈍麻の陰性症状にも効果を示

表9 Clozapine と haloperidol との単盲検クロスオーバー比較試験のデザイン（Gerlach ら，1974[16]）

| | "Wash-out" | Phase 1 | "Wash-out" | Phase 2 |
|---|---|---|---|---|
| Group 1 10例 | 17日 (7-22) | Clozapine 82日 | 12日 (5-30) | Haloperidol 82日 |
| Group 2 10例 | 20日 (5-51) | Haloperidol 82日 | 16日 (7-71) | Clozapine 82日 |

表10 Clozapine と haloperidol との単盲検クロスオーバー比較試験における薬剤の用法・用量（Gerlach ら，1974[16]）

| 薬物 | 治療期 (日) | | | | | |
|---|---|---|---|---|---|---|
| | 1 | 3 | 10 | 20 | 40 | 82 |
| Clozapine (mg/day) | 50 (50-200) | 100 (75-300) | 200 (75-600) | 200 (100-600) | 200 (100-800) | 200 (100-800) |
| Haloperidol (mg/day) | 1 (1-7) | 2 (1-10) | 6 (1-24) | 8 (3-24) | 10 (3-32) | 10 (3-32) |

平均用量（用量範囲）

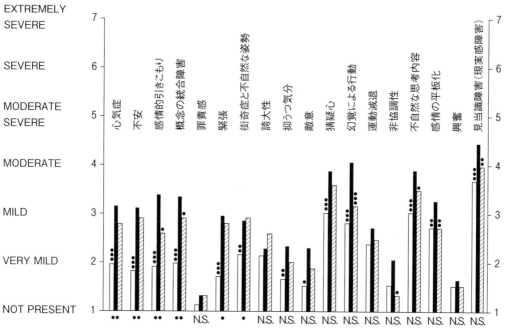

■ PRETREATMENT (0, DAY)
□ FOLLOWING CLOZAPINE (82, DAY)
▨ FOLLOWING HALOPERIDOL (82, DAY)

LEVEL OF SIGNIFICANCE
N.S. = p > 0.05
• = p ≦ 0.05
•• = p < 0.01
••• = p < 0.001

上段の有意差印：治療前と治療後の有意差
基線下の有意差印：clozapine 対 haloperidol
NS：not significant

図7 Clozapine と haloperidol の単盲検クロスオーバー比較試験における BPRS スコアの変動（Gerlach ら，1974[16]）

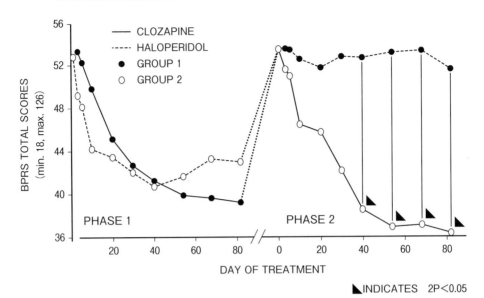

COVARIANCE ANALYSIS

CLOZAPINE と haloperidol の単盲検クロスオーバー比較試験における BPRS 合計スコア（平均）の推移（Gerlach ら, 1974[16]）

図8　Clozapine と haloperidol の単盲検クロスオーバー比較試験における BPRS 合計スコア（平均）の推移（Gerlach ら, 1974[16]）

表11　Clozapine と haloperidol の単盲検クロスオーバー比較試験における最終全般評価（Gerlach ら 1974[16]）

| 薬物 | 治療効果 | | | | 忍容性 | | | | 作業能力 | | | |
|---|---|---|---|---|---|---|---|---|---|---|---|---|
| | Very good | Good | Fair | Fail-ure | Very good | Good | Fair | Fail-ure | Very good | Good | Fair | Fail-ure |
| Clozapine（患者数） | 1 | 10 | 8 | 1 | 5 | 14 | 1 | 0 | 0 | 6 | 4 | 10 |
| Haloperidol（患者数） | 0 | 0 | 10 | 10 | 2 | 14 | 3 | 1 | 0 | 1 | 7 | 12 |

した。一方，haloperidol は 6 項目で有意な改善を示した。Clozapine と haloperidol の直接比較では，心気症，不安，感情的引きこもり，概念の統合障害，緊張，衒奇症と不自然な姿勢の 6 項目とBPRS 全体の評価で clozapine が有意に優れる結果となっている。

　BPRS 合計スコアの時間的推移をみると（図8），phase 1 では両薬剤群は同様な推移であるが，症状の重症度では clozapine 群が低い。Phase 2 では clozapine 群が著しい効果を示して，両薬剤群間に明確な有意差がみられている。

　両薬剤の効果と忍容性の全般評価を表11に示し

た。忍容性と作業能力とでは有意差はみられなかったが，治療効果では clozapine が高い有意差（p＜0.001）を示している。

　安全性では，副作用を表12に示したように，clozapine 群に日中の眠気が多いことが目につき，全身の重い感じと表現されている。もう 1 つは clozapine 群に EPS がみられなかったことで，haloperidol 群の多さと対照的である。Clozapine 群では抗パーキンソン薬も睡眠薬も必要としなかったのに対して，haloperidol 群ではそれぞれ15例と 6 例が必要とした。心電図で clozapine 群に洞性頻脈 1 例，PQ 間隔の短縮 1 例，T 波の平坦

表12 Clozapine と haloperidol の単盲検クロスオーバー比較試験における副作用（Gerlach ら，1974[16]）

| 症状 | 症例数 | |
|------|--------|--------|
| | Clozapine | Haloperidol |
| 眠気 | 17 | 6 |
| 睡眠障害 | 1 | 3 |
| 不穏 | 2 | 5 |
| 激越 | 2 | 3 |
| 昏迷 | 1 | 2 |
| 口渇 | 5 | 1 |
| 流涎 | 2 | 4 |
| 多汗 | 4 | 1 |
| 視力調節障害 | 0 | 1 |
| 頭痛 | 1 | 0 |
| 悪心 | 0 | 2 |
| 便秘 | 0 | 0 |
| 下痢 | 1 | 0 |
| 浮動性めまい | 4 | 1 |
| 虚脱 | 3 | 0 |
| ハイポキネシア* | 0 | 2（+1） |
| 硬直* | 0 | 6（+1） |
| 振戦* | 1（+2） | 11（+1） |
| アカシジア | 0 | 5 |
| 遅発性ジスキネジア* | （4） | 3（+2） |

＊（ ）：治験前および治験期間中に症状を示した症例数

化1例がみられたが，haloperidol 群には変化をみなかった。

臨床検査所見では，clozapine 群に7例，haloperidol 群に4例の SGOT の上昇がみられた。白血球数についての記載はない。

以上の単盲検クロスオーバー比較試験から，clozapine も haloperidol もともに統合失調症の中核症状に対して有効であったが，clozapine は BPRS の心気症，不安，感情的引きこもり，概念の統合障害，緊張，衒奇症と不自然な姿勢で haloperidol より有意に優れていた。とくに重症例にこの傾向が目立っていた。また，鎮静効果と催眠効果がとくに初期の clozapine 服用時に目立っていた。安全性では，両薬ともに良好な忍容性を示したが，clozapine 群に眠気の多いこと，EPS を惹起しないことが特徴的であった。

## V．Clozapine の欧州での承認と上市

こうした一連の臨床試験の一方で，Wander 社は Hans Hippius（当時，Berlin 自由大学，のち München 大学教授として欧州の臨床薬理学の第一人者となる。Clozapine のパイオニアの一人）を欧州での clozapine 開発の指導者として依頼し[12]，ここから多くの Wander 社の創薬による薬物の臨床研究が発表されている[2-6,19,20]。とくに，clozapine については，Zürich 大学の Angst 教授らの報告が知られている[2,3]。ところがなんと，1967年に Wander 社は Sandoz 社に吸収されたのである。Thioridazine の開発を手掛け，抗精神病薬に高い関心を抱いていた Sandoz 社は次々とユニークな創薬を発表していく Wander 社とその優れたスタッフを傘下に収めて，自社のさらなる発展を意図したのであろうか。Sandoz 社は clozapine を含めて Wander 社の創薬した候補薬の開発を引き継ぎ，さらに力を入れていったのである。

こうして，当初は neuroleptic Dogma のために統合失調症の治療オプションとして評価されにくい傾向があったものの，Wander 社の熱意ある開発姿勢と，何よりも clozapine の臨床効果と安全性の優れた面が次第に評価されて，1969年の終わりには，clozapine の試験被験者数がおおよそ2,200例に達し，1972年にはスイスとオーストリアで Leponex® の商品名で上市されたのである。さらに1974年にドイツで，1975年には後に大爆弾を投じたフィンランドで上市されている[12]。なお，わが国のノバルティスファーマ社のインタビューフォームには，1969年にオーストリアで最初に承認されたとある[31]。

## VI．降って湧いた clozapine による無顆粒球症の報告とその後の動向

こうして欧州で Leponex® として上市され，順調に処方を伸ばしていた矢先にフィンランドは Helsinki の National Board of Health（NBH）の Juhana Idänpään-Heikillä らは，1975年の Lancet 9月号に，突如，clozapine と関連して18例の重篤な

血液疾患が生じ，うち9例（無顆粒球症8例，おそらく白血病1例）が死亡とのレターを送り掲載された[21,22]。フィンランドでは，clozapine は1975年2月に市場に導入されており，販売承認の前に実施されたいくつかの臨床試験でも重大な副作用は生じないとされていた。1975年2月以来，clozapine による治療患者は1,500～2,000例と見積られている。

　死亡した8例は女性3例，男性5例で，年齢は27～61歳（平均43歳），フィンランドの69精神科病院のうちの6病院で報告されている。いずれの病院もフィンランドの南部，南西部に位置している。Clozapine の用量は100～600mg／日で，最初の症状は16日と107日（平均58日）に認められている。死亡例8例中，3例は clozapine 単剤で，他の5例では clozapine に他剤が併用されている。

　フィンランドの NBH は1975年7月28日に clozapine との因果関係が解明されるまで clozapine の販売および使用を中止した。

　以上の報告に対して Sandoz 社は詳細な調査を実施した。当時の世界的な clozapine と関連した無顆粒球症の頻度に対してフィンランドでの頻度は20倍であるとされ[17]，Finnish epidemic という言葉が生まれている。フィンランドからの報告が出るまでは無顆粒球症についての報告が公にされていなかっただけに驚きをもって迎えられた。一方で，chlorpromazine が世に出たときも，無顆粒球症の報告のあったことが文献的に調べられている[35]。当時の抗精神病薬による無顆粒球症の発現頻度は明らかでなかったが，米国での Shopsin ら[42]の報告では clozapine による無顆粒球症の頻度は0.3％で chlorpromazine による0.1～1.0％のそれと同様であるとされ，Anderman と Griffith[1]の標準的抗精神病薬では0.004-6.8例／1000例に対して，clozapine では0.10-7.09／1000例とする報告もあった。非常に多くの調査が実施された様子がCrilly[12]のレビューに詳しいが，最終的には1976年，Basle の Sandoz Headquarters は全世界の clozapine programme の中止を決定し，すべての臨床的研究と開発を直ちに中止した。Clozapine の無顆粒球症惹起作用は clozapine の中毒性によるものとの判断であった。すでに上市されている国

では，当局からの命令で市場から撤去されなかった場合には制限された製剤（courtesy product, 無料製品など）としてのみ残されることになった。また，オープンラベル試験を実施していた治験医師らは clozapine でなくてはならない症例に対して，人道的立場から恒久的プログラムを設けることを要求し，Sandoz 社はこれに同意した。このように，clozapine の臨床的研究と開発はすべて中止されたが，米国や欧州では clozapine の使用が一部に存続し，これらの経験が後の clozapine の再開発に生きたのである[12]。

　わが国では，すでにすべての試験を終了して1973年に当時の厚生省へ申請していたが，次稿で詳述する無顆粒球症がらみの事情で Finnish epidemic の発表される前の1974年12月にこれを取り下げた。米国では pivotal study としての Claghorn trial が丁度真中にさしかかっていたが（300症例の予定で151例がエントリー），途中で中止された[9]。

　Finnish epidemic といわれた Idänpään-Heikkilä らの報告は世界を驚かせ，Sandoz Headquarters の決定は世界を失望させた[12]。しかし，clozapine の開発物語はこれで終ったわけでない。どっこい，生きていたのである。話は次稿以後に続く。

## Ⅶ．お わ り に

　Henri Laborit から始まった1952年の chlorpromazine の統合失調症治療薬としての発見は歓呼をもって迎えられた。さらに優れた抗精神病薬の発見へと沸き立つ中で，まず花開いたのは Paul Janssen 率いるグループの haloperidol を始めとする butyrophenone 系抗精神病薬であった。そしてそれに続いて Bern の Wander 研究所から clozapine を始め，多くの有望な化合物が発表された。欧州の clozapine の開発のリーダーであった Hans Hippius をして"十分効果的な抗精神病作用を発揮しながら EPS を出さない clozapine の作用を驚きをもって発見した"と言わしめた clozapine の登場である。当時はまだ非定型なる用語はなく，ユニークな抗精神病薬として1969年オーストリアで承認された。その独特の薬理学的プロフィール

も次第に明らかにされ，世界中の開発も順調に進み，わが国ではすべての臨床試験を終えて当局へ申請されていた。米国では pivotal study も丁度中葉にさしかかっていた。ところが，1975年9月27日の Lancet にフィンランドから後に Finnish epidemic と呼ばれた無顆粒球症とそれによる死亡が報告された。この報告は世界中を驚かせ，また1976年 Sandoz Headquarters の clozapine の開発の中止は世界中を失望させた。

本稿はここで終るが，clozapine の開発物語はこれからが佳境を迎え，まだまだ続くのである。

稿を終えるにあたり，膨大な資料を集めて戴いたノバルティスファーマ社の井ノ上博司氏，梅村一郎氏，鳥山和宏氏に厚く感謝する。

## 文　献

1 ) Anderman, B., Griffith, R. W. : Clozapine-induced agranulocytosis : a situation report up to August 1976. Eur. J. Clin. Pharmacol., 11 : 199-201, 1977.

2 ) Angst, J., Bente, D., Berner, P. et al. : Das klinische Wirkungsbild von Clozapin (Untersuchung mit dem AMP-System). Pharmacopsychiatry, 4 : 201-211, 1971.

3 ) Angst, J., Jaenicke, U., Padrutt, A. et al. : Ergebnisse eines Doppelblindversuches von HF 1854 (8-Chlor-11-(4-methyl-1-piperazinyl)-5H-dibenzo (b, e) (1,4) diazepin) im Vergleich zu Levomepromazin. Pharmakopsychiatrie, 4 : 192-200, 1971.

4 ) Bente, D., Pöldinger, W., Stach, K. et al. : Chemische Konstitution und klinische Wirkung von antidepressiven Pharmaka. Arzneimittelforschung/Drug Res., 14 : 486-490, 1964.

5 ) Bente, D., Engelmeier, M. -P., Heinrich, K. et al. : Klinische Untersuchungen mit einem neuroleptisch wirksamen Dibenzothiazepin-Derivat. Arzneim. Forsch., 16 : 314-316, 1966.

6 ) Bente, D., Engelmeier, M. -P., Heinrich, K. et al. : Klinische Untersuchungen über eine neue Gruppe tricyclischer Neuroleptika (Substanzen mit 7gliedrigen heterocyclischen Zentralringen). 5th CINP, Washington, D.C., 1966.

7 ) Bymaster, F. P., Calligaro, D. O., Falcone, J. F. et al. : Radioreceptor binding profile of the atypical antipsychotic olanzapine. Neuropsychopharmacology, 14 : 87-96, 1996.

8 ) Chakrabarti, J. K., Horsman, L., Hotten, T. M. et al. : 4-piperazinyl-10H-thieno [2,3-b][1,5] benzodiazepines as potential neuroleptics. J. Med. Chem., 23 : 878-884, 1980.

9 ) Claghorn, J., Honigfeld, G., Abuzzahab, F. S. et al. : The risks and benefits of clozapine versus chlorpromazine. J. Clin. Psychopharmacol., 7 : 377-384, 1987.

10) Costa, E., Groppetti, A., Revuelta, A. : Action of fenfluramine on monoamine stores of rat tissues. Br. J. Pharmacol., 41 : 57-64, 1971.

11) Creese, I., Burt, D. R., Snyder, S. H. : Dopamine receptor binding predicts clinical and pharmacological potencies of antischizophrenic drugs. Science, 192 : 481-483, 1976.

12) Crilly, J. : The history of clozapine and its emergence in the US market : a review and analysis. Hist. Psychiatry, 18 : 39-60, 2007.

13) 出村信隆，深谷公昭，妹尾直樹：Clozapine の前臨床薬理．神経精神薬理，17 : 665-672, 1995.

14) 出村信隆：抗精神病薬開発における clozapine 研究の意義．臨床精神薬理，10 : 2091-2106, 2007.

15) Garattini, S., Buczko, W., Jori, A. et al. : The mechanism of action of fenfluramine. Postgrad. Med. J., 51 (Suppl 1) : 27-35, 1975.

16) Gerlach, J., Koppelhus, P., Helweg, E. et al. : Clozapine and haloperidol in a single-blind crossover trial : therapeutic and biochemical aspects in the treatment of schizophrenia. Acta Psychiatr. Scand., 50 : 410-424, 1974.

17) Griffith, R. W. and Saameli, K. : Clozapine and agranulocytosis. Lancet, 2 (7936, 4 Oct) : 657, 1975.

18) Gross,V. H. and Langner, E. : Das Wirkungsprofil eines chemisch neuartigen Breitbandneuroleptikums der Dibenzodiazepingruppe. Wien. Med. Wochenschr., 40 : 814-816, 1966.

19) Hippius, H. : The history of clozapine. Psychopharmacology, 99 : S3-5, 1989.

20) Hippius, H. : A historical perspective of clozapine. J. Clin. Psychiatry, 60 (Suppl. 12) : 22-23, 1999.

21) Idänpään-Heikkilä, J., Alhava, E., Olkinuora, M. et al. : Clozapine and agranulocytosis. Lancet, 2 (7935, 27 Sept.) : 611, 1975.

22) Idänpään-Heikkilä, J., Alhava, E., Olkirnuora, M.

et al. : Agranulocytosis during treatment with clozapine. Eur. J. Clin. Pharmacol., 11 : 193-198, 1977.

23） Janssen, P. A. J.（諸川由実代 翻訳）：半世紀におよぶ抗精神病薬研究を経て—精神分裂病と抗精神病薬についての再考．臨床精神薬理，4 : 307-316, 2001.

24） Kuhn, R. : Über die Behandlung depressiver Zustände mit einem Iminodibenzylderivat（G22355）. Schweiz. Med. Wochenschr., 87 : 1135-1140, 1957.

25） Leysen, J. E., Janssen, P. M. E., Megens, A. A. et al. : Risperidone : a novel antipsychotic with balanced serotonin-dopamine antagonism, receptor occupancy profile, and pharmacologic activity. J. Clin. Psychiatry, 55（Suppl）: 5-12, 1994.

26） Marino, M. J., Rouse, S. T., Levey, A. I. et al. : Activation of the genetically defined M1 muscarinic receptor potentiates N-methyl-D-aspartate（NMDA）receptor currents in hippocampal pyramidal cells. Proc. Natl. Acad. Sci. USA, 95 : 11465-11470, 1998.

27） Millan, M. J. : N-Methyl-D-aspartate receptors as a target for improved antipsychotic agents : novel insights and clinical perspectives. Psychopharmacology（Berl）, 179 : 30-53, 2005.

28） 村崎光邦：Olanzapine に次いで世界を征した quetiapine の開発物語　その1：Quetiapine への橋渡しとなったか clothiapine—忘れられた宝物といわれて—．臨床精神薬理，18 : 317-327, 2015.

29） 村崎光邦：Amoxapine 開発に触発された臨床試験への目覚め．臨床精神薬理，14 : 1349-1360, 2011.

30） 村崎光邦：悲運の大本命 fluperlapine にまつわる物語—その1：3-hydroxy benzodiazepine, temazepam から perlapine まで—．臨床精神薬理，16 : 103-109, 2013.

31） ノバルティスファーマ株式会社：クロザリル錠 医薬品インタビューフォーム．2016年9月改訂（改訂第11版）.

32） Okuyama, S., Kawashima, N., Chaki, S. et al. : A selective dopamine $D_4$ receptor antagonist, NRA0160 : A preclinical neuropharmacological profile. Life Sci., 65 : 2109-2125, 1999.

33） Parada, M. A., Hernandez, L., Puig de Parada, M. et al. : Selective action of acute systemic clozapine on acetylcholine release in the rat prefrontal cortex by reference to the nucleus ac-

cumbens and striatum. J. Pharmacol. Exp. Ther., 281 : 582-588, 1997.

34） Peroutka, S. J., Snyder, S. H. : Relationship of neuroleptic drug effects at brain dopamine, serotonin, $\alpha$-adrenergic, and histamine receptors to clinical potency. Am. J. Psychiatry, 137 : 1518-1522, 1980.

35） Pisciotta, A. V., Ebbe, S., Lennon, E. J. et al. : Agranulocytosis following administration of phenothiazine derivatives. Am. J. Med., 25 : 210-223, 1958.

36） Sánchez, C., Arnt, J., Dragsted, N. et al. : Neurochemical and in vivo pharmacological profile of sertindole, a limbic-selective neuroleptic compound. Drug Dev. Res., 22 : 239-250, 1991.

37） Schmutz, J. : Neuroleptic piperazinyl-dibenzoazepines. Arzneim. Forsch., 25 : 712-720, 1975.

38） Schmutz, J., Eichenberger, E. : Clozapine. In: Chronicles of Drug Discovery, Vol 1.（ed. by Bindra, J.S., Lednicer, D.）pp. 39-59, John Wiley & Sons, New York, 1982.

39） Seeman, P., Lee, T., Chau-Wong, M. et al. : Antipsychotic drug doses and neuroleptic/dopamine receptors. Nature, 261 : 717-719, 1976.

40） Seeman, P., Van Tol, H. H. : Dopamine receptor pharmacology. Curr. Opin. Neurol. Neurosurg., 6 : 602-608, 1993.

41） Shimomura, K., Sato, H., Hirai, O. et al : The central anti-serotonin activity of zotepine, a new neuroleptic, in rats. Japan J. Pharmacol., 32 : 405-412, 1982.

42） Shopsin, B., Klein, H., Aaronsom, M. et al. : Clozapine, chlorpromazine, and placebo in newly hospitalized, acutely schizophrenic patients : a controlled double-blind comparison. Arch. Gen. Psychiatry, 36 : 657-664, 1979.

43） Snyder, S., Greenberg, D., Yamamura, H. : Antipsychotic drugs and brain cholinergic receptors. Affinity for muscarinic sites predicts extrapyramidal effects. Arch. Gen. Psychiatry, 31 : 58-61, 1974.

44） Stawarz, R. J., Hill, H., Robinson, S. E. et al. : On the significance of the increase in homovallinic acid（HVA）caused by antipsychotic drugs in corpus striatum and limbic forebrain. Psychopharmacologia, 43 : 125-130, 1975.

45） Sulpicio, A., Fowler, P. J., Macko, E. : Antagonism of fenfluramine-induced hyperthermia : A measure of central serotonin inhibition. Life

Sci., 22 : 1439-1446, 1978.

46) Sur, C., Mallorga, P. J., Wittmann, M. et al. : N-desmethylclozapine, an allosteric agonist at muscarinic 1 receptor, potentiates N-methyl-D aspartate receptor activity. Proc. Natl. Acad. Sci. U. S. A., 100 : 13674-13679, 2003.

47) Tarazi, F. I., Baldessarini, R. J. : Dopamine $D_4$ receptors : Significance for molecular psychiatry at the millennium. Mol. Psychiatry, 4 : 529-538, 1999.

48) Truffinet, P., Tamminga, C. A., Fabre, L. F. et al. : Placebo-controlled study of the D4/5-$HT_{2A}$ antagonist fananserin in the treatment of schizophrenia. Am. J. Psychiatry, 156 : 419-425, 1999.

49) Van Tol, H. H. M., Bunzow, J. R., Guan, H-C. et al. : Cloning of the gene for a human dopamine D4 receptor with high affinity for the antipsychotic clozapine. Nature, 350 : 610-614, 1991.

50) Young, C. D., Meltzer, H. Y. and Deutch, A Y. : Effects of desmethylclozapine on Fos protein expression in the forebrain : in vivo biological activity of the clozapine metabolite. Neuropsychopharmacology, 19 : 99-103, 1998.

51) Zivkovic, B., Guidotti, A., Revuelta, A. et al. : Effect of thioridazine, clozapine and other antipsychotics on the kinetic state of tyrosine hydroxylase and on the turnover rate of dopamine in striatum and nucleus accumbens. J. Pharmacol.. Exp. Ther., 194 : 37-46, 1975.

# 特集

*Clozapine への期待*

# Clozapine の薬理—非定型とはなにか—

黒木　俊　秀*　　田　中　徹　平*·**　　中　原　辰　雄*

抄録：1988年に治療抵抗性統合失調症に対する非定型抗精神病薬 clozapine の有効性が実証されて以来，過去20年間余りの抗精神病薬の開発研究は常に clozapine を基準として展開されてきた。従来の抗精神病薬と異なり，dopamine-$D_2$受容体遮断作用が弱い点で clozapine はまさに「非定型」であり，その作用部位をめぐって無数の仮説が登場した。Serotonin（5-HT）$_{2A}$受容体と $D_2$受容体の相互作用を重視する serotonin-dopamine 仮説と，そのアンチテーゼである $D_2$受容体の急速解離（fast-off）仮説は，その代表的なものである。最近では，clozapine の活性代謝物 N-desmethylclozapine が，muscarinic acetylcholine $M_1$受容体に部分アゴニストとして作用することが注目された。しかしながら，今もなお clozapine の作用機序の全容は明らかになっていない。Clozapine は，治療抵抗性統合失調症にとくに有効であることから，他の抗精神病薬にはない薬理作用を有する可能性は残されているが，特異的作用部位という発想そのものを創薬研究において再考すべきなのかもしれない。　　　　　　　　　　臨床精神薬理　12：1363-1374, 2009

**Key words** : *clozapine, treatment-resistant schizophrenia, atypical antipsychotics, dopamine, serotonin, N-desmethylclozapine*

## I. はじめに

1988年，Kane ら[23]によって治療抵抗性統合失調症に対する dibenzoxepin 系化合物，clozapine の有効性が実証されて以来，過去20年間余りの抗精神病薬の開発研究は常に clozapine を基準としてきた。1990年代に登場した一連の新規抗精神病薬は，clozapine をプロトタイプとしたものであ

Pharmacology of clozapine : What is atypicality?
*国立病院機構肥前精神医療センター臨床研究部
〔〒842-0192　佐賀県神埼郡吉野ヶ里町三津160〕
Toshihide Kuroki, Tetsupei Tanaka, Tatsuo Nakahara : Clinical Research Division, National Hospital Organization Hizen Psychiatric Center. Mitsu 160, Yoshinogari-cho, Kanzaki, Saga, 842-0192, Japan.
**自衛隊佐世保病院精神科
Tetsupei Tanaka : Department of Psychiarty, Japan Self Defense Force Sasebo Hospital.

り，発売時には決まって clozapine-like の薬理学的作用機序を有することが喧伝された。それらの薬物は，確かに錐体外路系副作用（extrapyramidal symptoms：EPS）が比較的生じにくい低用量において抗精神病作用を発揮したことから，clozapine と同様に「非定型」抗精神病薬と呼ばれた。

Clozapine の薬理の最大の特徴は，dopamine-$D_2$受容体遮断作用が弱い点にあり，まさにこの点において従来の抗精神病薬からみれば「非定型」的であるといえよう。Positron emission tomography（PET）を用いた研究から，定型抗精神病薬 haloperidol は脳内の $D_2$受容体を約70％占有すると抗精神病作用を発揮し，それをやや上回って80％付近まで占有すると EPS が発生することが明らかになっている[14,53,57]。一方，clozapine の占有率は50％に達しない（図1）。この所見は，clo-

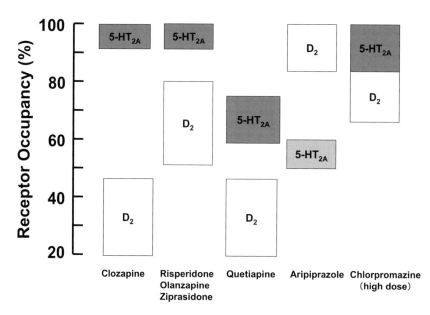

図1　臨床用量における各種抗精神病薬の 5 -HT$_{2A}$ および D$_2$受容体占有率[30]

zapine に EPS の発生が少ないことを説明する。では clozapine は D$_2$受容体以外のいずれの受容体に作用しているのだろうか。この点が今日に至るまで clozapine の薬理研究の最大の焦点である。ところが困ったことに，同薬は実に数多くの受容体に対して親和性を有し，際立った特異性がないダーティードラッグである（表 1 ）ことから，その作用部位をめぐって無数の仮説が登場するに至った。

　本稿では，clozapine の薬理学的作用機序に関する代表的な仮説を紹介し，その薬理研究の問題点について考察してみたい。さらに詳しい解説については，筆者ら[30]，および出村[22]の総説を参照されたい。

## II. Clozapine のモノアミン受容体結合能

　Clozapine の特異的作用部位としてとくに注目されてきたモノアミン受容体として，D$_1$，D$_3$，D$_4$，serotonin（ 5 -HT）$_{1A}$， 5 -HT$_{2A}$，α$_1$，α$_2$-ad-renaline などの各受容体がある。なかでも，in vi-tro 実験結果にもとづいて，Meltzer ら[42]は，D$_2$受容体と 5 -HT$_{2A}$受容体の相互作用を重視する serotonin-dopamine 仮説を提唱した。一方，Ka-pur ら[25]は，PET 研究の知見にもとづいて D$_2$受容体の急速解離仮説（fast-off）仮説を唱え，Melt-zer らの仮説に反論した。

### 1. In vitro 受容体結合能

　Clozapine が 5 -HT$_{2A}$ 受容体の down-regulation を速やかに誘導する[38]ことに注目した Meltzer ら[42]は，EPS が乏しいことで特徴付けられるほとんどの非定型抗精神病薬は，D$_2$受容体よりも 5 -HT$_{2A}$ 受容体に対する親和性が相対的に高いことを報告し，以後の抗精神病薬の開発研究にひとつの指針を与えた。Meltzer ら[42]の主張の要点は，強い 5 -HT$_{2A}$ 受容体結合能，あるいは弱い D$_2$受容体結合能のみが抗精神病薬の「非定型」性，すなわち EPS の少なさを決定付けるというのではなく，抗 5 -HT$_{2A}$ 受容体作用と抗 D$_2$受容体作用の相互作用が重要な役割を担っているという点にあった。

　この serotonin-dopamine 仮説は，1990年代の抗精神病薬開発における有力な指標となり，本仮説が示唆する受容体プロフィールに一致した化合物が開発段階において選別されるようになった。事実，新規に登場した抗精神病薬のほとんどが，amisulpride のような例外を除けば，D$_2$受容体よ

表1　各種抗精神病薬の受容体結合能

| | Chlorpromazine | Haloperidol | Clozapine | Olanzapine | Quetiapine | Risperidone | Aripiprazole |
|---|---|---|---|---|---|---|---|
| 5-HT 1 A | ± | ± | + | ± | + | + | + + + |
| 5-HT 1 B | ± | + | + | + | ± | + + + | + |
| 5-HT 1 D | + | ± | ± | ± | - | + | + + |
| 5-HT 1 E | + | - | + | ± | ± | ± | ± |
| 5-HT 2 A | + + + | + + | + + | + + + | + | + + + + | + + + |
| 5-HT 2 C | + + | - | + + | + + | ± | + + | + |
| 5-HT 3 | + | - | + | + | - | - | + |
| 5-HT 5 | + | ± | ± | ± | ± | + | ± |
| 5-HT 6 | + + | ± | + + | + + + | ± | ± | + |
| 5-TH 7 | + + | + | + + | + | + | + | + + |
| α 1 A | + + + + | + + | + + + | + | + + | + + + | + + |
| α 1 B | + + + + | + + + | + + + | + | + + | + + + | + + |
| α 2 A | + | ± | + | + | ± | + | + + |
| α 2 B | + + | + | + + | + + | + | + | + |
| α 2 C | + + | + | + + | + + | + + | + + + | + + |
| β 1 | - | - | - | - | - | - | - |
| β 2 | - | ± | - | - | ± | - | - |
| D 1 | + | + + | + | + + | + | + | + |
| D 2 | + + + | + + + | + | + + | + | + + + | + + + + |
| D 3 | + + + | + + | + | + + | + | + + | + + + |
| D 4 | + + | + + | + + | + + | ± | + + | + |
| D 5 | + | + | + | + + | ± | + | ± |
| M 1 -muscarine | + + | - | + + | + | + | - | ± |
| M 2 | + | - | + + | + + | ± | - | ± |
| M 3 | + + | - | + + | + + | ± | - | ± |
| M 4 | + | - | + + | + | + | - | ± |
| M 5 | + + | + | + + | + + + | ± | - | ± |
| H 1 -histamine | + + + + | ± | + + + | + + + | + + + | + + | + + |
| H 2 | + | ± | + | + + | - | + | - |
| H 3 | - | - | ± | ± | - | - | - |
| H 4 | ± | - | + | - | - | - | - |

Ki 値を以下のように表記；＋＋＋＋：〜1 nM，＋＋＋：〜10nM，＋＋：〜100nM，＋：〜1,000nM，±：〜10,000 nM，－：10,000nM〜.

NIMH Psychoactive Drug Screening Program（PDSP）のデータベース（htpp：//pdsp.med.unc.edu/pdsp.php.）より作成（文献56を参照）.

りも 5-HT$_{2A}$ 受容体に対する親和性が高かった。また，以後に登場した様々な理論のモデルともなった。例えば，D$_1$受容体-D$_2$受容体間[63]，あるいは α$_2$-adrenaline 受容体-D$_2$受容体間[17]の相互作用に注目した仮説が登場した。さらに，clozapine が非常に幅広い受容体結合能のスペクトラムを有する（表1）ことから，多種類の神経伝達物質受容体を介する相互作用を重視するマルチ受容体（multireceptor）仮説さえ提唱されるに至った。Clozapine と同様に広い受容体プロフィールを有する olanzapine を，我が国では multi-acting receptor-targeted antipsychotics（MARTA）と称し，他の新規抗精神病薬と区別したのも，その一例である。

Roth ら[56]は, clozapine の *in vitro* 受容体結合能を参照して, 特定の受容体のみに選択性の高い薬物よりもむしろ意図的に選択性のない薬物 (selectively non-selective drugs) を選別するほうが, より優れた抗精神病薬の開発につながると主張している。すなわち, clozapine がいかなる受容体に選択的に作用するのかを探ることよりも, むしろいかなる受容体にも選択性を持たないという事実に注目しようというわけである。

## 2. PET 研究

PET を用いて, 新規抗精神病薬 (risperidone, olanzapine, ziprasidone, quetiapine, aripiprazole 等) のヒト脳内における $D_2$ および 5-$HT_{2A}$ 受容体の占有率が報告されている[24,26,27,28,35,36,70]が, 臨床用量における両受容体の占有率が clozapine と全く同一の抗精神病薬は見出されていない (図 1)。

初期の研究では, clozapine は線条体よりも辺縁系や皮質の $D_2$ 受容体に選択的に作用するのではないかと考えられていたが, PET 研究では, 視床, 側頭葉, 前頭葉の $D_2$ 受容体占拠率も線条体と同じくらい低く (30〜50%), 線条体以外の部位選択性は認められなかった[53,62]。側頭葉では clozapine も haloperidol も高率に $D_2$ 受容体を占拠しており, その差はないとする報告もある[69]一方で, clozapine を服用している統合失調症患者の側頭葉は被殻とは反対に $D_2$ 受容体が強く遮断されているという報告もある[15,28]。こうした clozapine の部位選択性をめぐる所見の不一致は, PET の解像能など測定方法の限界によるものとしか説明されていない。

Clozapine は, 高率 (90%以上) に皮質 5-$HT_{2A}$ 受容体を占有するが, これは risperidone, olanzapine, ziprasidone も同様である[24,27,36,49] (図 1)。しかし, 定型抗精神病薬である chlorpromazine も高用量 (700mg/日) では高率に 5-$HT_{2A}$ 受容体を占有している[65]ことから, clozapine の作用機序における 5-$HT_{2A}$ 受容体の関与が疑問視されるようになった。Risperidone, または clozapine で治療された患者において, 臨床症状の改善と皮質 5-$HT_{2A}$ 受容体の占有率が相関しなかったことも報告された[64]。

Kapur ら[26]は, PET 所見上, clozapine と quetiapine は, 投与1, 2時間後は60〜70%の $D_2$ 受容体を占拠しているが, 12〜24時間後には20〜30%の占有率に低下していることを見出した。これは, 両薬物が, $D_2$ 受容体から容易に解離しやすい性質を持つためであって, 測定に用いる放射性リガンドと競合して, 見かけ上の受容体結合が低下しているのであろうと考えられた[28]。こうした所見をまとめて, Kapur ら[25]は, $D_2$ 受容体から急速に解離するという性質が clozapine の臨床的特徴を決定するという "fast-off" 仮説を提唱し, かたや 5-$HT_{2A}$ 受容体結合能を重視する Meltzer ら[41]との間で論争が起きた。

Kapur ら[25]は, 抗精神病薬は $D_2$ 受容体を持続性に遮断しなくとも, 一過性に遮断するだけでもその抗精神病作用を十分に発揮できるのではないかと推測している。基底核では運動系の賦活時に, 数秒から数分の間, dopamine のサージを生じると考えられるが, その時には clozapine の $D_2$ 受容体結合が低下し, 生理的な神経伝達が妨げられないので, EPS は生じにくいのであるという。Clozapine が $D_2$ 受容体から解離しやすいという特徴は, 同薬の断薬は急激な精神症状の悪化を招きやすい (withdrawal psychosis) という事実も説明する[28]。霊長類 (アカゲザル) を用いた PET 研究でも, 投与直後には clozapine は定型抗精神病薬と同じくらい高率に $D_2$ 受容体を占有するが, その後, 速やかに減衰するという結果が報告された[45,60]。

Serotonin-dopamine 仮説に対するアンチテーゼとして登場した "fast-off" 仮説は, 確かに clozapine と quetiapine の「非定型」的特徴 (EPS が少ないにもかかわらず抗精神病作用を発揮する) の一部を説明する。しかしながら本仮説は, risperidone のような $D_2$ 受容体結合能が比較的高い薬物を定型抗精神病薬として排除してしまいかねず[41], また臨床上, quetiapine には clozapine のような治療抵抗性統合失調症に対する有効性が認められなかったことから, 新薬開発の理論的モデルとして限界があった。

## Ⅲ．Clozapine の脳部位選択的作用

　実験動物を用いた薬理研究において，clozapine は側坐核や前頭前野に対する部位選択的な薬理作用を示し，臨床効果との関連から興味深い。例えば，腹側被蓋野 dopamine neuron のみに生じる脱分極阻害（depolarization block）[7,68]や背外側線条体よりも側坐核 shell 部分により選択的な最初期遺伝子 c-fos の発現（Fos 免疫活性）[9,55]は，EPS の発生と関連した「非定型」性のマーカーとして抗精神病薬のスクリーニングに用いられてきた。さらに，clozapine は前頭前野や海馬に部位選択的な dopamine および acetylcholine 遊離作用を有することが知られている。

### 1．Dopamine 遊離作用
　脳内微小透析法を用いた動物実験において，haloperidol の急性投与は，線条体や側坐核では前シナプス性 $D_2$ 自己受容体を遮断するために，神経終末からの dopamine 遊離を促進するが，前頭前野皮質ではこの作用は乏しい。一方，clozapine は，皮質下の部位と比較して，前頭前野の dopamine 遊離を部位選択的に促進する[29,44]。この現象は，clozapine の慢性投与によっても耐性を生じず[73]，前頭前野の dopamine 系神経伝達が増強している可能性が示唆される。さらに霊長類の脳においても同様の作用が観察されている[72]。Clozapine 以外でも，risperidone，olanzapine など，新規抗精神病薬のほとんどが前頭前野や海馬の dopamine 遊離を促進する[29]。このことは，統合失調症患者の hypofrontality に拮抗すると考えられることから，認知機能障害の改善作用や抗ストレス作用の基礎をなす可能性がある。
　Clozapine による前頭前野 dopamine 遊離促進作用は，その $D_2$，5-$HT_{2A}$，さらには 5-$HT_{1A}$ 受容体に対する親和性と関連することが明らかにされている[21,30]。すなわち，clozapine の受容体プロフィールに一致した強い抗 5-$HT_{2A}$ 受容体作用と相対的に弱い抗 $D_2$ 受容体作用，および 5-$HT_{1A}$ 受容体刺激作用の相互作用の結果，前頭前野 dopamine 遊離が促進されると推測される。Clo-zapine は，5-$HT_{1A}$ 受容体に対して部分アゴニスト活性を有している[48]が，このことから 5-$HT_{1A}$ 受容体と 5-$HT_{2A}$ 受容体は機能的に拮抗関係にあると考えられる。
　なお，clozapine は前頭前野においても Fos 免疫活性を増強する[10,55]が，その機序と dopamine 遊離促進作用は関連しないようである。

### 2．Acethylcholine 遊離作用
　Muscarinic acetylcholine（mAch）受容体サブタイプのなかでは，clozapine は $M_1$ 受容体に対して最も親和性が高く，$M_4$ 受容体に対して部分アゴニスト活性を示す[5]。$M_1$ 受容体に対してはアンタゴニストとして作用する[43]と考えられており，認知機能をむしろ悪化させる可能性がある。この点は，どのように考えれば良いのだろうか。
　初期の研究では，clozapine は線条体，側坐核，および前頭前野において acetylcholine（Ach）遊離を促進することが報告された[52]。しかし，これは Ach エステラーゼ阻害薬を透析プローブに還流して細胞外 Ach 濃度を検出可能なレベルにまで上昇させて測定した実験であった。ところが，Ach エステラーゼ阻害薬を用いずに測定すると，clozapine，olanzapine，risperidone，ziprasidone は前頭前野で選択的に Ach 遊離を促進することが明らかになった[20]。一方，haloperidol，S(-)-sulpiride，thioridazine にはいずれの部位でも Ach 遊離促進作用は認められなかった。このことから，clozapine と新規抗精神病薬は皮質の Ach 遊離を促進して $M_1$ 受容体を刺激するために，たとえ抗 $M_1$ 受容体作用を有していても，その影響は拮抗されると考えられる。この作用も，clozapine の認知機能改善効果に寄与する可能性がある。
　Clozapine が前頭前野選択的に Ach 遊離を促進する機序についてはまだ分っていない。Risperidone と ziprasidone は各 mAch 受容体サブタイプにほとんど親和性を持たないこと，および clo-zapine や olanzapine と同程度の親和性を有する thioridazine には Ach 遊離作用が認められないことから，mAch 受容体サブタイプが関与しているとは考えにくい。前頭前野 dopamine 遊離促進作

用とは異なり，5-HT$_{1A}$受容体と5-HT$_{2A}$受容体も関与しないという[19]。

## IV. 活性代謝物N-desmethylclozapineの薬理

Clozapine は，肝臓で代謝され，N-desmethyl-clozapine（NDMC）と clozapine-N-oxide の2つの代謝物が生じる。うち，前者は体内を循環し，血液脳関門を通過して，中枢神経系に移行しうる[71]。Sur ら[61]は，NDMC が遺伝子導入したCHO 細胞膜の M$_1$受容体に対して clozapine よりも強いアゴニスト活性を示すことを見出した。アミノ酸配列の一部を変異させ Ach の結合を低下させた M$_1$受容体では，むしろ NDMC の活性が増加したために，この活性代謝物は M$_1$受容体のアロステリック（部分）アゴニストと考えられた。次にラット海馬のスライスを用いた電気生理学的実験において，NDMC は海馬 CA$_1$錐体細胞の NMDA 受容体電流を用量依存性に増幅し，この効果は atropine の添加により拮抗された。CA$_1$錐体細胞では NMDA 受容体と M$_1$受容体が共存しており[37]，M$_1$受容体と NMDA 受容体の間には相互作用が存在する。以上の実験結果から，NDMC は，M$_1$受容体に部分アゴニストとして作用することによって，海馬の NMDA 受容体の機能を活性化すると示唆される。さらに，NDMC はマウスの海馬において mitogen-activated pro-tein（MAP）kinase のリン酸化を促進したが，この作用は M$_1$アンタゴニスト scopolamine によって拮抗されたことから，M$_1$受容体に作動していることが確かめられた[67]。また，NDMC は clozapine と同様にラットの前頭前野と海馬においてdopamine と Ach 遊離を促進し，この作用は M$_1$アンタゴニスト telenzepine によって完全に抑制されることも報告された[34]。

このような NDMC の薬理活性の発見に，clozapine の薬理研究は再び強い興奮と期待に包まれた。NDMC は，各モノアミン受容体サブタイプに対して clozapine とよく似た親和性を示す[32]が，D$_2$，D$_3$受容体に対しては部分アゴニスト活性を有する[4]。In vivo 実験では，NDMC は，前頭前野5-HT$_{2A}$受容体を高率に占有するが，線条

体 D$_2$受容体はほとんど占有しない[47]。一方，M$_1$以外の mAch 受容体サブタイプでは，M$_4$およびM$_5$受容体に高いアゴニスト活性を示し，M$_3$受容体にはアンタゴニスト活性を示す[8]。

興味深いことに，NDMC は opioid 受容体のなかでは δ受容体に対する選択的アゴニストである[51]。ヒト前頭葉の死後脳標本を用いた実験では，NDMC は臨床に関連した濃度において δ受容体に選択的なアゴニスト活性を示し，この作用は mAch，D$_2$，および5-HT$_{1A}$受容体の各アンタゴニストによって影響されなかった[50]。δ受容体アゴニストは強制水泳実験において抗うつ様作用を示す[3]ことから，NDMC の δ受容体活性は clo-zapine の気分安定作用に関与している可能性がある。

行動薬理実験では，NDMC は，NMDA 受容体アンタゴニスト MK-801によるラットの過活動を抑制する[32]。Clozapine と NMDC は，MK-801による前頭前野 neuron の発火頻度の変化を抑制し，この作用は MK-801誘発性常同行動の抑制と強く相関することが報告されている[18]。Haloperi-dol にはこのような作用はみられない。一方，amphetamine による過活動に対する影響は報告によって異なっており，apomorphine によるよじ登り行動には作用しないという[32,47]。これらのdopamine アゴニストによる動物モデルに対しては，NDMC は D$_2$部分アゴニストであるために，その効果が乏しいのかもしれない。放射状迷路実験では，clozapine はエラーを増加させたが，NDMC はエラーを減少させ，この効果は M$_1$受容体アンタゴニストにより拮抗されたという[32]。その他，NDMC は，clozapine と同様に，カタレプシーを誘発せず，前頭前野と側坐核に部位選択的に Fos 免疫活性を増強し，また血清プロラクチン値を上昇させないことが報告されている[47]。

以上のような NDMC の薬理学的プロフィールは，同化合物が「非定型」的抗精神病作用を発揮する可能性を示唆している。先の臨床研究においても，clozapine を服用中の患者の血清 NDMC：clozapine 比の高さは認知機能と QOL の改善を予測することが報告された[67]。

最近，米国では NDMC（ACP-104）の臨床開

発に着手し，急性精神病エピソードのある統合失調症患者を対象に6週間のプラセボ対照二重盲検比較試験（第Ⅱb相）が実施された[1]。しかしながら期待に反して，ACP-104群（100mg，200mg/日）にはプラセボ群と比較してプライマリ・エンドポイント（Positive and Negative Syndrome Scale：PANSS），セカンダリ・エンドポイント（PANSS下位項目，Clinical Global Impression：CGI）とも有意な改善が認められなかった。残念ながら，ACP-104の臨床開発は中止されたが，抗精神病薬を服薬中の統合失調症患者に併用することで同薬の認知機能改善効果を検討してみるという余地を残している[59]。

## Ⅴ．神経新生・エピジェネシス・神経保護作用

近年，抗うつ薬やlithiumの作用機序としてglucocorticoid受容体やBDNFを介する複雑な細胞内情報伝達系カスケードの関与が示唆されている。これらは，神経の可塑性や新生に寄与すると考えられているが，抗精神病薬に関しても同様の研究が精力的になされている。例えば，clozapineの慢性投与は，海馬歯状回のBrdU陽性細胞を増加させるが，それらの増殖した細胞が分化遊送し成熟したneuronとして生存している所見は見出されていない[16]。

最近では，clozapineがマウス脳内で過剰にメチル化されたGABA系遺伝子プロモーター（reelinとGAD67）の脱メチル化を促進することが報告された[11]。この作用は，histone deacetylase阻害作用を有するvalproateによって増強されることから，clozapineはエピジェネシスにも影響を与える可能性がある。この効果は，sulpirideにも認められたが，olanzapineとhaloperidolは無効であったことから，モノアミン受容体活性では説明できない。

統合失調症のglutamate仮説にもとづき，clozapineとglutamate受容体の相互作用に関しても多くの研究がなされてきた。In vitro条件下の電気生理学的研究は，clozapineが皮質の錐体細胞のglutamate遊離を誘発する可能性を示唆している。例えば，clozapineと選択的5-HT$_{2A}$受容体ア

ンタゴニストM100,907が前頭前野の錐体細胞においてNMDA受容体に発生する興奮性後シナプス電位（EPSPs）を増強することから，clozapineは5-HT$_{2A}$受容体を介してglutamate遊離を促進すると考えられる[2]。Clozapine誘発性glutamate遊離が樹状突起遠位部のAMPA受容体を刺激して自発性EPSPsを増加させ，これに続発してNMDA受容体が活性化されるという説もある[6]。Clozapineの慢性投与がグリアや神経細胞のglutamate transporterの発現を低下させ，細胞外glutamate濃度を上昇させる可能性も示唆されている[40]。

過剰なglutamateによる神経変性作用が統合失調症の病理に関与しているという仮説にもとづいて，clozapineの神経保護作用も示唆されてきた。例えば，NMDA受容体アンタゴニストが誘発する後部帯状回の神経変性に対して，haloperidolよりもclozapineは強い抑制効果を発揮することが報告されている[13]。筆者ら[46]の研究でも，phencyclidine（PCP）による後部帯状回におけるストレス蛋白遺伝子hsp70の発現をclozapineは有意に抑制するが，haloperidolではその効果は乏しいことが示されている。また，前頭前野や側坐核ではhaloperidolによりPCP誘発性hsp70の発現はむしろ亢進するのに対して，clozapineは抑制した。同様に，PCPの類似化合物ketamine投与によって生じるラット脳の［$^{14}$C］-2-deoxyglucose再取り込みの亢進に対して，clozapineは抑制するが，対照的にhaloperidolは促進すると報告されている[12]。以上の所見から，NMDA受容体遮断によるglutamate neuronの過活動と，それによって生じる興奮毒性をclozapineは抑制すると推測される。

一方，clozapineがPC12細胞にMPP$^+$が誘発するアポトーシスを抑制するという報告[54]や，筋萎縮性側索硬化症の動物モデルであるsuperoxide dismutase 1変異マウスの神経障害を遅延させるという報告[66]もみられるので，必ずしもglutamate系を介しないclozapineの神経保護作用が存在するのかもしれない。

## VI．Clozapine 薬理研究の問題点

　1990年代に登場した risperidone, olanzapine, quetiapine などの新規抗精神病薬は，clozapine とともに「非定型」抗精神病薬のカテゴリーに分類され，定型抗精神病薬である haloperidol や chlorpromazine にはみられない特異的作用部位の探索が精力的に行われてきた。Serotonin-dopamine 仮説は，その嚆矢であった。

　ところが，そうしたカテゴリー化にもとづいて「定型」「非定型」の差異を明らかにしようとする試みこそ，実は clozapine の薬理研究に混乱を招いてきた感がある。というのも，臨床の側からみると，clozapine と同一の効能を有する抗精神病薬は未だ見出されていないからである。治療抵抗性という統合失調症のサブグループに対する有効性は，clozapine の臨床的な「非定型」性を最も特徴付けるが，それを凌駕する薬物は今のところまだ見つかっていない。それどころか，最近の大規模臨床試験[38]やメタ解析研究[33]の結果が示すように，EPS の少なさや陰性症状に対する有効性という新規抗精神病薬の「非定型」的特徴すら，従来の低力価抗精神病薬との差異はわずかでしかないということになると，「非定型」薬物としてカテゴリー化する妥当性は乏しい。今もなお clozapine のみが，ただひとつの「非定型」抗精神病薬なのである。したがって，clozapine が他の抗精神病薬にはない作用機序を有する可能性は否定できない。

　しかし，本当に clozapine にしかない特異的作用部位は存在するのであろうか。本稿で紹介したように，clozapine は極めて広範な薬理作用を有している。その多くは，他の抗精神病薬にも共通して認められるが，clozapine に特有のものも含まれる。けれども，現在もなお clozapine の作用機序の全容を明らかにするほどの決定的な作用部位は見つかっていない。過去において 5-HT$_{2A}$ 受容体や D$_4$ 受容体，最近では NDMC など，幾多の特異的作用部位や機序が提唱されてきたが，いずれも臨床開発の段階に至ると単独では抗精神病作用を欠くことが判明し，研究者は度重なる失望を

味わってきた。Clozapine といえども，決して強力ではなくとも，抗 D$_2$ 受容体作用が抗精神病作用に必須であることに変わりはないように思われる。

　そもそも，clozapine の抗精神病作用が他の抗精神病薬のそれと本質的に異なるものであるとする根拠も実は乏しい。近々我が国の精神科臨床医がようやく目にすることになる clozapine に反応する際の精神病患者の経時変化は，むしろ古典的な抗精神病薬といってよいほどの陽性症状のゆるやかな改善であり，EPS を除けばほぼ chlorpromazine と同程度の副作用が出現しうる（顆粒球減少症を防ぐための毎週の血液検査も広義の精神療法的接近として，その有効性に寄与しているといううがった見方もある）。陰性症状の変化は決して目覚ましいものではない。こうした点を考えてみると，果たして clozapine の臨床的有効性を「非定型」的と断言してよいのか，少々心もとない。

　どうやら私たちは，clozapine の「非定型」性を，その特異的薬理作用から定義付けようという発想そのものから転換すべき時期に来ているのかもしれない。それに代わるアイデアのひとつとして，先に筆者ら[31]は，回復論（ネオヒポクラティズム）的視点から治療抵抗性統合失調症の病態を多次元の自己修復システムの錯綜であると理解し，多様なシステムへのアプローチが可能となる clozapine の pleiotypic（多面的）な特性の治療的意義について論考した。つまるところ，clozapine の「非定型」的な薬理の本質とは，弱い抗 D$_2$ 受容体作用を基盤におよそ非特異的な数多くの薬理作用の集合体なのかもしれない。少なくとも，clozapine の特性は，それに最も反応する治療抵抗性統合失調症の病態と深く関わりがあるように思われる。現代の統合失調症の創薬研究の限界を超克するうえで，clozapine の薬理研究はまだまだその意義を失ってはいないようである。

### 文　献

1 ) ACADIA　Pharmaceuticals：Announces　results from　ACP-104　phase　IIb　schizophrenia　trial. Press release, June 16, 2008.

2 ) Arvanov, V. L., Wang, R. Y. : M100907, a selective 5-HT$_{2A}$ receptor antagonist and a potential antipsychotic drug, facilitates N-methyl-D-aspartate-receptor mediated neurotransmission in the rat medial prefrontal cortical neurons in vitro. Neuropsychopharmacology, 18 : 197–209, 1998.

3 ) Broom, D. C., Jutkiewicz, E. M., Folk, J. E. et al. : Nonpeptidic delta-opioid receptor agonists reduce immobility in the forced swim assay in rats. Neuropsychopharmacology, 26 : 744–755, 2002.

4 ) Burstein, E. S., Ma, J., Wong, S. et al. : Intrinsic efficacy of antipsychotics at human D$_2$, D$_3$, and D$_4$ dopamine receptors : identification of the clozapine metabolite N-desmethylclozapine as a D$_2$/D$_3$ partial agonist. J. Pharmacol. Exp. Ther., 315 : 1278–1287, 2005.

5 ) Bymaster, F. P., Calligaro, D. O., Falcone, J. F. et al. : Radioreceptor binding profile of the atypical antipsychotic olanzapine. Neuropsychopharmacology, 14 : 87–96, 1996.

6 ) Chen, L., Yang, C. R. : Interaction of dopamine D1 and NMDA receptors mediates acute clozapine potentiation of glutamate EPSPs in rat prefrontal cortex. J. Neurophysiol., 87 : 2324–2336, 2002.

7 ) Chiodo, L. A., Bunney, B. S. : Typical and atypical neuroleptics : Differential effects of chronic administration on the activity of A9 and A10 midbrain dopaminergic neurons. J. Neurosci., 3 : 1607–1619, 1983.

8 ) Davies, M. A., Compton-Toth, B. A., Hufeisen, S. J. et al. : The highly efficacious actions of N-desmethylclozapine at muscarinic receptors are unique and not a common property of either typical or atypical antipsychotic drugs : is M$_1$ agonism a pre-requisite for mimicking clozapine's actions? Psychopharmacology (Berl), 178 : 451–460, 2005.

9 ) Deutch, A. Y., Cameron, D. S. : Pharmacological characterization of dopamine systems in the nucleus accumbens core and shell. Neuroscience, 46 : 49–56, 1992.

10) Deutch, A. Y., Duman, R. S. : The effects of antipsychotic drugs on Fos protein expression in the prefrontal cortex : cellular localization and pharmacological characterization. Neuroscience, 70 : 377–389, 1996.

11) Dong, E., Nelson, M., Grayson, D. R. et al. : Clo-zapine and sulpiride but not haloperidol or olanzapine activate brain DNA demethylation. Proc. Natl. Acad. Sci. USA, 105 : 13614–13619, 2008.

12) Duncan, G. E., Leipzig, J. N., Mailman, R. B. et al. : Differential effects of clozapine and haloperidol on ketamine-induced brain metabolic activation. Brain Res., 812 : 65–75, 1998.

13) Farber, N. B., Foster, J., Duhan, N. L. et al. : Olanzapine and fluperlapine mimic clozapine in preventing MK–801 neurotoxicity. Schizophr. Res., 21 : 33–37, 1996.

14) Farde, L., Nordström, A. -L. : PET analysis indicates atypical central dopamine receptor occupancy in clozapine-treated patients. Br. J. Psychiatry, 160 (Suppl. 17) : 30–33, 1992.

15) Gründer G., Landvogt C., Vernaleken, I. et al. : The striatal and extrastriatal D$_{2/3}$ receptorbinding profile of clozapine in patients with schizophrenia. Neuropsychopharmacology, 31 : 1027–1035, 2006.

16) Halim, N. D., Weickert, C. S., McClintock, B. W. et al. : Effects of chronic haloperidol and clozapine treatment on neurogenesis in the adult rat hippocampus. Neuropsychopharmaclogy, 29 : 1063–1069, 2004.

17) Hertel, P., Fagerquist, M. V., Svensson, T. H. : Enhanced cortical dopamine output and antipsychotic-like effects of raclopride by α$_2$ adrenoreceptor blockade. Science, 286 : 105–107, 1999.

18) Homayoun, H., Moghaddam, B. : Fine-tuning of awake prefrontal cortex neurons by clozapine : comparison with haloperidol and N-desmethylclozapine. Biol. Psychiatry, 61 : 679–687, 2007.

19) Ichikawa, J., Dai, J., O'Laughlin, B. S. et al. : Atypical, but not typical, antipsychotic drugs increase cortical acetylcholine release without an effect in the nucleus accumbens or striatum. Neuropsychpharmacology, 26 : 325–339, 2002.

20) Ichikawa, J., Dai, J., Meltzer, H. Y. : 5-HT$_{1A}$ and 5-HT$_{2A}$ receptors minimally contribute to clozapine-induced acetylcholine release in rat medial prefrontal cortex. Brain Res., 939 : 34–42, 2002.

21) Ichikawa, J., Ishii, H., Bonaccorso, S. et al. : 5-HT$_{2A}$ and D$_2$ receptor blockade increases cortical DA release via 5-HT$_{1A}$ receptor activation : a possible mechanism of atypical antipsychotic-induced cortical dopamine release. J. Neuro-

chem., 76 : 1521–1531, 2001.

22) 出村信隆：抗精神病薬開発における clozapine 研究の意義. 臨床精神薬理, 10 : 2091–2106, 2007.

23) Kane, J., Hönigfeld, G., Singer, J. et al. : Clozapine for the treatment-resistant schizophrenic. A double-blind comparison with chlorpromazine. Arch. Gen. Psychiatry, 45 : 789–796, 1988.

24) Kapur, S., Remington, G. : Serotonin-dopamine interaction and its relevance to schizophrenia. Am. J. Psychiatry, 153 : 466–476, 1996.

25) Kapur, S., Seeman, P. : Does fast dissociation from the dopamine $D_2$ receptor explain the action of atypical antipsychotics? : a new hypothesis. Am. J. Psychiatry, 158 : 360–369, 2001.

26) Kapur, S., Zipursky, R., Jones, C. et al. : A positron emission tomography study of quetiapine in schizophrenia : a preliminary finding of an antipsychotic effect with only transiently high dopamine $D_2$ receptor occupancy. Arch. Gen. Psychiatry, 57 : 553–559, 2000.

27) Kapur, S., Zipursky, R. B., Remington, G. : Clinical and theoretical implications of 5-HT$_2$ and D$_2$ receptor occupancy of clozapine, risperidone, and olanzapine in schizophrenia. Am. J. Psychiatry, 156 : 286–293, 1999.

28) Kessler, R. M., Ansari M. S., Riccardi, P. et al. : Occupancy of striatal and extrastriatal dopamine $D_2$ receptors by clozapine and quetiapine. Neuropsychopharmacology, 31 : 1991–2001, 2006.

29) Kuroki, T., Meltzer, H. Y., Ichikawa, J. : Effects of antipsychotic drugs on extracellular dopamine levels in rat medial prefrontal cortex and nucleus accumbens. J. Pharmacol. Exp. Ther., 288 : 774–781, 1999.

30) Kuroki, T., Nagao, N., Nakahara, T. : Neuropharmacology of second-generation antipsychotic drugs : a validity of the serotonin-dopamine hypothesis. Prog. Brain Res., 172 : 199–212, 2008.

31) 黒木俊秀, 中原辰雄, 神庭重信：生体防御と治療におけるダーティードラッグの効用—第2世代抗精神病薬の薬理から. 脳と精神の医学, 18 : 123–133, 2007.

32) Lameh, J., Burstein, E. S., Taylor, E. et al. : Pharmacology of N-desmethylclozapine. Pharmacol. Ther., 115 : 223–231, 2007.

33) Leucht, S., Corves, C., Arbter, D. et al. : Second-generation versus first-generation antipsychotic drugs for schizophrenia : a meta-analysis. Lancet, 371 : 31–41, 2009.

34) Li, Z., Huang, M., Ichikawa, J. et al. : N-desmethylclozapine, a major metabolite of clozapine, increases cortical acetylcholine and dopamine release in vivo via stimulation of $M_1$ muscarinic receptors. Neuropsychopharmacology, 30 : 1986–1995, 2005.

35) Mamo, D., Graff, A., Mizrahi, R. et al. : Differential effects of aripiprazole on $D_2$, 5-HT$_2$, and 5-HT$_{1A}$ receptor occupancy in patients with schizophrenia : a triple tracer PET study. Am. J. Psychiatry, 164 : 1411–1417, 2007.

36) Mamo, D., Kapur, S., Shammi, C. M. et al. : A PET study of dopamine $D_2$ and serotonin 5-HT$_2$ receptor occupancy in patients with schizophrenia treated with therapeutic doses of ziprasidone. Am. J. Psychiatry, 161 : 818–825, 2004.

37) Marino, M. J., Rouse, S. T., Levey, A. I. et al. : Activation of the genetically defined m1 muscarinic receptor potentiates N-methyl-D-aspartate (NMDA) receptor currents in hippocampal pyramidal cells. Proc. Natl. Acad. Sci. USA, 95 : 11465–11470, 1998.

38) Matsubara, S., Meltzer, H. Y. : Effect of typical and atypical antipsychotic drugs on 5-HT$_2$ receptor density in rat cerebral cortex. Life Sci., 45 : 1397–1406, 1989.

39) McEvoy, J. P., Lieberman, J. A., Stroup, T. S. et al. : Effectiveness of clozapine versus olanzapine, quetiapine, and risperidone in patients with chronic schizophrenia who did not respond to prior atypical antipsychotic treatment. Am. J. Psychiatry, 163 : 600–610, 2006.

40) Melone, M., Vitellaro-Zuccarello, L., Vallejo-Illarramendi, A. et al. : The expression of glutamate transporter GLT-1 in the rat cerebral cortex is down-regulated by the antipsychotic drug clozapine. Mol. Psychiatry, 6 : 380–386, 2001.

41) Meltzer, H. Y., Li, Z., Kaneda, Y. et al. : Serotonin receptors : their key role in drugs to schizophrenia. Prog. Neuropsychopharmacol. Biol. Psychiatry, 27 : 1159–1172, 2003.

42) Meltzer, H. Y., Matsubara, S., Lee, J. : Classification of typical and atypical antipsychotic drugs on the basis of dopamine D-1, D-2 and serotonin$_2$ pK$_i$ values. J. Pharmacol. Exp. Ther., 251 : 238–246, 1989.

43) Michal, P., Lysíková, M., El-Fakahany, E. E. et al. : Clozapine interaction with the $M_2$ and $M_4$ subtypes of muscarinic receptors. Eur. J. Phar-

macol., 376 : 119–125, 1999.

44) Moghaddam, B., Bunney, B. S. : Acute effects of typical and atypical antipsychotic drugs on the release of dopamine from prefrontal cortex, nucleus accumbens, and striatum of the rat : an in vivo microdialysis study. J. Neurochem., 54 : 1755–1760, 1990.

45) Mukherjee, J., Christian, B. T., Narayanan, T. K. et al. : Evaluation of dopamine D-2 receptor occupancy by clozapine, risperidone, and haloperidol in vivo in the rodent and nonhuman primate brain using $^{18}$F-fallypride. Neuropsychopharmacology, 25 : 476–488, 2001.

46) Nakahara, T., Kuroki, T., Hondo, H. et al. : Effects of atypical antipsychotic drugs vs. haloperidol on expression of heat shock protein in the discrete brain regions of phencyclidine-treated rats. Brain Res. Mol. Brain Res., 73 : 193–197, 1999.

47) Natesan, S., Reckless, G. E., Barlow, K. B. et al. : Evaluation of N-desmethylclozapine as a potential antipsychotic–preclinical studies. Neuropsychopharmacology, 32 : 1540–1549, 2007.

48) Newman-Tancredi, A., Gavaudan, S., Conte, C. et al. : Agonist and antagonist actions of antipsychotic agents at 5-HT$_{1A}$ receptors : a [$^{35}$S]GTPγS binding study. Eur. J. Pharmacol., 355 : 245–256, 1998.

49) Nyberg, S., Eriksson, B., Oxenstierna, G. et al. : Suggested minimal effective dose of risperidone based on PET-measured D$_2$ and 5-HT$_{2A}$ receptor occupancy in schizophrenic patients. Am. J. Psychiatry, 156 : 869–875, 1999.

50) Olianas, M. C., Dedoni, S., Ambu, R. et al. : Agonist activity of N-desmethylclozapine at δ-opioid receptors of human frontal cortex. Eur. J. Pharmacol., 607 : 96–101, 2009.

51) Onali, P., Olianas, M. C. : N-Desmethylclozapine, a major clozapine metabolite, acts as a selective and efficacious δ-opioid agonist at recombinant and native receptors. Neuropsychopharmacology, 32 : 773–785, 2007.

52) Parada, M. A., Hernandez, L., Puig de Parada, M. et al. : Selective action of acute systemic clozapine on acetylcholine release in the rat prefrontal cortex by reference to the nucleus accumbens and striatum. J. Pharmacol. Exp. Ther., 281 : 582 –588, 1997.

53) Pilowsky, L. S., Mulligan, R. S., Acton, P. D. et al. : Limbic selectivity of clozapine. Lancet, 350 : 490–491, 1997.

54) Qing, H., Xu, H., Wei, Z. et al. : The ability of atypical antipsychotic drugs vs. haloperidol to protect PC12 cells against MPP+-induced apoptosis. Eur. J. Neurosci., 17 : 1563–1570, 2003.

55) Robertson, G. S., Matusmura, H., Fibiger, H. C. : Induction patterns of Fos-like immunoreactivity in the forebrain as predictors of atypical antipsychotic activity. J. Pharmacol. Exp. Ther., 271 : 1058–1066, 1994.

56) Roth, B. L., Scheffler, D. J., Kroeze, W. K. : Magic shotguns versus magic bullets : selectively non-selective drugs for mood disorders and schizophrenia. Nat. Rev. Drug Discov., 3 : 353–359, 2004.

57) Seeman, P. : Dopamine receptors : Clinical correlates. In : Psychopharmacology : The Fourth Generation of Progress (ed. by Bloom, F. E. and Kupfer, D. J.), pp. 295–302, Raven Press, New York, 1995.

58) Seeman, P., Tallerico, T. : Rapid release of antipsychotic drugs from dopamine D$_2$ receptors : an explanation for low receptor occupancy and early clinical relapse upon withdrawal of clozapine or quetiapine. Am. J. Psychiatry, 156 : 876–884, 1999.

59) Sellin, A. K., Shad, M., Tamminga, C. : Muscarinic agonists for the treatment of cognition in schizophrenia. CNS Spectr., 13 : 985–996, 2008.

60) Suhara, T., Okauchi, T., Sudo, Y. et al. : Clozapine can induce high dopamine D$_2$ receptor occupancy in vivo. Psychopharmacology (Berl), 160 : 107–112, 2002.

61) Sur, C., Mallorga, P. J., Wittmann, M. et al. : N-desmethylclozapine, an allosteric agonist at muscarinic 1 receptor, potentiates N-methyl-D-aspartate receptor activity. Proc. Natl. Acad. Sci. USA, 100 : 13674–13679, 2003.

62) Talvik, M., Nordström, A. -L., Nyberg, S. et al. : No support for regional selectivity in clozapine-treated patients : a PET study with [$^{11}$C]raclopride and [$^{11}$C]FLB457. Am. J. Psychiatry, 158 : 926–930, 2001.

63) Tauscher, J., Hussain, T., Agid, O. et al. : Equivalent occupancy of dopamine D$_1$ and D$_2$ receptors with clozapine : differentiation from other atypical antipsychotics. Am. J. Psychiatry, 161 : 1620–1625, 2004.

64) Travis, M. J., Busatto, G. F., Pilowsky, L. S. et al. : 5-HT$_{2A}$ receptor blockade in patients with schizophrenia treated with risperidone or clozapine : a SPET study using the novel 5-HT$_{2A}$ ligand $^{123}$I-5-I-R-91150. Br. J. Psychiatry, 173 : 236–241, 1998.

65) Trichard, C., Paillère-Martinot, M. -L., Attar-Levy, D. et al. : Binding of antipsychotic drugs to cortical 5-HT$_{2A}$ receptors : a PET study of chlorpromazine, clozapine and amisulpride in schizopnrenic patients. Am. J. Psychiatry, 155 : 505–508, 1998.

66) Turner, B. J., Rembach, A., Spark, R. et al. : Opposing effects of low and high-dose clozapine on survival of transgenic amyotrophic lateral sclerosis mice. J. Neurosci. Res., 74 : 605–13, 2003.

67) Weiner, D. M., Meltzer, H. Y., Veinbergs, I. et al. : The role of M$_1$ muscarinic receptor agonism of N-desmethylclozapine in the unique clinical effects of clozapine. Psychopharmacology (Berl), 177 : 207–216, 2004.

68) White, F. J., Wang, R. Y. : Differential effects of classical and atypical antipsychotic drugs on A9 and A10 dopamine neurons. Science, 221 : 1054–1057, 1983.

69) Xiberas, X., Martinot, J. L., Mallet, L. et al. : Extrastriatal and striatal D$_2$ dopamine receptor blockade with haloperidol or new antipsychotic drugs in patients with schizophrenia. Br. J. Psychiatry, 179 : 503–508, 2001.

70) Yokoi, F., Gründer, G., Biziere, K. et al. : Dopamine D$_2$ and D$_3$ receptor occupancy in normal humans treated with the antipsychotic drug aripiprazole (OPC 14597) : a study using positron emission tomography and [$^{11}$C]raclopride. Neuropsychopharmacology, 27 : 248–259, 2002.

71) Young, C. D., Meltzer, H. Y., Deutch, A. Y. : Effects of desmethylclozapine on Fos protein expression in the forebrain : in vivo biological activity of the clozapine metabolite. Neuropsychopharmacology, 19 : 99–103, 1998.

72) Youngren, K. D., Moghaddam, B., Bunney, B. S. et al. : Preferential activation of dopamine overflow in prefrontal cortex produced by chronic clozapine treatment. Neurosci. Lett., 165 : 41–44, 1994.

73) Youngren, K. D., Inglis, F. M., Pivirotto, P. J. et al. : Clozapine preferentially increases dopamine release in the rhesus monkey prefrontal cortex compared with the caudate nucleus. Neuropsychopharmacology, 20 : 403–412, 1999.

臨床精神薬理　21：1465-1472, 2018

# Clozapine の基礎薬理学の進展状況：ドパミン仮説/ GABA・グルタミン酸仮説における clozapine の知見

押淵英弘* 　　石郷岡　純**

抄録：Clozapine は，他の抗精神病薬が無効な治療抵抗性統合失調症に有効である。一般的に抗精神病薬はドパミン D2 受容体遮断作用が主作用と考えられている。Clozapine は，D2 受容体遮断作用はごく弱く，多受容体に親和性を持つことが特徴である。しかし，治療抵抗性の病態，そして clozapine の「治療抵抗性」に対する作用標的・機序は，未だ明らかではない。統合失調症の病態には，脳内ドパミン伝達の亢進，そして GABA・グルタミン酸神経の異常が報告されている。Clozapine は，ドパミン仮説とグルタミン酸仮説の双方の動物モデルに特異的な作用を示す。Clozapine の治療抵抗性に対する治療的作用機序の解明には，臨床病態解明研究と基礎薬理学的研究をともに必要とすると考えられる。

臨床精神薬理　**21：1465-1472, 2018**

**Key words :** *clozapine, treatment refractory schizophrenia, GABA, glutamate, NMDA*

## I．はじめに

　Clozapine は，他の抗精神病薬の治療が無効な統合失調症患者への有効性の知見が現在でも最も多い薬剤である。Clozapine の適応は複数の抗精神病薬に対する「治療抵抗性」と「不耐性」と多元的である。しかし，複数の抗精神病薬が無効であるという「薬歴」により弁別された患者は，ある程度病態が均一化された集団であることが推測される。Clozapine の薬理学的作用は，弱いドパミン（以下，DA）D2 受容体親和性と他の様々な受容体への親和性〔特にセロトニン（以下，5HT）

2A，2C 受容体，DAD4 受容体，アドレナリン α1 受容体，ヒスタミン H1 受容体，ムスカリン受容体など〕が特徴である[3]。しかしながら，治療抵抗性の病態と，これに対する clozapine の作用標的は未だ明らかでない。よって，clozapine の作用機序を論ずることは，その対象である治療抵抗性統合失調症（以下，治療抵抗例）の病態を論ずることが自ら含まれる。本稿は clozapine の基礎薬理学の進展状況という大きなテーマを，統合失調症の DA 仮説と GABA・グルタミン酸仮説に焦点を当て，この二大仮説における clozapine の特異的作用について略論する。

## II．DA 神経系に対する clozapine の作用

### 1．DA 仮説と DA 過感受性モデル

　1970年代に佐藤らにより，覚せい剤（amphetamine，methamphetamine など）による逆耐性現象や精神病様異常行動が報告された[45]。これらの覚せい剤が DA 放出を促進すること[41]，さらに，抗精神病薬の臨床用量と DAD2 受容体親和性との

Findings of clozapine on dopamine and GABA-glutamate in schizophrenia.
\* 東京女子医科大学精神医学講座
〔〒162-8666　東京都新宿区河田町8-1〕
Hidehiro Oshibuchi：Department of Psychiatry, Tokyo Women's Medical University. Kawada-cho 8-1, Shinjuku-ku, Tokyo, 162-8666, Japan.
\*\* CNS 薬理研究所
Jun Ishigooka：CNS Pharmacological Research Institute.

高い相関性などから[48]，統合失調症のDA伝達過剰仮説が提唱された。

DA放出主体の覚せい剤を慢性投与した動物は，精神病の動物モデルとして長らく使用されている（以下，DA過感受性モデル）。このモデルでは，長期間の断薬後も少量の投与で常同行動や移所運動量が亢進する過感受性（逆耐性），プレパルスインヒビション（PPI）の破綻で計測される感覚ゲーティング機能の障害[54]など発症様式や再発準備性に類似する表面妥当性，それらが抗精神病薬のDAD2受容体遮断作用により抑制される予測妥当性[16,32]，さらに，心理学的ストレス負荷による扁桃体DA放出の亢進[52]，前頭葉皮質の細胞死[49]など生化学レベルでの構成妥当性を認める。

### 2．DA基礎放出と応答性放出に対するclozapineの作用

細胞外DA濃度として測定されるDA基礎放出を，抗精神病薬は，aripiprazoleを除き，促進する。これは，DA神経のプレシナプスに発現し抑制性に機能しているドパミンD2（DAD2）受容体を遮断することによる脱抑制性の放出促進と考えられている[25,31,40,57]。前頭前皮質や扁桃体などの中脳皮質DA系ではclozapineがhaloperidolより，黒質線条体DA系ではhaloperidolがclozapineより，DA基礎放出を促進する[17,34]。Haloperidolに5HT2受容体アンタゴニストを併用すると，前頭前皮質DA基礎放出の促進作用が増強され，この作用はhaloperidolの用量と反比例する[31]。また，この5HT2受容体アンタゴニストの併用は，側坐核DA基礎放出を逆に抑制する[25]。Meltzerら[31]は，これらの結果から，clozapineの「非定型性」を，弱いDAD2受容体親和性と5HT2受容体（厳密には5HT2A受容体と5HT2C受容体双方のインバースアゴニスト作用を示唆）という受容体親和性の5HT2/D2比に起因すると仮説を立てた。我々はこれまで，情動ストレス負荷時の扁桃体DAの応答性放出に対する抗精神病薬の作用を検証したところ，haloperidolは抑制し，aripiprazoleは抑制せず，そして，clozapineは逆に減少方向へと逆転させることを見出した[17,40]。以上のように，生理的なDA動態に対して，clozapineは，静的な基礎放出と動的なストレス応答性放出の双方に特異的作用を示す。

### 3．DA過感受性モデルのDA基礎放出と応答性放出に対するclozapineの作用

抗精神病薬はいずれもDA放出主体の覚せい剤による過感受性の獲得と再投与による過剰行動を抑制し，これは主にDAD2受容体遮断作用によると考えられている[1,7,20,21,56]。一方で空間作業記憶の障害では，haloperidolが無効でclozapineが有効という薬効差を認める[36]。ClozapineはDAD1受容体のアンタゴニストであるが，DAD1受容体はアンタゴニストとアゴニストの双方が過感受性を抑制するという相反する結果がある[20,50]。Clozapineは5HT1A受容体アゴニストであるが，5HT1A受容体アゴニストもDA過感受性モデルの移所運動亢進を抑制するという報告がある[7]。

DA過感受性モデルにおける扁桃体DA基礎放出に対して，haloperidolの作用は生理状態での作用と変わらないが，clozpaineは生理状態と異なり扁桃体DA放出促進作用（前項参照）は消失し，基礎放出に影響しない[17]。DA過感受性モデルにおける情動ストレス刺激による扁桃体DAの過応答性放出に対して，haloperidolとclozapineは，双方とも抑制作用を示す[17]（図1）。つまり，DA過感受性モデルでは，clozapineは基礎放出に対して特異的作用を，応答性放出に対してhaloperidolと共通の作用を示す。Clozapineのこの過感受性状態依存性の機能変容の機序は不明であるが，近年，過感受性と5HT受容体の機能変容が明らかになっている。DA過感受性モデルにおいて，縫線核や側坐核における5HT2A/2C受容体の機能と発現密度のアップレギュレーションが報告されている[37,60]。また，cocaineの慢性処理による過感受性モデルの側坐核においても，生理状態と対照的に，5HT2A/2C受容体アンタゴニストがDA・グルタミン酸放出を抑制する[61]。これらの知見からは，過感受性状態依存性に，中脳辺縁DA系の活動に対する5HT2A/2C受容体の調節様式が逆方向となることが示唆され，この局所的機能変容がclozapineのDA過感受性モデルにおける特異的な作用の一端を説明するかもしれない。

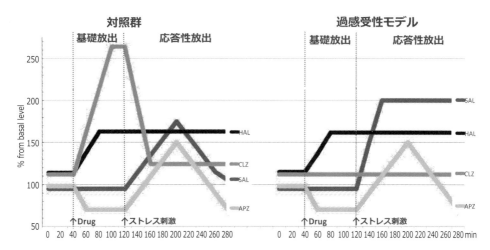

**対照群**

基礎放出　　応答性放出

**過感受性モデル**

基礎放出　　応答性放出

↑Drug　↑ストレス刺激　　　↑Drug　↑ストレス刺激

SAL: saline, HAL; haloperidol, CLZ: clozapine, APZ: aripiprazole
対照群（覚せい剤に暴露されていない）：Clozapine は、ドパミン基礎放出を haloperidol より強く増強し、応答性放出を haloperidol と異なり上昇から下降に逆転する。
ドパミン過感受性モデル：Clozapine は、haloperidol と異なりドパミン基礎放出への作用が消失し、応答性放出は haloperidol と同様に抑制する。
（Oshibuchi et al, 2009[40]) and Kawano et al, 2016[17]）より引用して改変)

図1　ドパミン過感受性モデルの扁桃体ドパミンに対する抗精神病薬の効果：模式図

## Ⅲ．GABA・グルタミン酸と clozapine

### 1．GABA・グルタミン酸仮説

DA 放出を促進する覚せい剤とともに，phency-clidine（PCP），ketamine，MK-801 など非競合的グルタミン酸 NMDA 型（NMDA）受容体アンタゴニストの乱用によっても精神病症状が誘導されることが報告され[14]，その後，過感受性[58]，感覚ゲーティング障害[29]，認知機能・社会接触の障害[51]が生じることが明らかとなった。これより，統合失調症のグルタミン酸仮説が提唱された[18]。当初は，グルタミン酸神経の機能低下が想定されたが，その後，抑制性 GABA 神経上に発現する NMDA 受容体が抑制される結果，脱抑制性にグルタミン酸神経活動が亢進することが明らかとなり，GABA 神経機能低下・グルタミン酸神経活動亢進がこの仮説の病態機序として想定された[35]（図2）。NMDA 受容体アンタゴニストによる動物モデルは，急性投与による移所運動量の亢進や感覚ゲーティング障害などが陽性症状のモデルとして[53]，慢性投与による自発行動量の低下が陰性症状のモデルとして[38]，利用されている（以下，

GABA・グルタミン酸モデル）。

統合失調症患者における GABA・グルタミン酸の異常も報告されている[4,47]。最近では，PET 研究によって治療抵抗例における前部帯状回のグルタミン酸レベルが治療反応群より高いこと[4]，磁気共鳴スペクトロスコピー（MRS）研究によって治療抵抗例のなかでも clozapine にも反応不良な患者の前部帯状回グルタミン酸濃度が治療反応群より低いことが報告されている[4,10]。これらの知見は，薬物反応性に対応する病態が存在すること，clozapine 反応性に GABA・グルタミン酸神経が関連することを示唆する。

### 2．GABA・グルタミン酸神経系に対する clozapine の作用

前述のように DA 過感受性モデルでは，空間認知機能を除く行動異常に，各抗精神病薬は同等に有効である。一方で，GABA・グルタミン酸モデルの行動異常には clozapine が異なった作用を示す。PCP の急性投与による移所行動の亢進[30]，PCP の慢性処理による強制水泳での不動化[39]，社会行動の低下[43]に対しては haloperidol が無効であり clozapine が有効であるという薬効差が観察さ

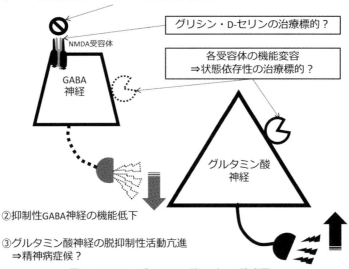

①NMDA受容体遮断によるNMDA受容体機能低下

グリシン・D-セリンの治療標的？

各受容体の機能変容
⇒状態依存性の治療標的？

NMDA受容体

GABA
神経

グルタミン酸
神経

②抑制性GABA神経の機能低下

③グルタミン酸神経の脱抑制性活動亢進
　⇒精神病症候？

図2　GABA・グルタミン酸モデル：模式図

れる。生理生化学レベルでも，ketamine および MK-801 によって生成される PPI の破綻とその神経基盤と考えられる感覚誘発性ガンマオシレーションの欠損[12]，PCP の急性投与による前頭前皮質，側坐核，扁桃体，視床の糖代謝亢進[6]，酸素レベルの上昇[24]，MK-801，ketamine，PCP の急性効果による前頭前皮質 5HT の放出促進[2, 27]などで haloperidol が無効であり clozapine が有効である。最近では，神経発生・可塑性において，PCP および MK-801 の反復投与による海馬歯状回における神経発生の阻害や（methamphetamine では阻害されない）[28]，海馬 - 前頭前皮質系の長期増強（LTP）の阻害に対して clozapine の有効性かつ haloperidol の無効性が報告されている[44]。

### 3．GABA・グルタミン酸神経に対する clozapine の作用機序

　上記のように clozapine は GABA・グルタミン酸過感受性モデルの様々な行動学的かつ生理・生化学的フェノタイプに対して特異的に改善作用を有するが，clozapine の薬理学的特徴との関連は依然として明らかになっていない。

　5HT2A/2C 受容体は，抑制性 GABA 神経やグルタミン酸神経など中枢神経に広く発現しているが，機能の総体は GABA 神経の活性化による中枢神経系への抑制作用である[42]。5HT2A/2C 受容体アゴニスト mCPP は，健常者と治療反応例では無効で，治療抵抗例では精神病症状を誘発する[19]。また，健常者の GABA 伝達を抑制した状態では mCPP が精神病症状を誘起する[5]。これらの結果は，治療抵抗例における GABA 神経障害と 5HT2 受容体の関連を示唆する。一方で，clozapine は，慢性投与により 5HT2A 受容体に対して「アゴニスト」として作用しこれが MK-801 誘導性行動に拮抗作用を示すことが最近報告された[46]。同様に，GABA・グルタミン酸過感受性モデルの移所行動亢進と PPI 破綻を 5HT2A/2C 受容体アゴニストが改善する[30]。このように，GABA・グルタミン酸過感受性モデルにおける 5HT2 受容体機能は相反する結果がある。他には，clozapine の 5HT1A 受容体アゴニスト作用が MK-801，PCP による認知機能障害や前頭前皮質錐体細胞の活動亢進を抑制するという報告がある[15, 26]。また，近年，扁桃体の中間介在 GABA ニューロン上における DAD4 受容体は，情動記憶の消去過程を促進し[22]，PCP による新奇物体認識の障害を DAD4 受容体アゴニストが改善することなどが報告された[33]。これらの治療的作用に反して clozapine は DAD4 受容体アンタゴニストであり，既に DAD4 受容体選択的アンタゴニストの臨床試験は失敗しているが，

DAD4受容体の上記役割とclozapineの親和性を考慮すると，さらなる検証が待たれる。

　Clozapineの作用機序について，NMDA受容体NR1サブユニットに結合し受容体を活性化するグリシンとD-セリンへの作用によりNMDA受容体機能低下を改善するという仮説がある[11,28]。Clozapineは，グリシンや他アミノ酸のトランスポーターを阻害し[13]，血中グリシンとD-セリンレベルの上昇させる[59]。D-セリンの追加療法の臨床知見では，定型抗精神病薬・新規抗精神病薬との併用は統合失調症の症状を改善するが，clozapineとの併用は陰性症状が悪化する[9]。同様に，risperidone使用患者へのグリシントランスポーター-1（GlyT-1）阻害薬の追加は抗精神病作用を示すが[55]，clozapine使用患者にたいしては無効である[23]。また最近では，clozapineがAMPA受容体サブユニットGluR1のSer831のリン酸化の促進を通してketamineによる海馬‐前頭前皮質系の長期増強（LTP）の阻害を改善するなど，AMPA受容体への作用も報告されている[44]。以上の報告は，clozapineがNMDA受容体機能低下を直接的・間接的に改善することで，その有用性を発揮している可能性を示す。

## Ⅳ．結　語

　本稿ではclozapineの基礎薬理学的研究についてドパミン過感受性モデルとGABA・グルタミン酸モデルへの作用という観点から整理した。多様な結果は，状態（モデル）依存性に，作用が変容し，かつclozapineの特異性が現れることを示す。統合失調症研究における重要な理論的懸念は，同一の症状が異なる生物学的基盤によって引き起こされるという仮説である[8]。そのため，サブカテゴリーを見出すような臨床・トランスレーショナル研究とその知見に沿った基礎薬理学的研究の相補的な進展によって，clozapineの新たな作用機序の発見が期待される。

### 利 益 相 反

なし

### 文　献

1 ）Abekawa, T., Ito, K., Nakagawa, S. et al. : Olanzapine and risperidone block a high dose of methamphetamine-induced schizophrenia-like behavioral abnormalities and accompanied apoptosis in the medial prefrontal cortex. Schizophr. Res., 101（1-3）: 84-94, 2008.

2 ）Amargós-Bosch, M., López-Gil, X., Artigas, F. et al. : Clozapine and olanzapine, but not haloperidol, suppress serotonin efflux in the medial prefrontal cortex elicited by phencyclidine and ketamine. Int. J. Neuropsychopharmacol., 9（5）: 565-573, 2006.

3 ）Arnt, J. and Skarsfeldt, T. : Do novel antipsychotics have similar pharmacological characteristics? A review of the evidence. Neuropsychopharmacology, 18（2）: 63-101, 1998.

4 ）Demjaha, A., Egerton, A., Murray, R. M. et al. : Antipsychotic treatment resistance in schizophrenia associated with elevated glutamate levels but normal dopamine function. Biol. Psychiatry, 75（5）: e11-13, 2014.

5 ）D'Souza, D. C., Gil, R. B., Zuzarte, E. et al. : gamma-Aminobutyric acid-serotonin Interaction in healty men : implications for network models of psychosis and dissociation. Biol. Psychiatry, 59（2）: 128-137, 2006.

6 ）Duncan, G. E., Leipzig, J. N., Mailman, R. B. et al. : Differential effects of clozapine and haloperidol on ketamine-induced brain metabolic activation. Brain Res., 812（1-2）: 65-75, 1998.

7 ）Futamura, T., Akiyama, S., Sugino, H. et al. : Aripiprazole attenuates established behavioral sensitization induced by methamphetamine. Prog. Neuropsychopharmacol. Biol. Psychiatry, 34（6）: 1115-1119, 2010.

8 ）Girgis, R. R., Zoghbi, A. W., Javitt, D. C. et al. : The past and future of novel, non-dopamine-2 receptor therapeutics for schizophrenia : A critical and comprehensive review. J. Psychiatr. Res., : 2018.

9 ）Goff, D. C. : D-cycloserine in Schizophrenia : New Strategies for Improving Clinical Outcomes by Enhancing Plasticity. Curr. Neuropharmacol., 15（1）: 21-34, 2017.

10）Goldstein, M. E., Anderson, V. M., Pillai, A. et al. : Glutamatergic neurometabolites in clozapineresponsive and -resistant schizophrenia. Int. J. Neuropsychopharmacol., 18 (6) : 2015.

11) Heresco-Levy, U. : Glutamatergic neurotransmission modulation and the mechanisms of antipsychotic atypicality. Prog. Neuropsychopharmacol. Biol. Psychiatry, 27 (7) : 1113-1123, 2003.

12) Hudson, M. R., Rind, G., O'Brien, T. J. et al. : Reversal of evoked gamma oscillation deficits is predictive of antipsychotic activity with a unique profile for clozapine. Transl. Psychiatry, 6 : e784, 2016.

13) Javitt, D. C., Duncan, L., Balla, A. et al. : Inhibition of system A-mediated glycine transport in cortical synaptosomes by therapeutic concentrations of clozapine : implications for mechanisms of action. Mol. Psychiatry, 10 (3) : 275-287, 2005.

14) Johnson, B. D. : Psychosis and ketamine. Br. Med. J., 4 (5784) : 428-429, 1971.

15) Kargieman, L., Riga, M. S., Artigas, F. et al. : Clozapine Reverses Phencyclidine-Induced Desynchronization of Prefrontal Cortex through a 5-HT(1A) Receptor-Dependent Mechanism. Neuropsychopharmacology, 37 (3) : 723-733, 2012.

16) Karler, R., Chaudhry, I. A., Calder, L. D. et al. : Amphetamine behavioral sensitization and the excitatory amino acids. Brain Res., 537 (1-2) : 76-82, 1990.

17) Kawano, M., Oshibuchi, H., Kawano, T. et al. : Dopamine dynamics during emotional cognitive processing : Implications of the specific actions of clozapine compared with haloperidol. Eur. J. Pharmacol., 781 : 148-156, 2016.

18) Krystal, J. H., Karper, L. P., Seibyl, J. P. et al. : Subanesthetic effects of the noncompetitive NMDA antagonist, ketamine, in humans. Psychotomimetic, perceptual, cognitive, and neuroendocrine responses. Arch. Gen. Psychiatry, 51 (3) : 199-214, 1994.

19) Krystal, J. H., Seibyl, J. P., Price, L. H. et al. : m-Chlorophenylpiperazine effects in neuroleptic-free schizophrenic patients. Evidence implicating serotonergic systems in the positive symptoms of schizophrenia. Arch. Gen. Psychiatry, 50 (8) : 624-635, 1993.

20) Kuribara, H. : Dopamine D1 receptor antagonist SCH 23390 retards methamphetamine sensitiza-tion in both combined administration and early posttreatment schedules in mice. Pharmacol. Biochem. Behav., 52 (4) : 759-763, 1995.

21) Kuribara, H. and Tadokoro, S. : Effects of YM-09151-2, a potent and selective dopamine D2 antagonist, on the ambulation-increasing effect of methamphetamine in mice. Jpn J. Pharmacol., 52 (3) : 489-492, 1990.

22) Kwon, O. B., Lee, J. H., Kim, H. J. et al. : Dopamine Regulation of Amygdala Inhibitory Circuits for Expression of Learned Fear. Neuron, 88 (2) : 378-389, 2015.

23) Lane, H. Y., Huang, C. L., Wu, P. L. et al. : Glycine transporter I inhibitor, N-methylglycine (sarcosine), added to clozapine for the treatment of schizophrenia. Biol. Psychiatry, 60 (6) : 645-649, 2006.

24) Li, J., Ishiwari, K., Conway, M. W. et al. : Dissociable effects of antipsychotics on ketamine-induced changes in regional oxygenation and inter-regional coherence of low frequency oxygen fluctuations in the rat. Neuropsychopharmacology, 39 (7) : 1635-1644, 2014.

25) Li, Z., Ichikawa, J., Huang, M. et al. : ACP-103, a 5-HT2A/2C inverse agonist, potentiates haloperidol-induced dopamine release in rat medial prefrontal cortex and nucleus accumbens. Psychopharmacology (Berl), 183 (2) : 144-153, 2005.

26) López Hill, X., Richeri, A., and Scorza, M. C. : Clozapine blockade of MK-801-induced learning/memory impairment in the mEPM : Role of 5-HT1A receptors and hippocampal BDNF levels. Physiol. Behav., 179 : 346-352, 2017.

27) López-Gil, X., Babot, Z., Amargós-Bosch, M. et al. : Clozapine and haloperidol differently suppress the MK-801-increased glutamatergic and serotonergic transmission in the medial prefrontal cortex of the rat. Neuropsychopharmacology, 32 (10) : 2087-2097, 2007.

28) Maeda, K., Sugino, H., Hirose, T. et al. : Clozapine prevents a decrease in neurogenesis in mice repeatedly treated with phencyclidine. J. Pharmacol. Sci., 103 (3) : 299-308, 2007.

29) Mansbach, R. S. and Geyer, M. A. : Effects of phencyclidine and phencyclidine biologs on sensorimotor gating in the rat. Neuropsychopharmacology, 2 (4) : 299-308, 1989.

30) Marquis, K. L., Sabb, A. L., Logue, S. F. et al. :

WAY-163909 〔(7bR,10aR)-1,2,3,4,8,9,10,10a-octahydro-7bH-cyclopenta- 〔b〕〔1,4〕 diazepino [6,7,1hi] indole〕: A novel 5-hydroxytryptamine 2C receptor-selective agonist with preclinical antipsychotic-like activity. J. Pharmacol. Exp. Ther., 320 (1) : 486-496, 2007.

31) Meltzer, H. Y., Li, Z., Kaneda, Y. et al. : Serotonin receptors : their key role in drugs to treat schizophrenia. Prog. Neuropsychopharmacol. Biol. Psychiatry, 27 (7) : 1159-1172, 2003.

32) Millan, M. J., Brocco, M., Gobert, A. et al. : Contrasting mechanisms of action and sensitivity to antipsychotics of phencyclidine versus amphetamine : importance of nucleus accumbens 5-HT2A sites for PCP-induced locomotion in the rat. Eur. J. Neurosci., 11 (12) : 4419-4432, 1999.

33) Miyauchi, M., Neugebauer, N. M., and Meltzer, H. Y. : Dopamine D₄ receptor stimulation contributes to novel object recognition : Relevance to cognitive impairment in schizophrenia. J. Psychopharmacol., 31 (4) : 442-452, 2017.

34) Moghaddam, B. and Bunney, B. S. : Utilization of microdialysis for assessing the release of mesotelencephalic dopamine following clozapine and other antipsychotic drugs. Prog. Neuropsychopharmacol. Biol. Psychiatry, 14 Suppl : S51-57, 1990.

35) Moghaddam, B. and Javitt, D. : From revolution to evolution : the glutamate hypothesis of schizophrenia and its implication for treatment. Neuropsychopharmacology, 37 (1) : 4-15, 2012.

36) Nagai, T., Takuma, K., Dohniwa, M. et al. : Repeated methamphetamine treatment impairs spatial working memory in rats : reversal by clozapine but not haloperidol. Psychopharmacology (Berl), 194 (1) : 21-32, 2007.

37) Napier, T. C. and Istre, E. D. : Methamphetamine-induced sensitization includes a functional upregulation of ventral pallidal 5-HT2A/2C receptors. Synapse, 62 (1) : 14-21, 2008.

38) Noda, Y., Kamei, H., Mamiya, T. et al. : Repeated phencyclidine treatment induces negative symptom-like behavior in forced swimming test in mice : imbalance of prefrontal serotonergic and dopaminergic functions. Neuropsychopharmacology, 23 (4) : 375-387, 2000.

39) Noda, Y., Yamada, K., Furukawa, H. et al. : Enhancement of immobility in a forced swimming test by subacute or repeated treatment with

phencyclidine : a new model of schizophrenia. Br. J. Pharmacol., 116 (5) : 2531-2537, 1995.

40) Oshibuchi, H., Inada, K., Sugawara, H. et al. : Aripiprazole and haloperidol suppress excessive dopamine release in the amygdala in response to conditioned fear stress, but show contrasting effects on basal dopamine release in methamphetamine-sensitized rats. Eur. J. Pharmacol., 615 (1-3) : 83-90, 2009.

41) Parker, E. M. and Cubeddu, L. X. : Comparative effects of amphetamine, phenylethylamine and related drugs on dopamine efflux, dopamine uptake and mazindol binding. J. Pharmacol. Exp. Ther., 245 (1) : 199-210, 1988.

42) Pennanen, L., van der Hart M., Yu, L. et al. : Impact of serotonin (5-HT) 2C receptors on executive control processes. Neuropsychopharmacology, 38 (6) : 957-967, 2013.

43) Qiao, H., Noda, Y., Kamei, H. et al. : Clozapine, but not haloperidol, reverses social behavior deficit in mice during withdrawal from chronic phencyclidine treatment. Neuroreport, 12 (1) : 11-15, 2001.

44) Rame, M., Caudal, D., Schenker, E. et al. : Clozapine counteracts a ketamine-induced depression of hippocampal-prefrontal neuroplasticity and alters signaling pathway phosphorylation. PLoS One, 12 (5) : e0177036, 2017.

45) Sato, M., Chen, C. C., Akiyama, K. et al. : Acute exacerbation of paranoid psychotic state after long-term abstinence in patients with previous methamphetamine psychosis. Biol. Psychiatry, 18 (4) : 429-440, 1983.

46) Schmid, C. L., Streicher, J. M., Meltzer, H. Y. et al. : Clozapine acts as an agonist at serotonin 2A receptors to counter MK-801-induced behaviors through a $\beta$ arrestin2-independent activation of Akt. Neuropsychopharmacology, 39 (8) : 1902-1913, 2014.

47) Schmidt, M. J. and Mirnics, K. : Neurodevelopment, GABA system dysfunction, and schizophrenia. Neuropsychopharmacology, 40 (1) : 190-206, 2015.

48) Seeman, P. : Dopamine receptors and the dopamine hypothesis of schizophrenia. Synapse, 1 (2) : 133-152, 1987.

49) Selemon, L. D., Begovic, A., Goldman-Rakic, P. S. et al. : Amphetamine sensitization alters dendritic morphology in prefrontal cortical pyrami-

dal neurons in the non-human primate. Neuro-psychopharmacology, 32 (4) : 919-931, 2007.

50) Shuto, T., Kuroiwa, M., Hamamura, M. et al. : Reversal of methamphetamine-induced behavioral sensitization by repeated administration of a dopamine D1 receptor agonist. Neuropharmacology, 50 (8) : 991-997, 2006.

51) Steinpreis, R. E. and Salamone, J. D. : The role of nucleus accumbens dopamine in the neurochemical and behavioral effects of phencyclidine : a microdialysis and behavioral study. Brain Res., 612 (1-2) : 263-270, 1993.

52) Suzuki, T., Ishigooka, J., Watanabe, S. et al. : Enhancement of delayed release of dopamine in the amygdala induced by conditioned fear stress in methamphetamine-sensitized rats. Eur. J. Pharmacol., 435 (1) : 59-65, 2002.

53) Takahata, R. and Moghaddam, B. : Activation of glutamate neurotransmission in the prefrontal cortex sustains the motoric and dopaminergic effects of phencyclidine. Neuropsychopharmacology, 28 (6) : 1117-1124, 2003.

54) Tenn, C. C., Kapur, S., and Fletcher, P. J. : Sensitization to amphetamine, but not phencyclidine, disrupts prepulse inhibition and latent inhibition. Psychopharmacology (Berl), 180 (2) : 366-376, 2005.

55) Tsai, G., Lane, H. Y., Yang, P. et al. : Glycine transporter I inhibitor, N-methylglycine (sarcosine), added to antipsychotics for the treatment of schizophrenia. Biol. Psychiatry, 55 (5) :

452-456, 2004.

56) Tschanz, J. T. and Rebec, G. V. : Atypical antipsychotic drugs block selective components of amphetamine-induced stereotypy. Pharmacol. Biochem. Behav., 31 (3) : 519-522, 1988.

57) Westerink, B. H., Kwint, H. F., and deVries, J. B. : The pharmacology of mesolimbic dopamine neurons : a dual-probe microdialysis study in the ventral tegmental area and nucleus accumbens of the rat brain. J. Neurosci., 16 (8) : 2605-2611, 1996.

58) Xu, X. and Domino, E. F. : Phencyclidine-induced behavioral sensitization. Pharmacol. Biochem. Behav., 47 (3) : 603-608, 1994.

59) Yamamori, H., Hashimoto, R., Fujita, Y. et al. : Changes in plasma D-serine, L-serine, and glycine levels in treatment-resistant schizophrenia before and after clozapine treatment. Neurosci. Lett., 582 : 93-98, 2014.

60) Yoshimoto, K., Watanabe, Y., Tanaka, M. et al. : Serotonin2C receptors in the nucleus accumbens are involved in enhanced alcohol-drinking behavior. Eur. J. Neurosci., 35 (8) : 1368-1380, 2012.

61) Zayara, A. E., McIver, G., Valdivia, P. N. et al. : Blockade of nucleus accumbens 5-HT2A and 5-HT2C receptors prevents the expression of cocaine-induced behavioral and neurochemical sensitization in rats. Psychopharmacology (Berl), 213 (2-3) : 321-335, 2011.

**特集**──────────
*Clozapine への期待*

# 治療抵抗性統合失調症の歴史的変遷

## 稲垣　中*

抄録：Clozapine は治療抵抗性統合失調症に対する有効性についてコンセンサスが成立している唯一の薬剤であるが，無顆粒球症のリスクがあるために，海外ではその使用は厳密に定義された治療抵抗性統合失調症患者に限定されている。2009年4月にようやくわが国でも clozapine の製造・販売が承認され，近く，臨床現場に導入される見込みであるが，わが国でも海外と同様に投与対象が厳密に定義された治療抵抗性統合失調症患者に限定される見通しである。本稿では治療抵抗性統合失調症の診断基準について，歴史的見地より考察を加えた。　　　　　　**臨床精神薬理　12：1349-1361, 2009**

**Key words :** *clozapine, treatment-resistant schizophrenia, treatment-intolerant schizophrenia, treatment-nonresponsive schizophrenia*

## I．治療抵抗性統合失調症と clozapine

　2009年4月1日現在，わが国では30種類の経口抗精神病薬を使用できる。これらの抗精神病薬が統合失調症治療に果たした役割は極めて大きいものであるが，その有効性には一定の限界があり，現在上市されているさまざまな抗精神病薬のいずれを使用しても十分に反応しない治療抵抗性統合失調症（treatment-resistant schizophrenia）の患者も数多く存在する。

　これまでに治療抵抗性統合失調症患者に対しては，抗精神病薬の大量投与や多剤併用投与，lithium や carbamazepine, valproate, benzodiazepine

The history of the concept of treatment-resistant schizophrenia.

*慶應義塾大学大学院健康マネジメント研究科日本製薬工業協会寄付講座「医薬経済学教育研究プログラム」

〔〒252-8530　神奈川県藤沢市遠藤4411〕

Ataru Inagaki : Division of Pharmacoeconomics, JPMA Research and Education Project, Keio University Graduate School of Health Management. 4411, Endoh, Fujisawa-City, Kanagawa, 252-8530, Japan.

の付加投与などといったさまざまな治療法が試みられてきたが，今日までにほとんどの治療法の有効性は疑問視されており，唯一，1960年代にスイスのワンダー社（現 ノバルティスファーマ社）によって合成された clozapine（以下，CLOZ）の有効性についてのみコンセンサスが成立している[10]。CLOZ は1960～70年代に一般の統合失調症患者を対象として実施された二重盲検試験と，1980年代後半に治療抵抗性統合失調症患者を対象に実施された二重盲検試験の双方によって，①定型抗精神病薬を凌駕する抗精神病作用と，②錐体外路症状，特に遅発性ジスキネジアの出現率が極めて低いことに加え，③治療抵抗性統合失調症に対しても有効であることが示されているが[2,3,5,15]，CLOZ の投与を受けている患者の0.38～0.9％に無顆粒球症という重大な副作用が出現しうることも明らかにされている[16]。このために，多くの国々において CLOZ の投与対象は操作的に定義された診断基準を満たす治療抵抗性統合失調症のみに限定されており，さらに，定期的，かつ頻回の血液モニタリングによって無顆粒球症のリスクを最小化することが要求されている。

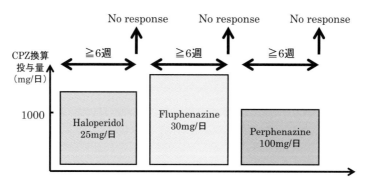

図1　治療抵抗性統合失調症の1例
CPZ：chlorpromazine

これまでのわが国では無顆粒球症のリスクが特に問題視されたこともあって，CLOZ の臨床試験はなかなか進まなかったが，ようやく，2009年4月22日に CLOZ の製造・販売が認可され，近く上市される見込みとなった。上市後はわが国でも CLOZ 使用時には定期的血液モニタリングが義務づけられるとともに，投与対象を治療抵抗性統合失調症患者に限定することが要求される。しかしながら，これまでのわが国では治療抵抗性統合失調症という言葉を曖昧な定義で，恣意的に用いることが多かったため，CLOZ の投与対象について誤解をしている者が少なくない。

　そこで，本稿では最初に治療抵抗性統合失調症の概念について述べ，次に1980年代に実施された臨床試験における治療抵抗性患者の診断基準について説明し，さらに海外における CLOZ の上市後にそれらにどのような変化がもたらされたかを述べた上で，最後にわが国における CLOZ の投与対象に関する議論について紹介する。

　なお，今世紀に入ってから自殺傾向のある統合失調症患者や，パーキンソン病における難治性の精神病症状に対する CLOZ の使用が一部の国々で許容されているが[13]，本稿ではこれらについての議論は行わない。

## Ⅱ．治療抵抗性統合失調症とは何か？

　治療抵抗性統合失調症の定義については長年にわたって議論されてきたが，「数種類の抗精神病薬を十分な期間，十分な量投与したにもかかわら

ず，十分な反応が得られなかった統合失調症患者」のことを指すと考えてよい[9,10,12,13]。この治療抵抗性統合失調症は，抗精神病薬を十分量投与しても十分に改善しなかった「反応性不良統合失調症（treatment-nonresponsive schizophrenia）」と，コントロール不良の錐体外路症状や遅発性ジスキネジアなどといった副作用の問題により，そもそも十分量の抗精神病薬を投与できなかった「耐容性不良統合失調症（treatment-intolerant schizophrenia）」の2つに分類できる。治療抵抗性統合失調症の診断基準を作成する際にはカギ括弧内の下線部を操作的に定義するとともに，耐容性不良患者の扱いを考慮すればよく，①投与された抗精神病薬の数，②投与された各抗精神病薬の投与期間，③投与された各抗精神病薬の投与量，④副作用，⑤治療反応の5つについて操作的に定義すれば診断基準が完成する。①〜⑤の各項目の概要については，1つ1つの診断基準について説明する際に詳述するので，ここでは各診断基準に共通する事項について説明する。まず，「数種類の抗精神病薬（を投与した）」とは図1に示したように，抗精神病薬の切り替えを行って，各抗精神病薬を別々に投与することを意味する。わが国では抗精神病薬の多剤併用が極めて高い頻度で行われているので[11]，この箇所は複数の抗精神病薬を併用投与することを意味していると思い込んでいる者が少なくないが，これは誤りである。「十分な反応が得られなかった」という部分については，必ずしも各診断基準に明確な記述がされているわけではないが，一般には持続的入院，就労不

表1　Kane らの二重盲検試験の編入基準[15,23]

以下の①〜③の条件を全て満たす患者を二重盲検比較試験に編入する
　①治療抵抗性統合失調症の診断基準（Kane 基準）
　　以下の1）2）をともに満たす
　　1）過去5年間に少なくとも3種類の抗精神病薬による適切な薬物療法を受けたことがある
　　　が，良好な反応を示した時期がなかったこと。これらの抗精神病薬は2つ以上の異なった
　　　化学クラスから選ばれたもので，各6週間以上にわたって，chlorpromazine 換算で1000
　　　mg/日以上投与されたものでなければならない。また，3種類のうち少なくとも2種類は
　　　過去2.5年以内に行われたものでなければならない。
　　2）現在の精神病エピソードが2.5年以上持続していること
　②重症度基準
　　以下の1）2）をともに満たす
　　1）BPRS 総得点が45点以上で，CGI 評点が4点（中等度）以上であること
　　2）BPRS の陽性症状4項目（概念の統合障害，猜疑心，幻覚による行動，不自然な思考内
　　　容）のうち2項目が4点以上であること
　③前向き評価の治療抵抗性基準
　　60mg/日の haloperidol を6週間投与しても治療反応が見られないこと
　　以下の1）2）をともに満たした場合に治療に反応したとみなす
　　1）BPRS 総得点が20%以上改善
　　2）CGI 評点が3点（軽度）以下，あるいは治療後の BPRS 総得点が35点以下

BPRS：Brief Psychiatric Rating Scale，CGI：Clinical Global Impression

能，貧困な社会的関係，貧困な対人反応が見られた場合や，Global Assessment of Functioning（以下，GAF）評点が40〜60点以下の状態を指すと理解されている。

## Ⅲ．市販前臨床試験における
## 治療抵抗性統合失調症

治療抵抗性統合失調症に対する CLOZ の有効性は Kane ら[15]，および Claghorn ら[5]が実施した chlorpromazine（以下，CPZ）を対照薬とする2つの二重盲検試験によって確立された。ここではこれらの試験で採用された治療抵抗性統合失調症の診断基準について検討する。

### 1．Kane 基準[15,23]

1988年に報告された Kane らの試験では反応性不良患者に対する CLOZ の有効性が検証された。この試験に編入されるためには，①「Kane 基準」と呼ばれる診断基準に基づいて，それまでの治療歴上，治療抵抗性患者であると判断されるとともに，②試験編入時点で Brief　Psychiatric Rating Scale（以下，BPRS）や Clinical Global Impression（以下，CGI）の評点上重症であると見なされ（重症度基準），③しかも，二重盲検試験が開始される前に60mg/日の haloperidol（以下，HPD）を6週間にわたって投与しても十分な治療反応が得られない，すなわち真に治療抵抗性患者といえるかを再確認する（前向き評価の治療抵抗性基準）ためのプロセスを踏まなければならなかった（表1）。

この「Kane 基準」「重症度基準」「前向き評価の治療抵抗性基準」の3基準を全て満たさなければならないという編入基準は極めて厳しいものであるが，その背景には，当時は CLOZ による無顆粒球症のリスクが十分解明されていなかったことが関与していることは明白である。また，この試験が実施される前に発表されていた Quitkin ら[22]，May ら[6]による治療抵抗性統合失調症の診断基準では，それまでに使用された抗精神病薬の数については問題にされなかった一方で，Kane 基準では2つの化学クラス（butyrophenone 系や phenothiazine 系など）より選択された3種類以上の抗精神病薬に反応しなかったことが要求され

表2 Broad Defensible Criteria[14]

以下のうちのいずれか
・2種類以上の抗精神病薬による適切な薬物療法を受けたことがあるものの，1年間の平均
　GAF評点が60点以下であったこと。これらの抗精神病薬はそれぞれ4週間以上にわたっ
　て，chlorpromazine換算で600mg／日以上投与されたものでなければならない。
・遅発性ジスキネジアが記録されている

GAF：Global Assessment of Functioning

ているが，これもリスク／ベネフィットの問題に起因するものと考えられる。今日の目で見るとCPZ換算で1000mg／日以上の使用や精神病エピソードが2年半以上持続することが要求されることにも違和感を感じるが，前者は50mg／日のHPDなどといったような抗精神病薬の大量投与が当時は日常的に行われていたため，後者は慢性経過をたどっていると判定したり，あるいは挿話性の寛解状態の有無の判定や統合失調症以外の精神疾患を除外するために2年を要すると考える者が当時は多かったことに加え[4]，リスク／ベネフィットの問題も寄与していたものと思われる。

2．Claghorn基準[5]
1987年に発表されたClaghornらの試験では耐容性不良患者に対するCLOZの有効性が検証された。この試験に編入されるには，過去に2種類以上の抗精神病薬治療によって遅発性ジスキネジア，あるいは錐体外路症状が見られ，しかも，BPRSの「情動的ひきこもり」「概念の統合障害」「敵意」「猜疑心」「幻覚による行動」「不自然な思考内容」の6項目のうち，3項目以上が4点以上でなければならないとされた。Kaneの試験と異なって，Claghornらの試験では「前向き評価の治療抵抗性基準」に相当する項目が存在しないが，これは耐容性不良というものの本質から見て，当然のことではある。

Ⅳ．Clozapine上市後の
治療抵抗性統合失調症

CLOZの上市後にCLOZ投与基準，すなわち治療抵抗性統合失調症の診断基準は徐々に緩和されていったようである。その理由としては，1つに

はCLOZによる無顆粒球症のリスクが当初予測したほど高くはなかったため，2つめにはgranulocyte stimulating factor（G-CSF）[8]という有力な治療手段が開発されたため，3つめには1990年代になってCPZ換算で1000mg／日を超える従来型抗精神病薬（以下，従来薬）の大量投与の有効性が否定されたためと考えられる[24]。

ここでは上市後のCLOZ投与基準の変遷について，1）Juarez-ReyesらのBroad Defensible Criteria（以下，BDC）[14]，2）Essockらの基準[7]，3）Texas Medication Algorithm Project（以下，TMAP）の作成した治療アルゴリズム[1,17,18,19,20]におけるCLOZ投与基準を参照して述べる。

1．Broad Defensible Criteria（表2）[14]
Juarez-ReyesらがCLOZの投与対象患者に関する薬剤疫学的調査を行う際に採用した治療抵抗性統合失調症の診断基準である。BDCは反応性不良患者と耐容性不良患者の双方を包含する概念であるが，①Kane基準ではCPZ換算で1000mg／日以上の抗精神病薬の投与が要求されていたのが，BDCでは600mg／日以上に緩和されたこと，②Kane基準では3種類の抗精神病薬による治療歴が要求されていたのに対して，BDCでは2種類の抗精神病薬による治療歴で十分とされたこと，③Kane基準ではそれぞれの抗精神病薬が6週間以上使用されることが要求されていたのに対し，BDCでは4週間で十分とされたこと，④Claghorn基準では2種類の抗精神病薬の使用中に遅発性ジスキネジア，錐体外路症状が出現したことが要求されていたのに対して，BDCでは遅発性ジスキネジアの存在のみが問題視されていたことが主な修正点である。

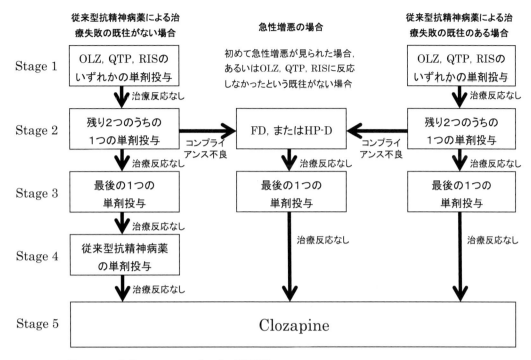

図2　1999年版 TMAP アルゴリズム概要図[17]
FD：fluphenazine decanoate, HP-D：haloperidol decanoate, OLZ：olanzapine,
QTP：quetiapine, RIS：risperidone

2．Essock 基準[7]

　Essock らが CLOZ の投与対象患者に関する薬剤疫学的調査を行う際に採用した治療抵抗性統合失調症の診断基準である。この基準も反応性不良患者と耐容性不良患者の双方を包含する概念であり，Kane 基準と同様に抗精神病薬の投与量として1000mg／日以上の大量投与を要し，また各抗精神病薬の使用期間として6週間以上が要求されていたものの，過去に使用された抗精神病薬の数については2つでよいといったように，BDC と Kane 基準の中間に位置する概念となっている。なお，耐容性不良の問題に関しては，遅発性ジスキネジアと悪性症候群の既往がとり上げられている。

3．Texas Medication Algorithm Project における
　CLOZ 投与基準

　Kane 基準[15, 23]，BDC[14]，および Essock 基準[7]はいずれも butyrophenone や phenothiazine などと

いった従来薬を中心とした治療が全盛を極めた時期に発表されたものであるが，1990年代後半になると risperidone（以下，RIS）をはじめとする新規抗精神病薬（以下，新規薬）が登場するとともに，さまざまな治療ガイドライン／アルゴリズム（以下，アルゴリズム）が作成されるなどといった変化がもたらされた。アルゴリズムには当然CLOZ も登場するが，これらのアルゴリズムにおける CLOZ の投与基準を1990年代後半以降の治療抵抗性患者の診断基準と理解しても大きな問題はない。すでに海外では数多くのアルゴリズムが作成されているが，それら全てを参照することは紙幅の関係より困難なので，本稿では米国テキサス州で TMAP によって作成された1999年版[17]，2003年版[18, 19]，および2006年版[1, 20]の統合失調症治療アルゴリズム（以下，それぞれ TMAP1999，TMAP2003，TMAP2006）について紹介する。
　①1999年版アルゴリズム[17]
　図2は TMAP1999のうち，CLOZ が登場する

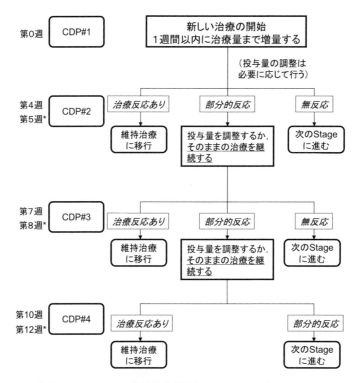

図3　1999年版 TMAP における抗精神病薬投与スケジュール[17]

CDP：critical decision point，TMAP：Texas Medication Algorithm Project

*，および下線部は2003年版，および2006年版において修正された箇所[1,18,19,20]。

stage 5 に至るまでの部分の概要を示したもので
ある。当時の米国では新規薬が RIS, olanzapine
（以下，OLZ），quetiapine（以下，QTP）の3種
類しか上市されておらず，治療抵抗性患者に新規
薬が有効である可能性があると考えられていたこ
ともあってか，TMAP1999では CLOZ 使用に至る
までの条件が部分的に Kane 基準より厳しいもの
になっている。TMAP1999の first-line 治療に相
当する stage 1 では RIS，OLZ，QTP の3つのう
ちのいずれかが単剤投与され，stage 1 の治療に
十分反応しなかった場合には stage 2 の治療とし
て stage 1 で使用されなかった残り2種類のうち
のいずれかがやはり単剤で使用される。Stage 2
の治療にも十分に反応しなかった場合には stage
3 の治療として最後の残り1種類の新規薬がやは
り単剤で使用され，stage 3 の治療にも反応しな
かった場合には stage 4 の治療として従来薬の単
剤投与が行われる。CLOZ はこの stage 4 の治療

に対しても良好な治療反応が得られなかった場合
の stage 5 の治療として使用されるように設定さ
れている。すなわち，TMAP1999が発表されるま
では CLOZ は3番手の治療薬と認識されていた
が，TMAP1999では5番手に後退してしまったこ
とになる。

　一方，各 stage における投与量や投与期間の概
要を示したものが図3である。TMAP の各 stage
では抗精神病薬の投与量と投与期間は治療反応性
によって微調整がなされるように設定されてお
り，治療反応が見られなかった場合には1週間の
用量調整期間を含めて最短で4週間，部分的反応
が見られた場合には最長で10週間にわたってその
抗精神病薬を使用したのちに次の stage に進むよ
うになっている。したがって，反応性不良の問題
のみが見られた場合には，最短で治療開始から16
週程度で CLOZ 投与が許容されることになる。
Kane 基準では精神病エピソードが少なくとも2.5

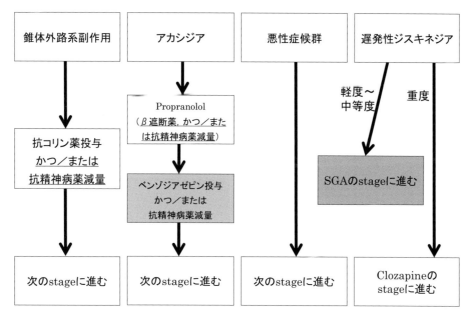

図4　1999年版 TMAP における副作用治療アルゴリズム概要図[17]
　　SGA：新規抗精神病薬
　　下線部，あるいは網掛け部分は2003年版以降[1,18,19,20]に追加された記載である。

年継続していることが要求されていたことを考慮すると，CLOZ 投与までに至る時間の短縮化は著しいように思われるが，この背景には CLOZ の使用経験の蓄積により，CLOZ が長期予後を考慮した場合に早期に使用すべき薬剤と見なされるようになったことが見てとれる。また，各抗精神病薬の投与量に関しても RIS は 2 〜 6 mg/日，OLZは10〜20mg/日，QTP は300〜750mg/日，HPDや FPZ についても 5 〜15mg/日といったように設定されており，必ずしも大量投与は要求されていない。

　さらに，耐容性不良に関連した問題について示したものが，錐体外路症状やアカシジア，悪性症状群，遅発性ジスキネジアなどへの対処法に関する副作用治療アルゴリズムの概要を示した図4である。TMAP ではコントロール不良の錐体外路症状やアカシジア，悪性症状群が出現した場合には，反応性不良におけるのと同様に，次の stage に進み，また，重度の遅発性ジスキネジアが出現した場合には CLOZ 投与にスキップするようになっている。

②2003年版アルゴリズム[18,19]
　図 5 は TMAP2003のうち，CLOZ が登場する stage 3 までの概要を示したものである。

　当時の米国では，RIS，OLZ，QTP に加えて，aripiprazole（以下，ARI），ziprasidone（以下，ZIP）も上市されていたので，急性精神病エピソード患者に対する stage 1 の治療としてはこれら 5 種類のうちのいずれかの単剤投与が行われ，stage 1 の治療に十分反応しなかった場合の stage 2 の治療としては残り 4 種類のうちのいずれかの単剤治療が推奨されている。そして，stage 2 の治療に対しても十分に反応しなかった場合には，残り 3 種類の新規薬，あるいは従来薬のいずれかを stage 2 A の治療として単剤使用し，なおも十分な反応が見られなかった場合には stage 3 の治療として CLOZ を単剤で使用するか，あるいは stage 2 A をスキップして，直接 stage 3 に進むという治療方針が採用されることになっている。

　各 stage の期間が抗精神病薬に対する反応性によって微調整されるのは TMAP1999と同様であるが，各 stage における投与期間は 1 週間の用量

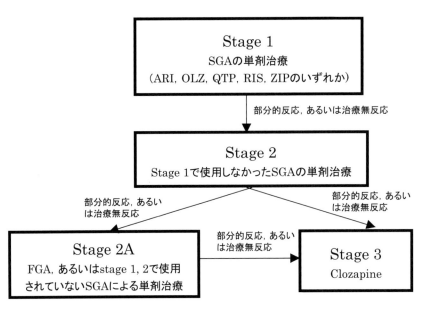

図5　2003年版 TMAP アルゴリズム概要図[18,19]
　　　FGA：従来型抗精神病薬，SGA：新規抗精神病薬，ARI：aripiprazole，OLZ：olan-
　　　zapine，QTP：quetiapine，RIS：risperidone，ZIP：ziprasidone

調整期間を含めて5〜12週間とやや長くなっている（図3）。副作用アルゴリズム（図4）に関しては，TMAP1999より本質的な修正が施されていないが，随伴する精神症状の治療アルゴリズムにおいて，気分安定薬投与によっても反応が見られない持続する攻撃性や敵意，気分の不安定性が見られた場合にも CLOZ 投与が正当化されることになっている。

　すなわち，TMAP1999において，CLOZ はいったん5番手の治療に後退したものの，TMAP2003では2種類の新規薬を投与した後の3番手の治療になるとともに，治療反応の不良である攻撃性や敵意，気分不安定性などの随伴症状に対しても使用することが許容されたことになる。

　③2006年版アルゴリズム[1,20]
　図6は TMAP2006のうち，CLOZ が登場する stage 3に至るまでの概要を示したものである。
　TMAP2003と同じく，TMAP2006でも stage 1の治療としては RIS，OLZ，QTP，ARI，ZIP のうちのいずれかが単剤で使用されるが，stage 1の治療に十分反応しなかった場合の stage 2の治療としては，stage 1で使用されなかった残り4

種類の新規薬か，あるいは従来薬のいずれかによる単剤投与が推奨されている。そして，stage 2の治療に十分な反応を示さなかった場合には，stage 3の治療として CLOZ が使用されることになっている。つまり，TMAP2006に至って，1種類の新規薬と1種類の従来薬に次ぐ3番手治療として CLOZ を使用することが許容されるようになったことになる。

　また，反復する自殺企図や暴力，薬物乱用の既往が見られた場合や，陽性症状が2年以上持続していた場合には stage 2の治療をスキップして stage 3に移行することが正当化されている。つまり，これらの事情を有する患者においては，1種類の新規薬に反応しないことをもって，CLOZ を使用することが許容されるようになったことになる。

　4．まとめ
　以上をまとめたものが表3である。これを見ると，米国で CLOZ が上市されてから，1990年代半ば頃まで CLOZ 投与基準，すなわち治療抵抗性患者の診断基準は2種類の抗精神病薬に十分に

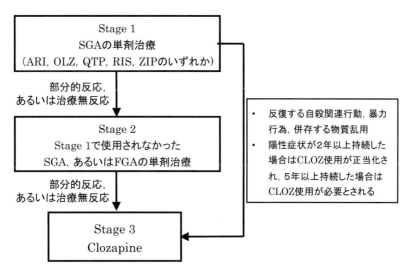

図6　2006年版 TMAP アルゴリズム概要図[1, 20]
　　FGA：従来型抗精神病薬，SGA：新規抗精神病薬，ARI：aripiprazole，OLZ：
　　olanzapine，QTP：quetiapine，RIS：risperidone，ZIP：ziprasidone

表3　治療抵抗性統合失調症の診断基準の変遷

| 発表者 | 概念 | 罹病期間 | 抗精神病薬治療歴 | | | 副作用 |
| | | | 剤数 | 投与量 | 投与期間 | |
| --- | --- | --- | --- | --- | --- | --- |
| Kane（1988）[15, 23] | TNR | >2.5y | 3 | $>=1000mg/d^{*1}$ | $>=6w$ | — |
| Claghorn（1987）[5] | TI | — | 2 | — | — | EPS+TD |
| Juarez-Reyes（1995）[14] | TNR+TI | — | 2 | $>=600mg/d^{*1}$ | $>=4w$ | TD |
| Essock（1996）[7] | TNR+TI | — | 2 | $>=1000mg/d^{*1}$ | $>=6w$ | TD+NMS |
| TMAP（1999）[17] | TNR+TI | — | 3 SGA+1 FGA | Risperidone：2〜6mg/d | 4〜10w | EPS+TD+NMS |
| | | | | Olanzapine：10〜20mg/d | | |
| TMAP（2003）[18, 19] | TNR+TI | — | 2 SGA±1 FGA | Quetiapine：300〜800mg/d[*3] | 5〜12w | EPS+TD+NMS |
| | | | | Ariprazole：10〜30mg/d[*2] | | |
| TMAP（2006）[1, 20] | TNR+TI | — | 2 SGA or | Ziprasidone：80〜160mg/d | 5〜12w | EPS+TD+NMS |
| | | | 1 SGA+1 FGA | Haloperidol：2〜20mg/d[*4] | | |
| | TNR+TI | >2y | 1 SGA | Fluphenazine：5〜20mg/d | 5〜12w | EPS+TD+NMS |

TNR：Treatment-nonresponsive　patient（反応性不良患者），TI：Treatment-intolerant　patient（耐容性不良患者），TMAP：Texas medication algorithm project，EPS：extrapyramidal symptoms，TD：tardive dyskinesia，NMS：neuroleptic malignant syndrome，FGA：first-generation antipsychotics（従来型抗精神病薬），SGA：second-generation antipsychotics（新規抗精神病薬）
＊1：CPZ換算投与量，＊2：1999年版には未記載，＊3：1999年版では300〜750mg/d と記載，＊4：1999年版では5〜20mg/d と記載

反応しない患者のことを治療抵抗性統合失調症患者と見なすといったように，一貫して緩和される傾向が見られた。しかし，新規薬の登場後に作成された TMAP1999では3種類の新規薬と1種類の従来薬に十分反応しない患者のことを CLOZ 投与対象と見なすといったように，いったんより厳しくなり，その後，今世紀に入って再度緩和されて，今日では1種類の新規薬を含む2種類の抗

表4 わが国における治療抵抗性統合失調症の診断基準[21]

①反応性不良

忍容性に問題がない限り，2種類以上の十分量の抗精神病薬[a)b)]（chlorpromazine 換算で600mg/日以上で，1種類以上の非定型抗精神病薬［risperidone，perospirone，olanzapine，quetiapine，aripiprazole など）を含む］を十分な期間（4週間以上）投与しても反応が認められなかった[c)]患者。なお，服薬コンプライアンスは十分確認すること

  a）非定型抗精神病薬が併用されている場合は chlorpromazine 換算で最も投与量の多い薬剤を対象とする

  b）定型抗精神病薬に関しては1年以上の治療歴があること

  c）治療に反応が見られない：GAF（Global Assessment of Functioning）評点が41点以上に相当する状態になったことがないこと

②耐容性不良

Risperidone，perospirone，olanzapine，quetiapine，aripiprazole などの非定型抗精神病薬のうち，2種類以上による単剤治療を試みたが，以下のいずれかの理由により十分に増量できず，十分な治療効果が得られなかった患者

  ・中等度以上の遅発性ジスキネジア[a)]，遅発性ジストニア[b)]，あるいはその他の遅発性錐体外路症状の出現，または悪化

  ・コントロール不良のパーキンソン症状[c)]，アカシジア[d)]，あるいは急性ジストニア[e)]の出現

  a）中等度以上の遅発性ジスキネジア：DIEPSS の「ジスキネジア」の評点が3点以上の状態

  b）中等度以上の遅発性ジストニア：DIEPSS の「ジストニア」の評点が3点以上の遅発性錐体外路症状が見られる状態

  c）コントロール不良のパーキンソン症状：常用量上限の抗パーキンソン薬投与を行ったにもかかわらず，DIEPSS の「歩行」，「動作緩慢」，「筋強剛」，「振戦」の4項目のうち，3点以上が1項目，あるいは2点以上が2項目以上存在する状態

  d）コントロール不良のアカシジア：常用量上限の抗パーキンソン薬投与を含む様々な治療を行ったにもかかわらず，DIEPSS の「アカシジア」が3点以上である状態

  e）コントロール不良の急性ジストニア：常用量上限の抗パーキンソン薬投与を含む様々な治療を行ったにもかかわらず，DIEPSS の「ジストニア」の評点が3点に相当する急性ジストニアが頻発し，患者自身の苦痛が大きいこと

  ※DIEPSS：Drug-induced ExtraPyramidal Symptoms Scale

注）原文にしたがって，新規抗精神病薬，従来型抗精神病薬ではなく，非定型抗精神病薬，定型抗精神病薬という用語を使用した。

---

精神病薬に十分反応しない患者も CLOZ 投与対象と見なすようになったことが見てとれる。それと平行して，抗精神病薬の投与量についても大量投与は要求されなくなり，各抗精神病薬の投与期間についても短縮される傾向がある。また，反復する自殺企図や暴力，薬物乱用の既往が見られた場合や罹病期間が長いケースでは新規薬を1種類試みるだけで CLOZ を投与しうるようになったことが見てとれる。

## V．わが国における治療抵抗性統合失調症

わが国において CLOZ を使用する場合，どのような基準を満たす患者に投与すればよいのであろうか。一般人の発想としては，TMAP2006にせよ，BDC にせよ，海外における基準をそのままわが国に持ち込めば問題なさそうであるが，話はそう単純ではない。というのは，わが国の抗精神病薬の処方慣習は海外と大きく異なっていて，抗精神病薬の多剤併用が高い頻度で行われているために[11]，図1のようなシンプルな治療戦略で治療

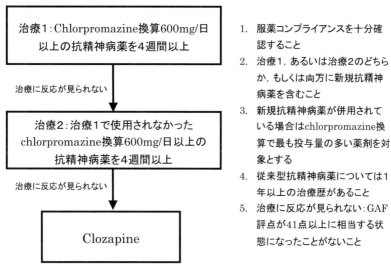

治療1：Chlorpromazine換算600mg/日
以上の抗精神病薬を4週間以上

治療に反応が見られない

治療2：治療1で使用されなかった
chlorpromazine換算600mg/日以上の
抗精神病薬を4週間以上

治療に反応が見られない

Clozapine

1. 服薬コンプライアンスを十分確認すること
2. 治療1，あるいは治療2のどちらか，もしくは両方に新規抗精神病薬を含むこと
3. 新規抗精神病薬が併用されている場合はchlorpromazine換算で最も投与量の多い薬剤を対象とする
4. 従来型抗精神病薬については1年以上の治療歴があること
5. 治療に反応が見られない：GAF評点が41点以上に相当する状態になったことがないこと

図7　わが国における CLOZ 投与対象患者：反応性不良患者[21]
GAF：Global Assessment of Functioning

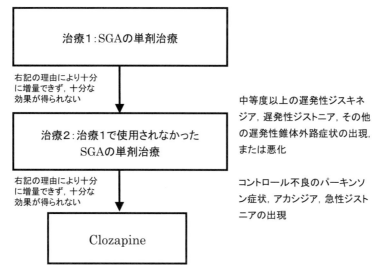

治療1：SGAの単剤治療

右記の理由により十分
に増量できず，十分な
効果が得られない

治療2：治療1で使用されなかった
SGAの単剤治療

右記の理由により十分
に増量できず，十分な
効果が得られない

Clozapine

中等度以上の遅発性ジスキネジア，遅発性ジストニア，その他の遅発性錐体外路症状の出現，または悪化

コントロール不良のパーキンソン症状，アカシジア，急性ジストニアの出現

図8　わが国における CLOZ 投与対象患者：耐容性不良患者[21]
SGA：新規抗精神病薬

されている患者が少ないためである。事実，1996年に筆者らのグループは抗精神病薬の全体のCPZ換算投与量のうち，50％以上を占める薬剤を「主剤」と定義して，「主剤の変更」を「切り替え」と同等であると見なすといったような緩和措置を施した上で，わが国における治療抵抗性統合失調症の割合を検証したが，結果としては

GAF 評点が60点以下で，しかも CPZ 換算1000mg/日以上の抗精神病薬が投与されている患者が対象患者の54％を占めたにもかかわらず，主剤の切り替えが行われていない患者が極めて多かったために，Essock 基準を満たす患者は9％，Kane 基準を満たす患者は3％に過ぎないことが明らかとなった。つまり，わが国で CLOZ を使用する際

には，精神症状の問題ではなくて，処方慣習の違いによって，見かけの上で治療抵抗性患者と見なされない患者が数多く存在する可能性があることになる[25]。もちろん，長期的には現在のわが国で広く行われている抗精神病薬の多剤併用の妥当性をエビデンスに基づいて検証した上で，内外のCLOZの投与基準について摺り合わせを行うべきであるが，さりとて，摺り合わせが行われて，その結果がわが国の臨床実地に普及するまでの間，わが国の統合失調症患者のみがCLOZへのアクセスが困難になることは問題である。そのような問題意識の上に，わが国では日本臨床精神神経薬理学会のクロザピン検討委員会によって2006年に作成されたCLOZ投与基準[16]をたたき台として2009年のわが国におけるCLOZ上市に併せて発表されたCLOZ投与基準が表4，および図7，図8に示した治療抵抗性基準である[21]。この治療抵抗性統合失調症の診断基準では，わが国におけるCLOZの投与対象は反応性不良患者と耐容性不良患者の双方であり，反応性不良患者と見なされるためには必ずしも単剤投与は要求されてはおらず，2種類の新規薬に反応しなかったか，1種類の新規薬と1種類の従来薬に反応しなかった既往があれば十分であること，一方，耐容性不良患者と見なされるためには2種類以上の新規薬の単剤投与によってコントロール不良の急性錐体外路症状か，中等度以上の遅発性錐体外路症状が見られたために，十分に増量できなかったことが要求されることなどが要点として挙げられる。

## 文　献

1 ) Argo, T. R., Crismon, M. L., Miller, A. L. et al. : Texas medication algorithm project : procedural manual : Schizophrenia treatment algorithms. 2008. http : //www. dshs. state. tx. us/mhprograms/pdf/SchizophreniaManual_060608. pdf

2 ) Baldessarini, R. J., Frankenburg, F. R. : Clozapine : a novel antipsychotic agent. N. Engl. J. Med., 324 : 746–754, 1991.

3 ) Bleehen, T. : Leponex, Clozaril : Literature review. Switzerland Basle, 1993.

4 ) Brenner, H. D., Dencker, S. J., Goldstein, M. J. et al. : Defining treatment refractoriness in schizophrenia. Schizophr. Bull., 16 : 551–561, 1990.

5 ) Claghorn, J., Honigfeld, G., Abuzzahab, F. S. Sr., et al. : The risks and benefits of clozapine versus chlorpromazine. J. Clin. Psychopharmacol., 7 : 377–384, 1987.

6 ) Collins, E. J., Hogan, T. P., Awad, A. G. : The pharmacoepidemiology of treatment-refractory schizophrenia. Can. J. Psychiatry, 37 : 192–195, 1992.

7 ) Essock, S. M., Hargreaves, W. A., Dohm, F. A. et al. : Clozapine eligibility among state hospital patients. Schizophr. Bull., 22 : 15–25, 1996.

8 ) Gerson, S. L. : G-CSF and the management of clozapine-induced agranulocytosis. J. Clin. Psychiatry, 55 (suppl. B) : 139–142, 1994.

9 ) 稲垣　中，八木剛平：治療抵抗性分裂病．精神医学，39 : 684–695, 1997.

10) 稲垣　中：治療抵抗性分裂病―その概念と治療．Schizophrenia Practice, Vol. 4. 診療新社，大阪，2001.

11) 稲垣　中：精神分裂病治療における抗精神病薬の多剤併用に関する日本と諸外国との比較．臨床精神薬理，4 : 1381–1388, 2001.

12) 稲垣　中：将来の日本における clozapine の投与対象について．臨床精神薬理，6 : 55–64, 2003.

13) 稲垣　中：臨床実地における clozapine. 臨床精神薬理，9 : 397–406, 2006.

14) Juarez-Reyes, M. G., Shumway, M., Battle, C. et al. : Effects of stringent criteria on eligibility for clozapine among public mental health clients. Psychiatr. Serv., 46 : 801–806, 1995.

15) Kane, J., Honigfeld, G., Singer, J. et al. : Clozapine for the treatment-resistant schizophrenic : a double-blind comparison with chlorpromazine. Arch. Gen. Psychiatry, 45 : 789–796, 1988.

16) クロザピン検討委員会(冨高辰一郎, 稲垣 中, 諸川由実代 他)：Clozapine による治療．臨床精神神経薬理学テキスト(日本臨床精神神経薬理学会専門医制度委員会 編)，pp. 252–260, 星和書店，東京，2006.

17) Miller, A. L., Chiles, J. A., Chiles, J. K. et al. : The Texas Medication Algorithm Project (TMAP) schizophrenia algorithms. J. Clin. Psychiatry, 60 : 649–657, 1999.

18) Miller, A. L., Hall, C. S., Crismon, M. L. et al. : TIMA PROCEDURAL MANUAL Schizophrenia Module. 2003. http : //www. dshs. state. tx. us/mhprograms/TIMA. shtm

19) Miller, A. L., Hall, C. S., Buchanan, R. W. et al. : The Texas Medication Algorithm Project Antipsychotic Algorithm for Schizophrenia : 2003 Update. J. Clin. Psychiatry, 65 : 500–508, 2004.

20) Moore, T. A., Buchanan, R. W., Buckley, P. F. et al. : The Texas Medication Algorithm Project antipsychotic algorithm for schizophrenia : 2006 update. J. Clin. Psychiatry, 68 : 1751–1762, 2007.

21) 日本臨床精神神経薬理学会クロザピン検討委員会 : クロザピン(クロザリル適正使用ガイダンス). 協和企画, 東京, 2009.

22) Quitkin, J. E., Rifkin, A., Klein, D. : Very high dosage versus standard dosage fluphenazine in schizophrenia : a double-blind study of nonchronic treatment-refractory patients. Arch. Gen. Psychiatry, 32 : 1276–1281, 1975.

23) Sandoz Research Institute : Double-blind comparative evaluation of oral clozaril versus chlorpromazine plus benztropine in treatment-resistant schizophrenic patients who have failed on haloperidol plus benztropine. Study No 100–129–30. East Hannnover, NJ, April 8, 1985.

24) 角田健一, 稲垣 中 : 統合失調症治療における haloperidol の至適用量. 臨床精神薬理, 8 : 1185–1190, 2005.

25) 八木剛平, 稲垣 中, 山田和男 他 : 治療抵抗性精神分裂病の実態と至適薬物療法に関する研究. 厚生省精神・神経疾患研究委託費 精神分裂病の病態, 治療・リハビリテーションに関する研究 総括研究報告書, 97–104, 1998.

# 特集

*抗精神病薬の歴史的動向*

# Clozapine の役割と今後

——Clozapine は過去の薬剤なのか，それとも未来の薬剤か——

大 下 隆 司*

抄録：統合失調症治療の主役として抗精神病薬が登場し半世紀が経過したが，海外で重要な役割を果たしている clozapine がわが国にはない。海外では無顆粒球症の発現で一時販売停止となったが，現在では治療抵抗性統合失調症治療薬として世界90ヵ国以上で承認され，最終選択薬として位置付けられている。Clozapine から非定型抗精神病薬や治療抵抗性統合失調症などの概念が生まれ，その後の多くの新薬誕生への契機となった。Clozapine の誕生から40年以上経過したが，その治療抵抗性統合失調症への作用機序が解明されない限り抗精神病薬としての役割を終えることはなく，その研究は治療抵抗性だけでなく統合失調症そのものの病態解明に繋がると考えられる。わが国では統合失調症患者における入院率，自殺率，多剤・大量療法の問題など clozapine にかける期待は大きい。対象患者の多くが精神科病院で治療されているため，安全に使うために血液モニタリングシステムと医療機関連携の整備が不可欠となる。　　　臨床精神薬理　**11：1041-1047, 2008**

**Key words：***clozapine, atypical antipsychotics, treatment-resistant schizophrenia, agranulocytosis, Clozaril Patient Monitoring Service*

## Ⅰ．は じ め に

　抗精神病薬の歴史は，1954年に chlorpromazine が統合失調症に対する初めての治療薬として市場導入されたことで幕を開けた[32]。わが国でも翌年の1955年に chlorpromazine は導入された。その後，様々な抗精神病薬が導入され，本格的な薬物療法の時代が到来した。わが国における統合失調症治療に対する抗精神病薬の歴史は，当初は単剤投与，1964年に haloperidol が導入された頃から追加併用投与，1980年代からは多剤併用・大量投

Is clozapine a past drug? Or, is it a drug in the future?
*東京女子医科大学医学部精神医学教室
〔〒162-8666　東京都新宿区河田町 8 - 1 〕
Takashi Oshimo : Department of Psychiatry, Tokyo Women's Medical University. 8-1, Kawada-cho, Shinjuku-ku, Tokyo, 162-8666, Japan.

与，そして1996年の risperidone から非定型抗精神病薬による新たな時代へと突入した[8]。

　今回の特集は「抗精神病薬の歴史的動向」として定型抗精神病薬とわが国で上市されている各非定型抗精神病薬，そして clozapine をこの半世紀の歴史の中で論じようというものである。ところが，その中で筆者が担当する clozapine だけは，わが国の抗精神病薬の歴史の表舞台に登場しておらず，現時点では何の役割も果たしていない。

　本稿では，近い将来に clozapine がわが国へ登場することを想定した上で，その役割について述べてみようと思う。

## Ⅱ．Clozapine 開発の経緯

### 1．Clozapine の誕生

　Clozapine は，1961年にスイス・ワンダー社（現スイス・ノバルティスファーマ社）で合成さ

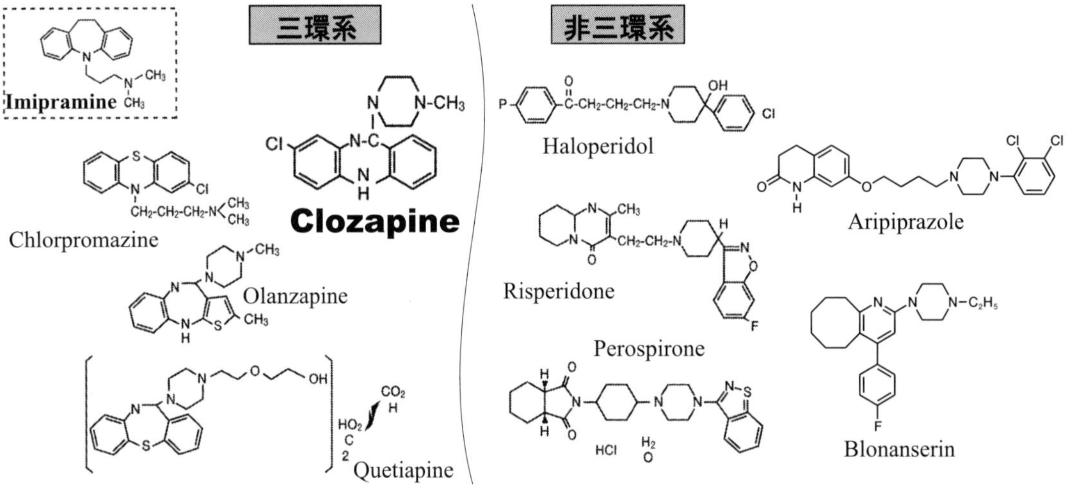

図1　Clozapine の構造式

れたジベンゾジアゼピン系化合物である。Clozapine の発見は，当時すでに抗精神病薬として用いられていた chlorpromazine まで遡る。Chlorpromazine は，フェノチアジンと呼ばれる三環構造を有し，統合失調症の薬物治療を可能とした最初の薬物である[27]。その後，chlorpromazine のドパミン $D_2$ 受容体遮断作用を強化した，ブチロフェノン系の haloperidol が創出された[36]。Haloperidol は強力な統合失調症治療薬であったが，同時に錐体外路系副作用の頻発化や悪化も著しく，$D_2$ 受容体遮断による治療の限界を明らかにした[36]。一方で，chlorpromazine の化学構造を修飾した候補薬が探索され，フェノチアジン中央環の六員環構造を七員環とし，硫黄原子（S）を炭素原子（C）に置換した imipramine が創出された。Imipramine は統合失調症に無効であったが，うつ病に有効であったため，最初の三環系抗うつ薬として成功した[32]。スイス・ワンダー社は imipramine の成功を見て，1959年より抗うつ効果を期待し三環系化合物の研究を開始した。しかし，それら化合物の一部は予想に反し抗うつ効果ではなく，抗精神病効果を予感させるものであった。2,000個にのぼる化合物の中で臨床的に有効性を示した化合物は，唯一 HF-1854，のちの clozapine であった[6]。Clozapine は，ジベンゾジアゼピン骨格を有する三環系化合物（8-Chloro-11-

(4-methylpiperazin-1-yl)-5H-dibenzo[b, e][1, 4]diazepine）であるが（図1），うつ病には無効であったものの，統合失調症を著明に改善し，しかも錐体外路系副作用を惹起しなかった[2]。Clozapine の臨床的有効性と副作用は chlorpromazine や haloperidol とは明らかに異なり，それらを定型というのに対し，clozapine は非定型とされた[7]。

### 2．海外における開発の経緯

Clozapine の臨床試験は，1962年から欧州で開始された。その結果，統合失調症の治療に有効であることが明らかになり，1969年にオーストリアで抗精神病薬として最初に承認された。その後，1975年までにドイツ，オランダ，フィンランドなどの多くの国で承認された。

ところが，1975年1月に承認されたフィンランドにおいて，発売後6ヵ月間（投与患者数：約3,000人）で8例の死亡例を含む16例で無顆粒球症の発現が報告された[1,12]。そのことから，clozapine 投与による無顆粒球症の発現およびその危険性が示唆され，世界各国で一時販売停止あるいは開発中止の措置がとられた。

その後，治療困難な統合失調症に対する有効な新薬や治療法はなかなか見つからず，英国や米国などで以前に検討された clozapine の治療抵抗性統合失調症に対する有効性が着目された。有名な

Kane らの chlorpromazine との比較試験[16]などの結果を元にして，血液モニタリングを実施することで clozapine 投与によるベネフィットはリスクを上回ると判断され，英国と米国で1989年に承認された。それ以後，clozapine は世界90ヵ国以上で治療抵抗性統合失調症の治療薬として承認・発売されるようになった[3]。

### 3．わが国における開発の経緯

わが国では，スイス・ワンダー社より clozapine を導入した大日本製薬株式会社によって1968年より臨床試験が開始され，500例以上の症例を集積した上で1973年に承認申請された。しかし，海外で無顆粒球症が報告されたことから，大日本製薬は clozapine の承認申請を取り下げ，開発を中止した[34]。1990年代になって，海外での状況を知った医療関係者や患者・家族団体から clozapine 開発の強い要望があり，スイス・ワンダー社を吸収合併したスイス・サンド社（現スイス・ノバルティスファーマ社）の日本法人であるサンド薬品株式会社（現ノバルティスファーマ株式会社）が新たに clozapine を開発することになり，1996年にわが国での臨床試験を再開した。その後，臨床試験の中断はあったものの，現在は第Ⅲ相臨床試験も終了し，2007年12月に改めて承認申請がなされた。Clozapine が使用できる日も遠くないものと思われる。

## Ⅲ．Clozapine の役割と今後

### 1．海外における clozapine

Clozapine が登場したことで，非定型抗精神病薬，治療抵抗性統合失調症などの概念が生まれ，多くの新薬誕生の契機となった。Clozapine の役割はもう終わったのであろうか。通常の薬剤であれば登場してから30年も経てば，すでにその役割を終えているはずであるが，海外のアルゴリズムを見てみると，様々な新薬が登場している現在でもなお，その最終選択薬としての位置付けは変わっていない[15]。これは，治療抵抗性統合失調症に対する治療法が未だに clozapine を越えるものがないことを表している。なぜ，clozapine が治療

抵抗性統合失調症に効果があるのだろうか。この問いに答えられない限り clozapine の役割が終了することはない。最近では，clozapine の作用機序として，N-desmethylclozapine の $M_1$ 受容体アゴニスト作用[33,35]，NMDA（N-methyl-D-aspartate）受容体活性化作用[33]，アセチルコリン遊離作用[11,30]などが注目され，臨床試験で GlyT-1 阻害薬である sarcosine が統合失調症に有効であることが報告[20,21]された。Clozapine が投げかけた問題の解明が，治療抵抗性だけでなく統合失調症そのものの病態解明に繋がるものと考えられる[7]。

Clozapine は治療抵抗性統合失調症の効果以外にも，再発率[4]，自殺率[16]，就労率[22]，退院率[22]，cost effectiveness[29]，水中毒への効果[5]など，様々な評価を受けている。最近発表された CATIE（Clinical Antipsychotic Trials of Intervention Effectiveness）study の phase 2[23]において，治療の継続率，継続期間が評価され，改めて治療抵抗性統合失調症における clozapine の有用性が確認された。表1はイギリスでノバルティス社が医療従事者に配布しているプロモーション資材であるが，実際に clozapine を使用する立場としては，BPRS（Brief Psychiatric Rating Scale）の改善率を示されるよりこちらの数値の方がよりインパクトがある。これらは，治療抵抗性統合失調症の治療において clozapine が有用であることを示すだけでなく，統合失調症の薬物治療の評価は，PANSS（Positive and Negative Syndrome Scale）や BPRS という評価尺度だけでなく，このように総括的に行うべきであるというメッセージとも言える。

また，これだけリスクの高い薬剤は，リスクを回避できる可能性が高い患者，clozapine の効果が期待できる患者だけに使用すべきであり，適否の解明のために遺伝子的な研究も進めていく必要がある。このように，clozapine は発見されてから40年以上経った現在でもなお，様々な問いかけをしてくる。

### 2．わが国における clozapine

わが国の精神科医師にとって clozapine ほど不可思議な薬剤はない。抗精神病薬に関する様々な論文や講演で，第二世代抗精神病薬の比較薬剤と

表1　Clozapine の効果

| 47day | reduction in hospital stay and cost per patient reduced by £7000 each year[29] |
|---|---|
| 87% | remained in the community at 2 years[4] |
| 68% | were able to live at home[22] |
| 39% | had employment[22] |
| 72% | improved their personal relationships[24] |
| 90% | are still on clozapine therapy at 1 years[18] |

英国ノバルティス社のプロモーション資材より一部改変

して必ずと言って良いほど採り上げられており，ほとんどの精神科医師が名前を知っている。未発売でありながら，これだけ知名度の高い薬剤はない。ところが，clozapine が最初に海外で市販されてから30年以上経過するが，わが国では未だ市販されず，わが国の精神科医師で使用経験のある者はほとんどいない。言わば"伝説"となってしまっている薬剤である。

前述したように，海外における様々な統合失調症治療アルゴリズムでは，様々な新薬が発売されても clozapine が最終選択薬[14]であることには変わりがない。ところが，わが国のアルゴリズムでは，その最後の1ピースが抜けている。わが国の統合失調症薬物療法の大きな問題として抗精神病薬の多剤・大量療法があるが，その原因の1つは clozapine の不在であると藤井[9]は述べている。このような点からもわが国に clozapine が必要であることに疑いの余地はない。

では，世界90ヵ国以上で使用されている clozapine が，わが国ではなぜ未だに使用できないのであろうか。そのことについて国やメーカー側の問題も当然あろう。しかし，clozapine ほどリスクが高い薬剤をわが国の精神科医療体制の中で安全に使うことができるのかという信頼性の問題があるようにも思える。

### 3．Clozapine を使用するための準備

では，来るべき日のためにどのような準備が必要となるのであろうか。Clozapine の一番の問題は，その頻度・重篤性から言っても副作用の無顆粒球症であり，精神科医師はそれを克服する必要

がある。無顆粒球症が発現しても，それ自体は致死的なものではない。しかし，感染症を合併すると致死的な転帰となる場合がある。そのため，原因薬剤の中止，感染症の予防・治療，顆粒球回復促進など速やかな対処が必要となる[19]。海外では，無顆粒球症あるいはその予兆の早期発見および発現時の予後の重篤化抑制のために，定期的な血液検査（血液モニタリング）が実施されている[14]。その実施に関しては，ほとんどの国で医師に委ねられているが，米国，英国，オーストラリア等では，Clozaril Patients Monitoring Service（以下，CPMS と略す）と称す血液モニタリングのシステム化とその補助をする制度を導入し，効果をあげている[14]。

Clozapine により無顆粒球症または白血球減少症，好中球減少症を発現した患者に clozapine を再投与すると，再発するリスクが高くなる[14]。そのため，CPMS を導入している国では，全ての患者を CPMS に登録し，本剤の投与が中止となった患者が他の医療機関で再投与されないように管理している。米国では，すでに多くのジェネリック薬品が販売されているが，この患者管理のため他社の分を含め患者リストはノバルティス・ファーマにより一元管理されている。

Clozapine によって無顆粒球症が引き起こされた患者では，骨髄検査により骨髄前駆細胞の不足，前骨髄球および骨髄芽球の減少，相対的な赤血球成熟が認められ，また，顆粒球が減少し始めると，通常は2～5日で急激に無顆粒球症に陥る[10]。この clozapine によって引き起こされる無顆粒球症は，早期に骨髄前駆細胞に作用して発現することを示唆している報告がある[31]が，免疫学的機序，遺伝因子を含めて無顆粒球症を予見できる因子はまだ見つかっていない。このため，血液検査による確認が必須となり，CPMS では血液検査の具体的な頻度，中止基準などを設定し（表2)[3]，CPMS を運営している機関（CPMS センター）に報告の義務を科し，適切な血液検査の実施を推進し患者の安全を担保している。英国では，患者や医療機関の負担を少しでも軽減すべく「Clozaril Fast Track」というシステムを導入している医療機関もある。このシステムを使えば，採

表2　海外の血液モニタリング基準の概略

| | 米　国 | 英　国 | オーストラリア |
|---|---|---|---|
| 週1回検査 | WBC≧3,500mm³ | WBC≧3,500mm³<br>and<br>ANC≧2,000mm³ | WBC≧3,500mm³<br>and<br>ANC≧2,000mm³ |
| 週2回検査 | WBC<3,500mm³<br>and<br>ANC≧1,500mm³ | WBC<3,500mm³<br>or<br>ANC<2,000mm³ | WBC<3,500mm³<br>or<br>ANC<2,000mm³ |
| 一時中止* | WBC<3,000mm³<br>or<br>ANC<1,500mm³ | N/A | N/A |
| 投与中止 | WBC<2,000mm³<br>or<br>ANC<1,000mm³ | WBC<3,000mm³<br>or<br>ANC<1,500mm³ | WBC<3,000mm³<br>or<br>ANC<1,500mm³ |
| 通常検査間隔 | 週1回/6ヵ月間<br>2週1回/6ヵ月以降<br>4週1回/1年以降 | 週1回/18週間<br>4週1回/18週以降 | 週1回/18週間<br>4週1回/18週以降 |

＊：感染症状が現れず，白血球数が3,000/mm³以上，好中球数が1,500/mm³以上に回復した場合は投与再開可能

取した血液サンプルをセットすれば3分以内に検査結果が測定され，同時にCPMSセンターに報告される。

わが国においてclozapine投与の対象となる治療不耐性統合失調症を含む治療抵抗性統合失調症患者[37]の多くは，精神科病院で治療を受けており，自施設における無顆粒球症の対処は不可能と思われる。無顆粒球症が起こった場合は，対処可能な医療機関との連携が不可欠となるが，現状では個々の医師が受け入れ先を探すしかなく，緊急時に対応できるシステムが存在しない。Clozapineをわが国で使用するためには，CPMSの導入および医療機関同士の連携システムの整備が不可欠となる。

### 4．わが国で期待されるclozapineの役割と今後

稲垣[13]はわが国の統合失調症患者の40％がclozapineの対象と成り得るとしている。その多くは，長期入院または入退院を繰り返している患者であり，本人だけでなく家族においても心理的にも，経済的にも大きな負担となっている。厚生労働省は平成16年9月に，今後10年間で7万人の社会的入院病床を削減する方針を打ち出した。その

ことを実現するために地域ケアの充実が推進されているが，原疾患の改善が最も重要であることは言うまでもない。

また，わが国で自殺が急増し，2002年に厚生労働省は自殺防止対策有識者懇談会を設置し，「自殺予防へ向けての提言」を発表，2006年には「自殺防止対策基本法」が成立した。統合失調症患者の自殺企図の生涯危険率は25〜50％にものぼり，約4〜13％は自殺によって死亡するとされている[17]。Clozapineはolanzapineに比べ自殺行為が有意に減少したとの報告[26]があり，米国において世界で唯一「自殺リスク低減」という効能も取得している薬剤である。

さらに，EUにおいては「パーキンソン病に伴う精神症状」の効能を取得しており，日本神経学会治療ガイドラインでも支持されている。

これらの話だけでも，clozapineに対する期待は大きいが，あくまで海外経験の話で，わが国では臨床経験が乏しくこれらのエビデンスを直接確認することができていない。本誌で村崎らが発表した国内臨床試験全例の症例報告特集[28]を見ても，効果においては海外と同様のものが得られることが期待できる。一方で無顆粒球症を始めとす

る様々な副作用も認められ，多くの精神科医師が苦手とする身体合併症の対処を clozapine の販売を機に克服していく必要がある。

## Ⅳ．おわりに

　Clozapine の役割と今後という題名で論じてきたが，統合失調症患者における入院率，自殺率，あるいは多剤・大量療法の問題など，わが国において clozapine にかける期待は大きい。しかし，始めに述べたように，現時点で少なくともわが国においては何の役割も果たしておらず，今後どころかいまだスタート台にも立っていない。一刻も早く海外と同じ土俵に立ち，海外の研究者と同じ立場で統合失調症の治療について論議できるようになることを切に願うものである。

### 文　献

1）Amsler, H. A., Teerenhovi, L., Barth, E. et al. : Agranulocytosis in patients treated with clozapine. A study of the Finnish epidemic. Acta Psychiatr. Scand., 56 : 241–248, 1977.

2）Angst, J., Bente, D., Berner, P. et al. : Das klinische Wirkungsbild von Clozapine. Pharmakopsychiatrie, 4 : 201–211, 1971.

3）クロザピン検討委員会 : Clozapine による治療. 臨床精神神経薬理学テキスト(日本臨床精神神経薬理学会専門医制度委員会編), pp. 232–260, 星和書店, 東京, 2006.

4）Conley, R. R., Love, R. C., Kelly, D. L. et al. : Rehospitalization rates of patients recently discharged on a regimen of risperidone or clozapine. Am. J. Psychiatry, 156 : 863–868, 1999.

5）de Leon, J., Verghese, C., Stanilla, J. K. et al. : Treatment of polydipsia and hyponatremia in psychiatric patients. Can clozapine be a new option? Neuropsychopharmacology, 12 : 133–138, 1995.

6）出村信隆, 深谷公昭, 妹尾直樹 : Clozapine の前臨床薬理. 神経精神薬理, 17 : 665–672, 1995.

7）出村信隆 : 抗精神病薬開発における clozapine 研究の意義. 臨床精神薬理, 10 : 2091–2106, 2007.

8）藤井康男 : 分裂病薬物治療の新時代. pp. 9–19, ライフ・サイエンス, 東京, 2000.

9）藤井康男 : 多剤併用から新しい抗精神病薬治療へ. 臨床精神薬理, 4 : 1371–1379, 2001.

10）Gerson, S. L., Meltzer, H. : Mechanisms of clozapine-induced agranulocytosis. Drug Saf., 7 (Suppl. 1) : 17–25, 1992.

11）Ichikawa, J., Dai, J., O'Laughlin, I. A. et al. : Atypical, but not typical, antipsychotic drugs increase cortical acetylcholine release without an effect in the nucleus accumbens or striatum. Neuropsychopharmacology, 26 : 325–339, 2002.

12）Idänpään-Heikkilä, J., Alhava, E., Olkinuora, M. et al. : Clozapine and agranulocytosis. [Letter]. Lancet, 2 : 611, 1975.

13）稲垣　中 : 将来の日本における clozapine の投与対象について. 臨床精神薬理, 6 : 55–64, 2003.

14）石郷岡純 : 海外における clozapine の副作用モニタリングシステム. 臨床精神薬理, 6 : 45–53, 2003.

15）伊藤千裕, 小島照正, 佐藤光源 : 薬物治療アルゴリズムにおける clozapine. 臨床精神薬理, 6 : 39–44, 2003.

16）Kane, J., Honigfeld, C. T., Singer, J. et al. : Clozapine for the treatment-resistant schizophrenia ; A double-blind comparison with chlorpromazine. Arch. Gen. Psychiatry, 45 : 789–796, 1988.

17）Kaneda, Y. : Suicidality in schizophrenia as a separate symptom domain that may be independent of depression or psychosis. Schizophr. Res., 81 : 113–114, 2006.

18）Kerwin, R. : When should clozapine be initiated in schizophrenia? : some arguments for and against earlier use of clozapine. CNS Drugs, 21 : 267–278, 2007.

19）岸本裕司 : 顆粒球減少症の原因薬剤とその治療. 医薬ジャーナル, 34 : 2611–2116, 1998.

20）Lane, H. Y., Chang, Y. C., Liu, Y. C. et al. : Sarcosine or D-serine add-on treatment for acute exacerbation of schizophrenia : a randomized, double-blind, placebo-controlled study. Arch. Gen. Psychiatry, 62 : 1196–1204, 2005.

21）Lane, H. Y., Liu, Y. C., Huang, C. L. et al. : Sarcosine (N-Methylglycine) Treatment for Acute Schizophrenia : A Randomized, Double-Blind Study. Biol. Psychiatry, 63 : 9–12, 2008.

22）Lindström, L. H. : The effect of long-term treatment with clozapine in schizophrenia : A retrospective study in 96 patients treated with clozapine for up to 13 years. Acta Psychiatr. Scand., 77 : 524–529, 1988.

23）McEvoy, J. P., Liberman, J. A., Stroup, T. S. et al. : Effectiveness of clozapine versus olanzapine, quetiapine, and risperidone in patients with chronic schizophrenia who did not respond to prior antipsychotic treatment. Am. J. Psychiatry, 163 : 600–610, 2006.

24) Meltzer, H. Y., Burnett, S., Bastani, B. et al. : Effects of six months of clozapine treatment on the quality of life of chronic schizophrenic patients. Hosp. Community Psychiatry, 41 : 892–897, 1990.

25) Meltzer, H. Y., Okayli, G. : Reduction of suicidality during clozapine treatment of neuroleptic-resistant schizophrenia : Impact on risk-benefit assessment. Am. J. Psychiatry, 152 : 183–190, 1995.

26) Meltzer, H. Y., Alphs, L., Green, A. I. et al. : Clozapine treatment for suicidality in schizophrenia : International Suicide Prevention Trial (InterSePT). Arch. Gen. Psychiatry, 60 : 82–91, 2003.

27) 村崎光邦 : わが国における clozapine の開発の経緯. 臨床精神薬理, 8 : 1968–1974, 2005.

28) 村崎光邦 他 : Clozapine 症例集. 臨床精神薬理, 8 : 1968–2118, 2005.

29) National Institute for Clinical Excellence : Guidance for the use of newer (atypical) antipsychotic drugs for the treatment of schizophrenia. Technology Appraisal Guidance No. 43. June 2002.

30) Parada, M. A., Hernandez, L., Puig de Parada, M. et al. : Selective action of acute systemic clozapine on acetylcholine release in the rat prefrontal cortex by reference to the nucleus accumbens and striatum. J. Pharmacol. Exp. Ther., 281 : 582–588, 1997.

31) Pirmohamed, M., Park, K. : Mechanism of clozapine-induced agranulocytosis. CNS Drugs, 7 : 139–158, 1997.

32) Snyder, S. H. (訳 : 佐久間昭) : サイエンティフィックアメリカンライブラリー5, 脳と薬物, 第1版. pp. 61–119, 東京化学同人, 東京, 1990.

33) Sur, C., Mallorga, P. J., Wittmann, M. et al. : N-desmethylclozapine, an allosteric agonist at muscarinic 1 recepter, potentiates N-methyl-D-aspartate receptor activity. Proc. Natl. Acad. Sci. U. S. A., 100 : 13674–13679, 2003.

34) 内田裕之, 渡邊衡一郎, 八木剛平 : 治療抵抗性概念を軸とした clozapine の歴史的意義. 臨床精神薬理, 6 : 3–9, 2003.

35) Weiner, D. M., Meltzer, H. Y., Veinbergs, I. et al. : The role of M1 muscarinic receptor agonism of N-desmethylclozapine in the unique clinical effects of clozapine. Psychopharmacology (Berl), 177 : 207–216, 2004.

36) 八木剛平 : クロザピン―抗精神病薬の開発史におけるその意義. 脳と精神の医学, 7 : 353–362, 1996.

37) 八木剛平, 稲垣 中, 山田和男他 : 治療抵抗性精神分裂病の実態と至適薬物療法に関する研究. 厚生省精神神経疾患研究委託費, 精神分裂病の病態, 治療・リハビリテーションに関する研究総括研究報告書. 97–104, 1998.

臨床精神薬理　12：1403-1408, 2009

# 特集
### *Clozapine* への期待

# Clozapine はわが国の精神科医療に何をもたらすか

川 上 宏 人*

抄録：この度，ついに日本国内で clozapine を使用することが可能となり，わが国の精神科医療はようやく「世界水準」に追いつくことができるようになった。Clozapine の効果と，それによるさまざまなメリットには大いに期待が持てるが，その一方で私たちに突きつけられた課題も少なくない。例えば，clozapine を安全かつ有効に使用するためには，精神科医と一般身体科の医師や医療機関がこれまで以上に連携を強めることが求められ，clozapine を扱うこと自体にも煩雑な手続きが必要とされるなど，一人一人の医師にかかる負担はかなり大きなものとなる。その一方で，clozapine を使おうとする試みがなされていく中で，多剤併用大量処方傾向にある現在の処方のあり方が変わり，退院をあきらめかけている治療抵抗性患者に対する処遇や地域ケアについての考え方にも変化が生じるのではないかという期待も持たれる。Clozapine を有効に活用するためには，抗精神病薬の単剤化・処方の単純化や，積極的にチーム医療を行おうとする姿勢が求められ，さらには現在の精神科患者における身体合併症治療の仕組みが大幅に見直されることも必要である。
臨床精神薬理　**12：1403-1408, 2009**

**Key words :** *clozapine, treatment-resistant schizophrenia, medical psychiatry, side effects, polypharmacy*

## I ．は じ め に

　Clozapine は現在ある抗精神病薬の中で最も扱いにくい薬物の1つである。そして，開発後数十年が経過しているにもかかわらず，ほとんどの国においては依然として費用のかかる薬物である。さらに，状況次第では重篤な身体症状を呈し，死んでしまうこともあるような危険な副作用を持ち，そのために頻回に血液検査をしなくてはならないなどの面倒な条件があるため，処方する医師にとっても，服用する患者にとっても，少なからず負担を強いられる薬物でもある。

　しかし，現在までに97ヵ国で用いられており，海外の代表的な薬物治療アルゴリズムでは，治療抵抗性統合失調症に対する切り札としての位置づけを確立している。さらに，フィンランドでの前向き研究[23]では最も中断されにくい薬物であり，アメリカの退役軍人病院で行われた調査ではアドヒアランスが最も高い[25]。これは，まったくもって不思議であるという以外にないが，それがまさしく clozapine という薬物の特徴なのである。

　このような薬物である clozapine がついにわが国にも導入されることになった。おそらく最初はいくつかの条件を満たす施設での限定された使用となるであろうが，兎にも角にも clozapine が使えるようになったことにより，わが国における精

What will clozapine bring about on the Japanese psychiatry?
*山梨県立北病院
〔〒407-0046　山梨県韮崎市旭町上条南割3314-13〕
Hiroto Kawakami : Yamanashi Prefectural Kita Hospital. 3314-13, Kamijou-Minamiwari, Asahi-machi, Nirasaki-shi, Yamanashi, 407-0046, Japan.

表1　Clozapine 使用に際しての制約

| |
| --- |
| ２種類以上の新規抗精神病薬への反応が不十分であること |
| 投与に際して患者の同意が必要であること |
| 患者モニタリングシステムに登録しなくてはならないこと |
| 投与ができない除外基準があること |
| 投与するためには血液検査による安全の確認が必要なこと |
| 内科医もしくは内科病床との連携が取れていること |
| 単剤で開始すること |
| 外来通院も原則その施設で担当すること（clozapine を処方できる施設が限られている） |

表2　Clozapine 導入により変化が期待される点，clozapine を使いこなすために変化しなくてはならない点

| 変化が期待される点 | 変化しなくてはならない点 |
| --- | --- |
| 身体合併症への対応のあり方 | 治療抵抗性についての概念 |
| 　身体科の医師との連携のとり方 | 　治療抵抗性群における治療可能性の発見 |
| 　精神科身体合併症医療についての制度的な整備 | 　「真の」治療抵抗性への対応が求められる |
| 医者中心の医療からチーム医療への変化 | 多剤併用大量処方からの脱却 |
| 　多職種チームによる「退院」を目標にしたかかわり | 　単剤化・単純化を進める動き |
| 「脱施設化」と「地域ケア」傾向の強化 | |

神科薬物治療のあり方はようやく海外と同等の水準を確立しうるものとなる。

　本稿では clozapine の登場により，わが国の精神科医療に及ぶ影響はどれほどのものか，また，私たちが clozapine を有効に活用するための注意点にはどのようなものがあるのかについて考察してみたい。

## Ⅱ．Clozapine の特徴

　Clozapine は治療抵抗性統合失調症患者の症状を改善させる点に関して，他の抗精神病薬より優れている[4,14]。また，自殺リスクを下げる作用[17]やアドヒアランスを維持しやすいこと[25]，再発を予防する作用[6,23]，暴力的な症状を改善させる作用[10]，なども優れていることが知られており，海外での報告では，司法精神科医療機関における clozapine の投与により症状が改善し良好な転帰が得られたという報告[8,11,16,26]が，数多く見られている。わが国での治験においても，clozapine 投与により難治性であった症状が改善し退院可能になったという報告がなされており[2,12]，これまでは退院できないと思われていた患者が地域で生活可能になることも期待できる。

　その一方で無顆粒球症や心筋炎，心筋症など，私たち精神科医がほとんど遭遇したことのない重篤な副作用の危険性が高いという特徴もあり，そのせいもあって clozapine の使用に際しては，さまざまな制約が課せられる（表1）。Clozapine 導入により変化する可能性のある点，clozapine を使いこなすために変化しなくてはならない点（表2）について，以下で考えていく。

## Ⅲ．Clozapine を活用するために変わらなくてはならない点

### 1．身体合併症への対応

　例えば悪性症候群や耐糖能異常，肝機能障害，イレウスや皮膚疾患などの薬物治療と関連する有害事象や，悪性腫瘍や骨折，脳血管性の疾患，心疾患などの身体疾患について，これまでも身体科の医師との連携が必要となるケースは見られていたが，clozapine に関しては，これまで以上に密接な連携が求められる。

　Clozapine 投与の適応があり，それが可能である患者に関しては，事前に血液検査だけでなく，心臓の機能についてもスクリーニングが求められる。投与が開始された後でも，血液検査以外に

も，心臓の聴診やエックス線検査で心筋炎や心筋症の監視が必要であるし，clozapine の服用による耐糖能の悪化や発熱，流涎，便秘傾向や低血圧などへの対応について頻繁に連絡を取る必要が生じる可能性は高い。Munro ら[18]によると，アジア人は白人に比べると無顆粒球症を起こしやすく，もともとの白血球が少ない人の方がその危険は高いので，過去の薬物投与により白血球が低めになったことがある患者に対してはさらに厳密な検討も必要である。

また万が一，無顆粒球症や心筋症，心筋炎が発生した場合についても，内科医と連携して専門的な意見と対応に関する指示を仰ぐことが不可欠であるし，状況によっては身体的な治療目的での転院を検討しなくてはならない。この際に忘れてはならないのは，「clozapine 離脱」の可能性である。Clozapine を中止した場合，急激かつ重篤な精神症状の悪化を認めることが知られており[9,20]，副作用の治療目的で転院する場合であっても，精神科医の存在もしくは精神科病床が必要となることも充分ありうる。

精神科患者の身体合併症を治療するということについては，一般身体科では重篤な精神症状には対応しきれず，精神科病床では重症の身体疾患に対応しきれないという制限があり，常に何らかの困難が付きまとうが，clozapine を使用するに当たっては，事前に万一の場合に対応してくれる施設を確保しておくことが必要であると考えられる。Clozapine の導入を契機に，精神科身体合併症医療の必要性やあり方についてより注目が集まり，国の事業として専門の施設や制度面の整備を含めた検討がなされることが望まれる。

### 2．医師中心の医療からチーム医療への変化

Clozapine の使用により，これまでの治療に抵抗を示していた長期入院患者が減ることは，その病院にとって大きな意味のあることである。とくに，その患者が暴力的であったり，触法患者であるとしたら，なおさらである。しかし，実際の使用には煩雑な作業を伴い，それらは私たちにとってこれまでにない種類の負担を感じさせる可能性をも持っている。

これだけの労力を必要とする薬物は他に類を見ず，ことに1人の医師が1つの病棟全体の患者を担当しているような診療体制において，clozapine を用いることはかなり困難なこととともなりうる。したがって，clozapine を有効に用いるためには，いかに医師の負担を軽減するか，という点も重要となってくる。現在の医療をとりまく状況下で医師を増やすことは容易ではないため，医師や病棟看護師，精神保健福祉士，作業療法士，訪問看護担当者，臨床心理士などがチームとなり，1人の患者に対して複数の医療スタッフが関わる体制を構築することが求められてくる。

Clozapine がこれまでの薬物と異なる点としては，私たちがその患者について，「症状を抑える」ことではなく，「退院」を目標にできるということがある。また，clozapine が効果を示した場合，入院治療の期間が短縮されるだけでなく，clozapine の服用による効果として，他の薬物に比べて自殺や他害行為を予防する作用，中断されにくさがあるため症状の再燃・再発の危険性を改善する可能性があり，安定して服用を続けられる患者にとっては外来通院を維持しやすい薬物であるともいえ，患者自身の社会復帰の可能性は高くなる。そのような状況にある患者を退院させ，地域で支えていくことを困難にするいくつかの要因（表3）があるといわれているが[23]，それに対して多職種チームによる関わりが大切となる。具体的には，①患者本人や家族，世話をする人に対する疾患教育，②訪問看護などのアウトリーチ機能の強化による服薬習慣・生活状況の確認，③住環境の整備，経済的な負担を軽減するための措置，④デイケアや作業所・授産施設などとの連携を強め，日中活動の場を提供する，⑤就労支援などの社会復帰支援体制を確立する，などのサポートが不可欠となる。

Clozapine のメリットを充分に生かすような体制を構築するためには，病院側だけでなく周辺地域を巻き込んだ大掛かりな作業が必要となると予測されるが，結果として「脱施設化」や「地域ケア」傾向を強めることとなり，それにより得られるものも少なくないと思われる。

表3　長期入院患者の退院促進を妨げているもの[23]

| |
| --- |
| 医療関係者の誤った認識（患者本人の能力を<br>　過小評価する，「病院完結主義」） |
| 本人や家族の抵抗 |
| 地域との連携の問題 |
| 退院先の確保の困難さ |

表4　広義の「治療抵抗性」を構成するもの

| |
| --- |
| 正しくない診断 |
| 不十分な薬物療法 |
| 治療不耐性 |
| 多剤併用 |
| 水中毒 |
| ノンコンプライアンス |
| 物質依存 |
| 度重なる問題行動 |
| 社会的入院 |
| 真の治療抵抗性 |

## IV．Clozapine 導入で変わることが 期待される点

### 1．治療抵抗性についての概念

これまでは，わが国における治療抵抗性という言葉には，「治療の方向性で困りはてている」という意味が含まれており，一種のあきらめと，治療をなかば放棄することへの免罪符的な意味合いも含まれていた。しかし，clozapine の導入により，広義の治療抵抗性として考えられてきたグループ（表4）に属していた患者の中には，治療に反応し，症状が改善するだけでなく，一定期間安定を維持することができ，社会的な機能の改善が認められるものもいるであろう。筆者は，clozapine 導入により引き起こされる変化のうち，この「治療抵抗性」群の中から「治療可能性」を見つけられる可能性があるという点が，わが国の精神科医療に大きな影響を及ぼすのではないか，と考えている。

その一方で，clozapine が投与された患者の中にも充分な効果を示さない「clozapine 抵抗性」[7,14,15,19]患者や，clozapine を充分に使うことができない「clozapine 不耐性」患者も一定の割合

で認められることは忘れてはならず，「真の」治療抵抗性患者への対応という問題に直面しなくてはならなくなるかもしれない。Clozapine が無効であった場合の治療についての研究として，risperidone[13]や sulpiride[21]，aripiprazole[5]，lamotrigine[24]，lithium[22]などの薬物を併用した治療についての報告や電気けいれん療法[3]との併用などが見られているが，いまだ確立されたものではない。他の抗精神病薬へのスイッチングを行ったいくつかのオープン試験の報告もなされているが，いずれも小規模なものであり，明らかなエビデンスとは言いがたいものである[19]。

### 2．多剤併用大量処方への影響

Clozapine を使用する場合，副作用や相互作用の問題から単剤で投与されることとなる。したがって，対象となる患者に対する処方は clozapine 開始までに漸減・中断される必要がある。

Clozapine が検討される患者には，症状のコントロールが不十分であったり，暴力などの問題行動が目立つものが少なからず含まれると思われるが，そのような患者に対する処方を単純化するという作業は，症状が悪化する可能性を予測させるものであり，病棟スタッフや当の患者からも賛成されにくいものである。しかし，これまで多剤併用大量処方で「お茶を濁されてきた」患者の中には，clozapine を目指して処方が整理されていく経過で症状が改善する患者もいるのではないだろうか。そのような患者が出ると，病棟内でのあきらめムードや「寝た子を起こすな」的意見にも変化が生じる可能性は大いにある。

また，新たに出現する難治性患者に対しても，将来的に clozapine 導入の可能性を踏まえて，できる限りシンプルな処方がなされるのではないかと考えられる。Clozapine の登場により，今後わが国での抗精神病薬の多剤併用大量処方傾向に何らかの変革がもたらされることが期待できる。

## V．結　論

Clozapine が実際に臨床場面で使用されることを想定してみると，現在私たちが「常識」である

と考えている医療のあり方に変化がもたらされる可能性や，新しく作り出されることが求められる枠組みの存在が見えてくる。そういった点から考えると，現在の日本における精神科医療でclozapineを使うのに適した場面のモデルとして，医療観察法におけるチーム医療が考えられる。これまで退院が不可能であると考えられてきた患者を退院させられるかもしれないclozapineの登場により，私たちの精神科医療が，個々の患者への治療に関しては，「response」から「remission」[1]を目指すこと，全体としては現在の「精神病院中心型」のスタイルから，より「地域ケア」を重視したスタイルへの変革を遂げていくことが期待される。

## 文　献

1 ）Andreasen, N. C., Carpenter, W. T., Jr., Kane, J. M. et al. : Remission in schizophrenia : proposed criteria and rationale for consensus. Am. J. Psychiatry, 162 : 441–449, 2005.

2 ）新垣 浩, 岩間久行, 西川 徹：Clozapineによる治療が社会機能の改善をもたらした1例. 臨床精神薬理, 8(12) : 1993–1996, 2005.

3 ）Braga, R. J. and Petrides, G. : The combined use of electroconvulsive therapy and antipsychotics in patients with schizophrenia. J. ECT, 21 : 75–83, 2005.

4 ）Chakos, M., Lieberman, J., Hoffman, E. et al. : Effectiveness of second-generation antipsychotics in patients with treatment-resistant schizophrenia : a review and meta-analysis of randomized trials. Am. J. Psychiatry, 158(4) : 518–526, 2001.

5 ）Chang, J. S., Ahn Y. M., Park, H. J. et al. : Aripiprazole augmentation in clozapine-treated patients with refractory schizophrenia : an 8-week, randomized, double-blind, placebo-controlled trial. J. Clin. Psychiatry, 69(5) : 720–731, 2008.

6 ）Conley, R. R., Love, R. C., Kelly, D. L. et al. : Rehospitalization rates of patients recently discharged on a regimen of risperidone or clozapine. Am. J. Psychiatry, 156 : 863–868, 1999.

7 ）Conley, R. R. : Optimizing treatment with clozapine. J. Clin. Psychiatry, 59(suppl. 3) : 44–48, 1998.

8 ）Ebrahim, G. M., Gibler, B., and Gacono, C. B. et al. : Patient response to clozapine in a forensic psychiatric hospital. Hosp. Community Psychiatry, 45 : 271–273, 1994.

9 ）Ekblom, B., Eriksson, K., and Lindström, L. H. : Supersensitivity psychosis in schizophrenic patients after sudden clozapine withdrawal. Psychopharmacology (Berl), 83(3) : 293–294, 1984.

10）Glazer, W. M., Dickson, R. A. : Clozapine reduces violence and persistent aggression in schizophrenia. J. Clin. Psychiatry, 59(suppl. 3) : 8–14, 1998.

11）Hector, R. I. : The use of clozapine in the treatment of aggressive schizophrenia. Can. J. Psychiatry, 43(5) : 466–472, 1998.

12）東間正人, 宮津健次, 越野好文：幻覚に左右された暴力により隔離を繰り返した患者に対するclozapineの奏効例. 臨床精神薬理, 8(12) : 2013–2016, 2005.

13）Josiassen, R. C., Joseph, A., Kohegyi, E. et al. : Clozapine augmented with risperidone in the treatment of schizophrenia : a randomized, double-blind, placebo-controlled trial. Am. J. Psychiatry, 162 : 130–136, 2005.

14）Kane, J., Honigfeld, G., Singer, J. et al. : Clozapine for the treatment-resistant schizophrenic. A double-blind comparison with chlorpromazine. Arch. Gen. Psychiatry, 45 : 789–796, 1988.

15）Lieberman, J. A., Safferman, A. Z., Pollack, S. et al. : Clinical effects of clozapine in chronic schizophrenia : response to treatment and predictors of outcome. Am. J. Psychiatry, 151 : 1744–1752, 1994.

16）Maier, G. J. : The Impact of clozapine on 25 forensic patients. Bull. Am. Acad. Psychiatry Law, 20 : 297–307, 1992.

17）Meltzer, H. Y., Alphs, L., Green, A. I. et al. : Clozapine treatment for suicidality in schizophrenia : International Suicide Prevention Trial (InterSePT). Arch. Gen. Psychiatry, 60 : 82–91, 2003.

18）Munro, J., O'Sullivan, D., Andrews, C. et al. : Active monitoring of 12,760 clozapine recipients in the UK and Ireland. Beyond pharmacovigilance. Br. J. Psychiatry, 175 : 576–580, 1999.

19）Remington, G., Saha, A., Chong, S. A. et al. : Augmenting strategies in clozapine-resistant schizophrenia. CNS Drugs, 20(2) : 171, 2006.

20）Seppälä, N., Kovio, C., and Leinonen, E. : Effect

of anticholinergics in preventing acute deterioration in patients undergoing abrupt clozapine withdrawal. CNS Drugs, 19(12) : 1049–1055, 2005.

21) Shiloh, R., Zemishlany, Z., Aizenberg, D. et al. : Sulpiride augmentation in people with schizophrenia partially responsive to clozapine : a double-blind, placebo-controlled study. Br. J. Psychiatry, 171 : 569–573, 1997.

22) Small, J. G., Klapper, M. H., Malloy, F. W. et al. : Tolerability and efficacy of clozapine combined with lithium in schizophrenia and schizoaffective disorder. J. Clin. Psychopharmacol., 23(3) : 223–228, 2003.

23) 田尾有樹子：精神障害者 127 人の退院を実現―「巣立ち会」の取り組みと成果. Community Care, 9(13) : 62–67, 2007.

24) Tiihonen, J., Hallikainen, T., Ryynänen, O. P. et al. : Lamotrigine in treatment-resistant schizophrenia : a randomized placebo-controlled crossover trial. Biol. Psychiatry, 54 : 1241–1248, 2003.

25) Valenstein, M., Blow, F. C., Copeland, L. A. et al. : Poor antipsychotic adherence among patients with schizophrenia : medication and patient factors. Schizophr. Bull., 30(2) : 255–264, 2004.

26) Wilson, W. H. : Clinical review of clozapine treatment in a state hospital. Hosp. Community Psychiatry, 43 : 700–703, 1992.

# 特集

*Clozapine への期待*

# わが国における clozapine の適応，使用方法

大 下 隆 司*

抄録：Clozapine は治療抵抗性統合失調症に対する有効性の一方で，重篤な副作用である無顆粒球症などのリスクを有する。諸外国では，白血球数及び好中球数の確認後 clozapine 処方を決定する "No Blood, No Drug" が大原則となっている。わが国ではそれに加え，より安全性に配慮した枠組みが設けられた。その主な内容は，①clozapine を使用する適格な医療従事者，医療機関及び保険薬局，患者をクロザリル患者モニタリングサービス（CPMS）に登録する。②登録審査を第三者委員会が行う。③患者または代諾者に文書で説明し，同意を得る。④原則，投与開始18週間は入院管理で行う。⑤白血球数及び好中球数，血糖値及び HbA$_{1c}$ のモニタリングを行う。⑥CPMS センターを設置し，モニタリングの確実な実施及び処方判断，白血球及び好中球減少により中止した患者の再投与防止を支援する。⑦クロザピン適正使用ガイダンスが日本臨床精神神経薬理学会によって策定されている。　　　　　　　　　臨床精神薬理　12：1375-1384, 2009

**Key words :** *clozapine, treatment, treatment-resistant schizophrenia, Clozaril Patient Monitoring Service(CPMS), guideline*

## I．は じ め に

　患者，家族，医療関係者が長年待ち望んでいた治療抵抗性統合失調症の治療薬である clozapine が，2009年 4 月にようやくわが国で承認された。Clozapine は治療抵抗性統合失調症に対する有効性が証明されている一方で，致死的な転帰をたどることがある重篤な副作用である無顆粒球症などのリスクを有することが知られており，使用にはリスクを最小限に留める方策が講じられる必要がある。諸外国では，白血球・好中球のモニタリングが義務付けられており，その検査結果を必ず確

認した後に clozapine の処方を決定すること，すなわち "No Blood, No Drug" が大原則となっている。さらに，アメリカやイギリス，オーストラリアなどでは，医療機関，医療従事者及び患者を登録し，上記モニタリングの確実な実施（ヒューマンエラーによる検査未実施などの回避）及び処方の判断並びに白血球及び好中球減少により中止した患者の再投与防止を支援する，Clozaril Patient Monitoring Service（CPMS）というシステムが導入されている。

　わが国での承認にあたっては，「clozapine の投与は，統合失調症の診断，治療に精通し，無顆粒球症，心筋炎，糖尿病性ケトアシドーシス，糖尿病性昏睡等の重篤な副作用に十分に対応でき，かつクロザリル患者モニタリングサービス（CPMS）に登録された医師・薬剤師のいる登録医療機関・薬局において，登録患者に対して，血液検査等の CPMS に定められた基準がすべて満

Clozapine treatment and monitoring guideline in Japan.
*東京女子医科大学医学部精神医学教室
〔〒162-8666　東京都新宿区河田町 8 - 1 〕
Takashi Oshimo : Department of Psychiatry, Tokyo Women's Medical University. 8-1, Kawada-cho, Shinjuku-ku, Tokyo, 162 -8666, Japan.

たされた場合にのみ行うこと。また，基準を満たしていない場合には直ちに投与を中止し，適切な処置を講じること」[3]と上記の大原則及びCPMSの導入が義務付けられた。また，「糖尿病性ケトアシドーシス，糖尿病性昏睡等の死亡に至ることのある重大な副作用が発現するおそれがあるので，clozapine投与中はCPMSに準拠して定期的に血糖値等の測定を行うこと。また，臨床症状の観察を十分に行い，高血糖の徴候・症状に注意するとともに，糖尿病治療に関する十分な知識と経験を有する医師と連携して適切な対応を行うこと」[3]「clozapineの投与にあたっては，患者または代諾者にclozapineの有効性及び危険性を文書によって説明し，文書で同意を得てから投与を開始すること」[3]などの，より安全性に配慮した枠組みを設けることになった。

本稿では，CPMSへの登録や血液及び血糖モニタリングについて，clozapineの製造販売会社であるノバルティスファーマ株式会社が公開した，流通管理及び安全管理の手順を定めたCPMS運用手順[5]から紹介する。また，同社から日本臨床精神神経薬理学会に依頼があり，策定されたクロザピン適正使用ガイダンス[9]から，clozapineの適応，使用方法などについて紹介する。

## Ⅱ．クロザリル患者モニタリングサービス（CPMS）について

### 1．CPMSの目的

Clozapineを投与する患者には，好中球減少症・無顆粒球症並びに耐糖能異常の早期発見，早期対処のため，白血球・好中球及び血糖値などのモニタリングが必須である。

よって，医療機関で行う上記モニタリングの確実な実施（ヒューマンエラーによる検査未実施などの回避）と検査値に基づく処方の判断並びに白血球及び好中球減少により中止した患者の再投与防止を支援する目的で，ノバルティスファーマ株式会社がCPMSセンターを設置しCPMSを実施する。

### 2．CPMSセンターの業務

CPMSの業務は以下の通りである。

（1）Clozapineを使用する医療従事者，医療機関及び保険薬局並びにclozapineを服用する患者をCPMSに登録する（図1）。

（2）白血球・好中球減少により中止した患者の再投与防止のため，「登録された医療機関において登録された患者」と「白血球・好中球減少によりclozapineを中止した患者」とを照合し，「白血球・好中球減少によりclozapineを中止した患者」の可能性がある場合には医療機関に確認する。

（3）血液モニタリングが，CPMS規定に従って実施されていることを確認する。

（4）血糖モニタリングが，CPMS規定に従って適切な頻度で実施されていることを確認する。

（5）CPMS運用手順の不遵守が認められた場合には，該当する医療従事者に警告を発する。

### 3．医療機関の登録要件と登録手順の概略

#### （1）医療機関の登録要件と所属する医療従事者の研修

Clozapineを使用する医療機関は，血液モニタリングや無顆粒球症への緊急対応などの安全策が確実に実施できることが必須であることを踏まえ，医療機関のCPMSへの登録要件が定められている。表1に示す登録要件1を満たした医療機関が，要件2（CPMS登録医が2名以上，クロザリル管理薬剤師が2名以上，CPMSコーディネート業務担当者が2名以上有することなど）を満たすため，所属する医療従事者への研修（講習会及びケーススタディー）をクロザリル適正使用委員会｜有識者（医師，薬剤師，倫理，法律の専門家等）からなる第三者委員会｜に要請する。CPMSへの登録を予定する医療従事者は，講習を受講し理解度確認テストを修了する。また，clozapine投与中に発現する可能性のある無顆粒球症や耐糖能異常を想定し，精神科医と血液内科医や糖尿病内科医などとの連携を確認するケーススタディーを実施し，連携手順書を作成することが求められている。

なお，好中球減少症・無顆粒球症及び耐糖能異常に対する対応については，自施設で対応が困難

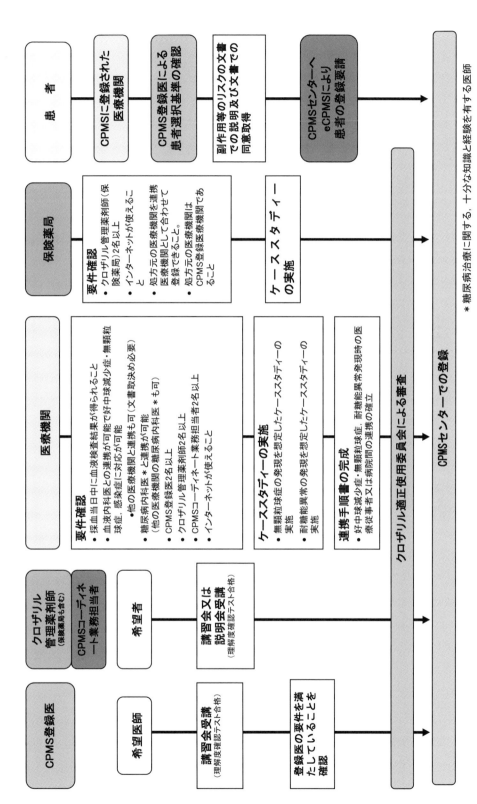

図 1　CPMS への登録[9]

* 糖尿病治療に関する、十分な知識と経験を有する医師

表1　CPMS への医療機関の登録要件[9]

<登録要件1>
■採血当日に, 好中球数・白血球数および血糖値 (空腹時または随時), HbA$_{1c}$ 値の検査結果を得ることができること
■好中球減少症・無顆粒球症に対して対応が可能であること
　▷常に血液内科医のアドバイスが受けられ, 必要に応じて治療を受けられる体制になっていること
　　□他病院と連携して対応することも可とする
　▷個室の確保や抗菌剤の投与等の感染症対策が可能であること
　▷G–CSF 製剤の緊急投与が可能であること (G–CSF が常備されているか, 又はすぐに納入される体制ができている)
　▷感染症対策について知識のあるスタッフ (看護師など) がいること
　▷抗菌剤などの感染症に対する薬剤が常備されていること
■糖尿病内科医 (糖尿病治療に関する十分な知識と経験を有する医師) と連携が可能 (他の医療機関との連携も可) であること
■パーソナルコンピューターでインターネットに接続し, CPMS の Web site にアクセス可能であること
<登録要件2>
■①CPMS 登録医2名以上　②クロザリル管理薬剤師2名以上　③CPMS コーディネート業務担当者2名以上 (②と③は兼務可) を有すること
■無顆粒球症, 耐糖能異常のケーススタディーを行い, 連携手順書を作成していること

な場合, 他病院と連携して対応することも可能である。そのうち, 好中球減少症・無顆粒球症についての連携医療機関の要件として「無顆粒球症の治療を行える血液内科医 (日本血液学会の会員でかつ無顆粒球症の治療に十分な経験のある医師) 及び精神科医が常勤していること, CPMS 登録医療機関との間で, 常に血液内科医のアドバイスを提供し, 緊急時に患者の搬送を受入れ治療することを含む文書を交わした上での提携を行っていること」が定められている。

　(2) 医療従事者の主な役割と登録要件
　CPMS 登録医の主な役割は, 服薬を希望する患者・家族に, clozapine の有効性, 危険性及び血液モニタリングなどの必要性を文書によって説明し, 文書にて同意を得ること, 血液及び血糖検査を実施し, CPMS 規定に従った処方を行うことだが, その登録要件は, ①日本国の医師免許を有する, ②統合失調症の診断・治療に十分な経験をもつ (精神保健指定医とする。ただし, この資格を有さない場合は, 精神科の実務経験が3年以上あること), ③日本精神神経学会が認定する精神科専門医, または日本臨床精神神経薬理学会が認定する臨床精神神経薬理学専門医あるいはそれと同等以上とクロザリル適正使用委員会が判断し

た医師, ④クロザリル講習会を受講し, 理解度確認テストに合格していること, をすべて満たすことである。
　クロザリル管理薬剤師の主な役割は, 検査実施を確認し CPMS 規定に従った検査間隔以上に調剤及び払い出しをしないように管理することである。
　CPMS コーディネート業務担当者の主な役割は, CPMS 規定に従った検査実施の管理, 検査結果の確認, CPMS 規定に従った処方の確認であり, また, 医療機関, 医療従事者, 患者, CPMS センターなどとの窓口となることである。
　クロザリル管理薬剤師と CPMS コーディネート業務担当者は, 講習会を受講し理解度確認テストに合格していることが求められている。なお, クロザリル管理薬剤師と CPMS コーディネート業務担当者は兼務が可能である。
　(3) 医療機関と所属する医療従事者の登録
　上記のすべての要件が整った医療機関と所属する医療従事者が, クロザリル適正使用委員会に登録要請し, 同委員会は CPMS 登録の審査を行う。
　注) 保険薬局については, CPMS 運用手順を

表 2　治療抵抗性統合失調症の基準[3]

（1）反応性不良の基準

　　忍容性に問題がない限り，2種類以上の十分量の抗精神病薬[a)b)]〔chlorpromazine 換算600mg／日以上
　　で，1種類以上の非定型抗精神病薬（risperidone, perospirone, olanzapine, quetiapine, aripiprazole
　　等）を含む〕を十分な期間（4週間以上）投与しても反応がみられなかった[c)]患者。なお，服薬コンプ
　　ライアンスは十分確認すること。
　　　　a）非定型抗精神病薬が併用されている場合は，chlorpromazine 換算で最も投与量が多い薬剤を対象
　　　　　　とする。
　　　　b）定型抗精神病薬については，1年以上の治療歴があること。
　　　　c）治療に反応が見られない：GAF（Global Assessment of Functioning）評点が41点以上に相当する
　　　　　　状態になったことがないこと。

（2）耐容性不良の基準

　　Risperidone, perospirone, olanzapine, quetiapine, aripiprazole 等の非定型抗精神病薬のうち，2種類
　　以上による単剤治療を試みたが，以下のいずれかの理由により十分に増量できず，十分な治療効果が得
　　られなかった患者。
　　・中等度以上の遅発性ジスキネジア[a)]，遅発性ジストニア[b)]，あるいはその他の遅発性錐体外路症状の出
　　　現，または悪化
　　・コントロール不良のパーキンソン症状[c)]，アカシジア[d)]，あるいは急性ジストニア[e)]の出現
　　　　a）DIEPSS（Drug−Induced Extra−Pyramidal Symptoms Scale）の「ジスキネジア」の評点が3点以
　　　　　　上の状態。
　　　　b）DIEPSS の「ジストニア」の評点が3点以上の遅発性錐体外路症状が見られる状態。
　　　　c）常用量上限の抗パーキンソン薬投与を行ったにもかかわらず，DIEPSS の「歩行」，「動作緩
　　　　　　慢」，「筋強剛」，「振戦」の4項目のうち，3点以上が1項目，あるいは2点以上が2項目以上存
　　　　　　在する状態。
　　　　d）常用量上限の抗パーキンソン薬投与を含む様々な治療を行ったにもかかわらず，DIEPSS の「ア
　　　　　　カシジア」が3点以上である状態。
　　　　e）常用量上限の抗パーキンソン薬投与を含む様々な治療を行ったにもかかわらず，DIEPSS の「ジ
　　　　　　ストニア」の評点が3点に相当する急性ジストニアが頻発し，患者自身の苦痛が大きいこと。

参照のこと。

## Ⅲ．Clozapine の適応症（治療抵抗性統合失調症）の基準

　Clozapine の適応症は治療抵抗性統合失調症である。治療抵抗性統合失調症は，それぞれの抗精神病薬を十分量投与しても十分な改善がみられなかった「反応性不良」の統合失調症と，コントロール不良の錐体外路症状などの副作用発現によって十分量の抗精神病薬を投与できなかった「耐容性不良」の統合失調症の2つに分けられる。わが国でも clozapine の適応症となる治療抵抗性統合失調症として，以下の「反応性不良」と「耐容性不良」の2つの基準（表2）が添付文書[3]に記載されている。

（1）反応性不良の基準

　忍容性に問題がない限り，2種類以上の十分量の抗精神病薬｜chlorpromazine 換算600mg／日以上で，1種類以上の非定型抗精神病薬（risperidone, perospirone, olanzapine, quetiapine, aripiprazole など）を含む｜を十分な期間（4週間以上）投与しても反応がみられなかった患者。なお，服薬コンプライアンスは十分確認すること。

（2）耐容性不良の基準

　Risperidone, perospirone, olanzapine, quetiapine, aripiprazole などの非定型抗精神病薬のうち，2種類以上による単剤治療を試みたが，以下のいずれかの理由により十分に増量できず，十分な治療効果が得られなかった患者。
　・中等度以上の遅発性ジスキネジア，遅発性ジス

トニア，あるいはその他の遅発性錐体外路症状
の出現，または悪化
・コントロール不良のパーキンソン症状，アカシ
ジア，あるいは急性ジストニアの出現

反応性不良の基準では，これまでわが国で抗精
神病薬の多剤併用療法が高頻度で行われてきたこ
とが考慮され，薬剤の投与量と投与期間に関する
規定はあるが，必ずしも単剤投与を必須条件とし
ない。

また，わが国では反応性不良であると判定する
抗精神病薬の治療期間は 4 週間と定められた。従
来，統合失調症に対する抗精神病薬の効果発現に
は数週間〜数ヵ月が必要とされていたが，近年で
は，これらの見解に否定的な研究結果が報告され
ている。2003年に Agid らが行ったメタ解析の報
告では，治療開始後 2 週間以内に簡易精神症状評
価尺度（Brief Psychiatric Rating Scale：BPRS）
及び陽性・陰性症状評価尺度（Positive And
Nnegative Syndrome Scale：PANSS）の顕著な改
善が得られるケースが非常に多いことが示されて
いる一方で，4 週目で治療に反応を示す患者も存
在した[1]。2007年に Leucht らが行ったメタ解析で
は，治療開始 1 週間内に顕著な治療効果が得られ
ており，さらに 1 年を通してみると，最初の 4 週
以内に治療効果が現れていることが示された[8]。
こうした研究や各国における治療ガイドライン，
アルゴリズムでの抗精神病薬の投与期間を参考に
して 4 週間という期間が決められた。

## IV. 同 意 取 得

Clozapine を投与する患者には血液及び血糖モ
ニタリングを行わなければならないが，モニタリ
ングには患者の協力が不可欠である。このため，
CPMS 登録医療機関の CPMS 登録医は，上記の
治療抵抗性統合失調症の基準を踏まえ適格な患者
を選択し，患者本人または代諾者（家族など）に
対して，clozapine の有効性及び危険性，定期的
な血液検査などの必要な対策について，文書によ
って説明し，文書で同意を得た後に，患者を
CPMS に登録することができる。

## V. 入退院規定

Clozapine の投与開始は入院管理下で行われ
る。無顆粒球症などの副作用発現は投与初期に多
いことが知られており，1972〜1995年までの海外
における好中球減少症と無顆粒球症の累積発現率
の集計によると，clozapine 投与後18週までは経
時的に累積し，70〜90％強が18週までに認められ
ている[2,4,6,7]。そのため，わが国においては，原則
として clozapine 投与開始から18週までは入院管
理下で投与を行い，無顆粒球症などの重篤な副作
用発現に関する観察を十分に行うよう定められ
た[3]。

Clozapine の有効性，安全性が十分に確認され
た場合には，18週に満たなくても外来による治療
に移行することができる。外来への移行の条件
は，clozapine 投与後 3 週間以上経過し，かつ至
適用量設定後 1 週間以上経過した場合，患者と同
居して患者の症状を確認し，規定量の服薬及び
CPMS の規定通りの通院を支援できる者がいる
場合に限られる。ただし，感染症の徴候など，血
液障害に関連すると思われる症状がみられた場合
には，直ちに主治医に相談するよう，退院の際に
患者または代諾者に十分説明することが求められ
ている[3]。

1 泊 2 日以上の外泊が許可される条件は，担当
医が外泊を可能と判断したこと，患者の外泊先
に，患者の症状や服薬が確認できる者がいること
である。

退院や外泊にあたっては，担当医またはコーデ
ィネート業務担当者が患者及びその家族などに
CPMS の遵守，副作用発生時の徴候となる症状
について説明を行い，症状がみられた場合には直
ちに受診するように指示するとともに，患者の緊
急連絡先の確認を行うことが必要である。

## VI. Clozapine 使用の実際

### 1．スクリーニング

Clozapine を使用するにあたっては，上記で同
意を得た患者に投与前に必要な検査を行い，禁忌

表3　Clozapine 投与開始基準及び投与中の検査頻度と中止基準[3]

| | 白血球数 /mm³ | 好中球数 /mm³ | 処　置 |
|---|---|---|---|
| ① | 4,000以上 かつ | 2,000以上 | 投与開始可能。<br>投与継続可能，<br>投与開始から最初の26週間は血液検査を週1回行うこと。なお，26週間以降は，条件を満たした場合に2週に1回の血液検査とすることができる。ただし，2週に1回の血液検査に移行した後，4週間以上の投与中断があった場合には，再投与開始から26週間は週1回の血液検査を行うこと。 |
| ② | 3,000以上 4,000未満 又は | 1,500以上 2,000未満 | ①の範囲に回復するまで血液検査を週2回以上行い，注意しながら投与継続可能。 |
| ③ | 3,000未満 又は | 1,500未満 | 直ちに投与を中止し，①の範囲に回復するまで血液検査を毎日行い，十分な感染症対策を行う。回復後も再投与は行わない。なお，少なくとも回復後4週間までは血液検査を週1回以上行うこと。 |

表4　Clozapine 投与前の検査結果に基づく患者区分[9]

| | 正常型 | 境界型 | 糖尿病・糖尿病を強く疑う |
|---|---|---|---|
| 空腹時血糖値 | 110mg/dl 未満 | 110〜125mg/dl | 126mg/dl 以上 |
| 随時血糖値 | 140mg/dl 未満 | 140〜179mg/dl | 180mg/dl 以上 |
| HbA₁c 値 | 5.6% 未満 | 5.6〜6.0% | 6.1% 以上 |

を除外する。特に，CPMS への患者登録前（4週間以内）に血液検査を行い，白血球数が4,000/mm³以上かつ好中球数が2,000/mm³以上であることを確認する。また，clozapine には，重大な副作用として，心筋炎・心筋症が報告されているので，心電図検査を行うことも必要となる。

Olanzapine と quetiapine において禁忌となっている，糖尿病または糖尿病の既往のある患者への使用について，clozapine では原則禁忌とされた。これらの患者に対しては投与しないことを原則とするが，投与対象が治療抵抗性統合失調症患者という背景から，リスクとベネフィットを総合的に判断し，特に必要とする場合には慎重に投与を行う。Clozapine の投与開始時には，血糖値，HbA₁c 値，血清脂質値，身長・体重，臨床症状，糖尿病の既往歴，家族歴などについて把握しておくことが必要となる。

## 2．血液及び血糖モニタリング

実際に clozapine を使用する場合は，"No Blood, No Drug" を大原則とし，CPMS 規定に従った血液モニタリングを行う。Clozapine による無顆粒球症の発現例では，好中球減少症と診断されてから数日で無顆粒球症となると報告されていることや海外での CPMS の運用経験などから，わが国では，血液検査結果と clozapine の開始，継続，中止基準が（表3）のように定められた[3]。

また，clozapine の投与中は CPMS に準拠して定期的に血糖モニタリングを行うとともに，臨床症状の観察を十分に行い，高血糖の兆候・症状に注意する。血糖値（可能な限り空腹時）と（原則として）HbA₁c 値の結果に基づき，clozapine 投与前に患者を表4の「正常型」「境界型」「糖尿病・糖尿病を強く疑う」の3区分に分類し，それぞれに沿ったモニタリング（表5，6，7）を行う。

## 3．用量設定

Clozapine の投与開始初期に起立性低血圧とと

臨床精神薬理　Vol. 12 No. 7, 2009　　　1381（65）
（85）

表5 「正常型」でのモニタリング方法[9]

| 項目 | 調査・測定時期（調査開始後の週数） | | | | | | | | | | | | |
| --- | 投与前 | 4 | 8 | 12 | 16 | 20 | 24 | 28 | 32 | 36 | 40 | 44 | 48 |
| 血糖値＊1 | ○ | ○ | | ○ | | | ○ | | | ○ | | | ○ |
| HbA$_{1c}$（原則） | ○ | ○ | | ○ | | | ○ | | | ○ | | | ○ |
| 血清脂質値＊2 | ○ | | | | | | ○ | | | | | | ○ |
| 身長 | ○ | | | | | | | | | | | | |
| 体重 | | 来院毎に測定する | | | | | | | | | | | |
| 臨床症状＊3 | | 来院毎に確認する | | | | | | | | | | | |
| 糖尿病の既往・家族歴 | ○ | | | | | | | | | | | | ○ |

＊1: 可能な限り空腹時に測定
＊2: 総コレステロール，高比重リポ蛋白（HDL）コレステロール，中性脂肪
＊3: 口渇，多飲，多尿，頻尿，ソフトドリンク摂取

表6 「境界型」でのモニタリング方法[9]

| 項目 | 調査・測定時期（調査開始後の週数） | | | | | | | | | | | | |
| --- | 投与前 | 4 | 8 | 12 | 16 | 20 | 24 | 28 | 32 | 36 | 40 | 44 | 48 |
| 血糖値＊1 | ○ | ○ | ○ | ○ | ○ | ○ | ○ | ○ | ○ | ○ | ○ | ○ | ○ |
| HbA$_{1c}$（原則） | ○ | ○ | ○ | ○ | ○ | ○ | ○ | ○ | ○ | ○ | ○ | ○ | ○ |
| 血清脂質値＊2 | ○ | | | ○ | | | ○ | | | ○ | | | ○ |
| 身長 | ○ | | | | | | | | | | | | |
| 体重 | | 来院毎に測定する | | | | | | | | | | | |
| 臨床症状＊3 | | 来院毎に確認する | | | | | | | | | | | |
| 糖尿病の既往・家族歴 | ○ | | | | | | ○ | | | | | | ○ |

＊1: 可能な限り空腹時に測定
＊2: 総コレステロール，高比重リポ蛋白（HDL）コレステロール，中性脂肪
＊3: 口渇，多飲，多尿，頻尿，ソフトドリンク摂取

もに循環虚脱などを惹起することがあり，また，起立性低血圧の発現頻度と程度は本剤の投与量や増量幅に依存することが知られていることから投与開始・増量は慎重に行う必要がある。

通常，成人には clozapine として初日は12.5mg（25mg 錠の半分），2日目は25mg を1日1回経

表7 「糖尿病・糖尿病を強く疑う」でのモニタリング方法[9]

| 項目 | 投与前 | 2 | 4 | 6 | 8 | 10 | 12 | 14 | 16 | 18 | 20 | 22 | 24 |
|---|---|---|---|---|---|---|---|---|---|---|---|---|---|
| 血糖値*1 | ○ | ○ | ○ | ○ | ○ | ○ | ○ | ○ | ○ | ○ | ○ | ○ | ○ |
| HbA₁c | ○ |  | ○ |  | ○ |  | ○ |  | ○ |  | ○ |  | ○ |
| 血清脂質値*2 | ○ |  |  |  |  |  | ○ |  |  |  |  |  | ○ |
| 身長 | ○ |  |  |  |  |  |  |  |  |  |  |  |  |
| 体重 | 来院毎に測定する | | | | | | | | | | | | |
| 臨床症状*3 | 来院毎に確認する | | | | | | | | | | | | |
| 糖尿病の既往・家族歴 | ○ |  |  |  |  |  | ○ |  |  |  |  |  | ○ |

*1: 可能な限り空腹時に測定
*2: 総コレステロール，高比重リポ蛋白（HDL）コレステロール，中性脂肪
*3: 口渇，多飲，多尿，頻尿，ソフトドリンク摂取

口投与する。3日目以降は症状に応じて1日25mgずつ増量し，原則3週間かけて1日200mgまで増量するが，1日量が50mgを超える場合には，2〜3回に分けて経口投与する。維持量は1日200〜400mgを2〜3回に分けて経口投与することとし，症状に応じて適宜増減する。ただし，1回の増量は4日以上の間隔をあけ，増量幅としては1日100mgを超えないこととし，最高用量は1日600mgまでとされている[3]。

### 4．切り替え

Clozapine を処方する患者は，「反応性不良」及び「耐容性不良」の基準で定義される治療抵抗性統合失調症であり，当然，clozapine 以前に何らかの抗精神病薬がすでに処方されている。Clozapine の副作用の重篤さや多様さを考慮すると，clozapine を他の抗精神病薬と併用することは避けるべきであると考えられるため，clozapine での治療は単剤で行うべきであり，それゆえ，clozapine は原則として前治療薬の投与終了後に投与を開始する。

前治療薬の抗精神病薬を減量中に，精神症状が悪化し clozapine 投与開始前に前治療薬を中止できない場合には，前治療薬の漸減と並行して clozapine を漸増していくクロスタイトレーションを行うことも可能である。その場合，前治療薬は4週間以内に中止することとされている[3]。クロスタイトレーションは，その間の抗精神病薬の副作用が相加的となる可能性がある上に，薬物相互作用も懸念される。そのため，前治療薬の減量・単純化は日常診療の中で常に意識されていなくてはならない。

### Ⅷ．おわりに

わが国において，clozapine 使用の際に求められている CPMS への医療機関などの登録，clozapine の適応と使用方法などについて紹介した。クロザピン適正使用ガイダンス[9]をテキストとしたクロザリル講習会が順次開催され，CPMS 登録要件を満たした医療機関と医療従事者がクロザリル適正使用委員会による審査を経て CPMS に登録される。その後，実際に clozapine による治療抵抗性統合失調症患者の治療が開始される。

CPMSのような安全性確保のための厳密なシステムが施行されるのは，わが国の精神科医療の歴史の中で初めての経験であり，このシステムが運用できる医療機関がどのくらいあるのか注目される。

## 文　献

1 ) Agid, O., Kapur, S., Arenovich, T. et al. : Delayed-onset hypothesis of antipsychotic action : a hypothesis tested and rejected. Arch. Gen. Psychiatry, 60 : 1228–1235, 2003.

2 ) Chatterton, R., McGrath, J., Sanderson, L. et al. : Long-term clozapine treatment identifies significant improvements in clinical and functioning scales. Schizophr. Res., 36 : 274, 1999.

3 ) クロザリル添付文書

4 ) Copolov, D. L., Bell, W. R., Benson, W. J. et al. : Clozapine treatment in Australia : a review of haematological monitoring. Med. J. Aust., 168 : 495–497, 1998.

5 ) CPMS 運用手順

6 ) Krupp, P., Barnes, P. : Clozapine-associated agranulocytosis : risk and aetiology. Br. J. Psychiatry, 160(suppl. 17) : 38–40, 1992.

7 ) Lambertenghi-Deliliers, G. : Blood dyscrasias in clozapine-treated patients in Italy. Haematologica, 85 : 233–237, 2000.

8 ) Leucht, S., Busch, R., Kissling, W. et al. : Early prediction of antipsychotic nonresponse among patients with schizophrenia. J. Clin. Psychiatry, 68 : 352–360, 2007.

9 ) 日本臨床精神神経薬理学会クロザピン検討委員会 編 : クロザピン適正使用ガイダンス. 2009.

# 特集

**統合失調症治療におけるデシジョンメイキング**

# Clozapine 導入決断の条件・タイミング

来　住　由　樹*

抄録：Clozapine をようやく，日本で用いることができるようになった。待ち望まれたこの薬が，有用性を存分に発揮できることを願っている。そのためには，clozapine というちょっと癖がある薬を十分に学んで，必要とする患者のもとに届けることが，私たちの責務であると感じている。Clozapine は古くて新しい薬であり，clozapine 先進諸国でも，その使用の少なさが報告され，適正な使用について再喚起がなされている。本稿では，2011年10月までの33例の使用経験をもとに，clozapine を導入するタイミングについて検討したい。そして，統合失調症の方への治療における，次の3つの目標を最大化するための方法を検討したい。すなわち，①症状を減少させる，ないし消退させる，②生活の質（QOL）と社会適応機能を最大化する，③疾病により減じている機能を，可能なかぎり回復を促進し，維持する，である。　　　　　　　**臨床精神薬理　15：189-196, 2012**

**Key words :** *clozapine, treatment-resistant schizophrenia, clinical practice, indication*

## I. は じ め に

　関係者の長年の努力により，日本においても2009年7月から clozapine が上市された。そして2011年10月30日の時点では，全国で516人に処方がなされている。Clozapine は，1988年に Kane ら[13] によって治療抵抗性統合失調症患者への効果が報告されて以降，1990年に英米で認可され現在までに97ヵ国で用いられてきた。

　経緯を振り返ると，clozapine 導入が遅れた日本では第2世代抗精神病薬の後に clozapine が認可され，諸外国では clozapine の認可の後に第2世代抗精神病薬が導入されてきた。Clozapine は，1990年以降20年以上にわたり治療抵抗性統合失調症に用いられてきており，現在においても治療抵抗性統合失調症の治療薬として唯一のものである。しかしながら最近では，clozapine 先進国においても有害事象への躊躇から必要な患者に十分に用いることができていないのではないかとの報告[3] がみられている。その一方でニュージランドでは，初診後 clozapine を処方するまでの期間が，1990年と2006年とで比較すると，8年から1年に短くなっているとの報告[5] もある。

　現在なお，clozapine 先進国においても，clozapine の使用の最適化[16] をめぐって議論されており，これは古くて新しい課題である。Clozapine が世界的にみても再度見直しを受けているこの時期に，我が国で使用できるようになったことは，適応症を考えていく上で，極めて恵まれていると

The role of clozapine : optimizing for treatments and outcomes for people with schizophrenia.
*地方独立行政法人　岡山県精神科医療センター
〔〒700-0915　岡山県岡山市北区鹿田本町3-16〕
Yoshiki Kishi : Okayama Psychiatric Medical Center. 3-16, Shikatahonmachi, Kita-ku, Okayama-shi, Okayama, 700-0915, Japan.

表1 治療抵抗性統合失調症の日本での定義

| 反応性不良 | 耐容性不良 |
|---|---|
| ・2種類以上の抗精神病薬<br>　−CP換算で600mg以上<br>　−1種類以上は新規抗精神病薬<br>・十分な期間の投与<br>　−新規抗精神病薬は4週間以上<br>　−従来薬は1年以上<br>・反応が認められない<br>　−GAFが41以上にならない | ・2種類以上の新規抗精神病薬で治療<br>　−単剤治療<br>・中等度以上の遅発性症候群<br>　−DIEPSS 3以上の遅発性ジスキネジア<br>　−DIEPSS 3以上の遅発性ジストニア<br>・コントロール不良のパーキンソン症候群<br>　−常用量上限の抗パーキンソン薬を含む治療<br>　−DIEPSSで歩行・動作緩慢・筋強剛・振戦で3<br>　　点以上が1項目または2点以上が2項目以上<br>・コントロール不良のアカシジア<br>・コントロール不良の急性ジストニア<br>　−常用量上限の抗パーキンソン薬を含む治療<br>　−DIEPSSで3点以上 |

いえる。

## II．治療抵抗性統合失調症

　治療抵抗性統合失調症について考えてみると，本来は明確に定義されてもちいられる言葉であるが，日本においては，"難治例"や"処遇困難例"と同義に曖昧に用いられている場合が少なくなかった[21]。また治療抵抗性の定義には，狭義のものから広義のものまで数多くある。

　そこでclozapineの導入にあたって，日本臨床精神神経薬理学会クロザピン検討委員会は長期にわたる検討を行い，日本の実情を反映した独自の治療抵抗性統合失調症の基準[10,11]を設けた。そしてその基準は，クロザピン適正使用委員会がclozapine処方の基準としてそのまま採用し，添付文書にも明記された。

　まず反応性不良の基準（表1）は，2種類の新規抗精神病薬に反応しなかったか，1種類の新規薬と1種類の従来薬に反応しなかった場合とされ，この定義の特徴は，薬歴の確認の上で必ずしも単剤治療が要請されない点である。

　また耐容性不良の基準（表1）は，新規抗精神病薬の2種類以上の単剤治療で，有害事象のため十分な増量ができなかったものとし，その有害事象について遅発性症候群の程度がDrug-Induced Extrapyramidal Symptoms Scale（DIEPSS）で明

確に定められ，パーキンソン症状とアカシジアについても重症度の定義が明確に定められた。

　なお国内の治療抵抗性の患者の推定数は，治療抵抗性の基準が厳しいものか緩やかなものかにより当然，異なった値になる。稲垣らは2003年にレビュー[8]を行っており，我が国で，clozapine処方の対象について，即対象となるもの9％，さらに1種類の抗精神病薬を処方したあとに対象となるもの30％と推計している。またその総数について，53000人[7]，ないし19700人[9]と推計値を示している。

## III．1988年のKaneおよび1989年と1992年のMeltzerの論文から適応症を考える

　1970年代にフィンランドで無顆粒球症を理由としてclozapineの処方が困難となり，開発が中止される国もでてきた。そのなかで，Kaneらの論文が，治療抵抗性統合失調症に対するclozapineの有用性を決定づけていくこととなった。そこで，この論文での患者エントリー基準処方に着目して，有用性を検討したい。

　Kaneらによる論文[13]でのエントリー基準は，1）Brief Psychiatric Rating Scale（BPRS, 18項目バージョン）合計スコアが45点以上であり，2）「概念の統合障害」「猜疑心」「幻覚による行動」「不自然な思考内容」のうちの2項目以上で

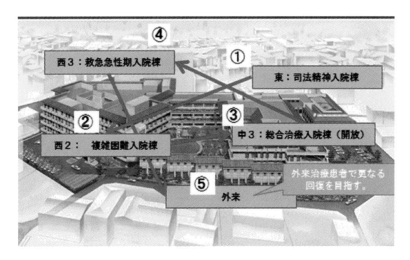

図1　Clozapine を導入した順序

BPRS 合計スコアが 4 点以上であること，とある。また Meltzer らによると，BPRS の値がたかく，妄想，思考障害がある群に clozapine は有効である[14]としている。これらから，適応症として，陽性症状があることをひとつの基準として考えたい。

さらに Meltzer らは 3 ヵ月，6 ヵ月，9 ヵ月，12 ヵ月と経過を追っていくと，時間とともに段階的に回復が進んでいく[15]ことを示している。このことから，処方後に効果を判定するには，月単位で時間をかけて判断した方がよいことがわかる。

## IV. ノバルティスファーマ（株）により 実施された臨床試験の結果から 適応症を考える

本邦で行われた第 2 相試験前期および後期[12]での患者エントリーの基準は，1）BPRS 合計スコアが 45 点以上であること，2）「概念の統合障害」「猜疑心」「幻覚による行動」「不自然な思考内容」のうちの 2 項目以上で BPRS 合計スコアが 4 点以上であること，の 2 項目を満たすことであった。そしてその結果の検討において，BPRS の各項目の最終評価時に，症状の消失を多く認めたものは，敵意，興奮，緊張，非協調性であった。

この点から，実地臨床での clozapine の効果が

あると考えられる適応症として，陽性症状，特に敵意，興奮，緊張，非協調性があるものとすることができるのではないだろうか。

## V. 当院での処方の現状

岡山県精神科医療センターでは，2009年11月以降に clozapine の処方を開始し，2011年11月現在までに33人に処方を行った。導入において必要な患者にきちんと処方することと，安全に用いることとが両立するように，使用する入院棟をひとつずつ増やし，必要な知識と技術を院内に広げていった（図1）。これまでに処方した33人のうち，有害事象は無顆粒球症 1 人，白血球減少症 1 人，薬剤性肝炎 1 人，ミオクローヌス 1 人であったが，CPMS を遵守した管理により，すべての事例で安全に回復した。現在までに処方を継続している29人の効果は，2 人が不変であるほかは，Clinical Global Impression-Improvement（CGI-I）が 1 ～ 3 （顕著な回復から軽度回復）の範囲で回復している（図2）。なお開始時の重症度は，CGI-Severity（CGI-S）が 5 ～ 7 （中等度～顕著）であった（図3）。

それでは，clozapine の適応症は治療抵抗性統合失調症であるが，その中でも特にどのような患者に有効であるのだろうか。まずは，上記 Kane らの論文から，陽性症状が難治でそれが治療上の

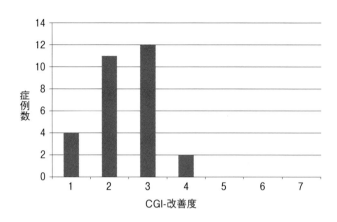

図2　Clozapine 導入後の改善度

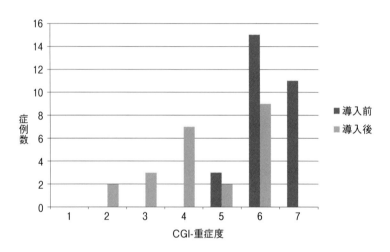

図3　Clozapine 導入者の重症度

課題となっている事例が考えられるだろう。そして幻覚や妄想等に関連した暴力や自殺のリスクがある患者も対象と考えた。また精神遅滞を合併した治療抵抗性統合失調症で，水中毒の事例，疎通性障害・思考途絶・自発性低下で修正型電気けいれん療法（mECT）でも反応がわずかしか得られない事例に，当院では clozapine を処方した。

　当院では，clozapine を処方する病棟をひとつずつ増やしていった（図1）が，まず最初に処方を開始したのは医療観察法入院棟であった。そして続いて複雑困難入院棟で処方を行った。この病棟では，看護師やコメディカルの加配を行い非薬物療法による治療を強化することにより，地域移行をつよく推し進めており，さらに clozapine を

用い，患者本人の病状を回復させることで退院を可能とする支援につなげることを考えた。当病棟には，少なくとも4ヵ月以上は入院をしている疾病要因や生活機能要因等で困難を抱える方が多く，やはり幻覚妄想のため行動が強く影響される人，猜疑心や拒絶が遷延している人に clozapine を用いた。また，ここで新たにチャレンジしたのは，初回エピソードないし第2回エピソードの統合失調症が遷延し，病状の回復が停滞している部分反応者（partial responder）であった。Clozapine でなんとか回復を促進し，可能な限り病状の固定を防ぎたいと考えた。

　さらに，開放入院である総合治療入院棟でも用いることとした。ここでは耐容性不良のため，

quetiapine 300mg 程度を用いながら mECT を行っている事例があったが，その治療では維持が困難となっていたため clozapine を用いた。また clozapine の有用性について手応えが感じられてきたので，外来に通院できているが，Global Assessment of Functioning（GAF）が40以下の社会機能であり，頑固な幻聴や関係妄想に圧倒されているが，自ら回復を望み，もっとよくなりたいと願っている外来患者に勧めて任意入院にて導入した。

また精神科救急入院棟でも，再燃を繰り返しており，幻聴等が持続し，かつ急性増悪で入院した事例にもちいた。この場合，第2剤目の抗精神病薬（以前の薬歴から反応性不良は明らか）として clozapine を用いたところ，3ヵ月程度の入院期間で退院することができた。そして以前よりも症状及び生活機能が回復していた。

最近では，10歳代の若年者で初回エピソードであるが，多種類の新規抗精神病薬にて効果が得られなかった事例や，統合失調症で気分変動のコントロールが極めて困難な事例にも処方を行っている。

## VI. 統合失調症治療における目標と clozapine

統合失調症は慢性疾患であり，人生のすべての側面に影響を与える疾患群である。American Psychiatric Association の統合失調症治療ガイドライン[1]によると，3つの治療計画上のゴールがあるという。引用すると，『①症状を減少させる，ないし消退させる，②生活の質（QOL）と社会適応機能を最大化する，③疾病により減じている機能から，可能なかぎり回復を促進し，維持する』とある。

これは，症状レベルでは，部分反応者に対して治療でどのように踏み込むかという課題である。Clozapine は，この点について回復を促進する可能性がある薬剤であり，事例ごとに適応について検討を行うことが必要であろう。

QOL と社会機能を回復させ，減じた機能を回復させるにはどのようにすればよいのだろう。治療抵抗性事例でも，clozapine 自体が QOL を回復させるとの報告がある。しかし現実的には，clozapine により症状レベルの回復を得て，その後に心理社会的治療と支援をおこなうことになるのだろう。このように clozapine は QOL や社会機能の回復促進のためにも基盤条件をととのえる薬物といえるだろう。

また統合失調症患者の生命予後や，自殺等の問題は大きな課題である。この点について Tiihonen ら[19]は，フィンランドの統合失調症患者について，薬物ごとの効果を検討している。具体的には，1996年から2006年にわたり経過を追い，登録患者の死因と一般人口集団との死因を比較検討している。そして特に処方薬について，①処方薬なし，②clozapine，③olanzapine，④risperidone，⑤quetiapine，⑥haloperidol，⑦thioridazine，⑧多剤併用とに分け，⑨perphenazine を基準に，死亡率等を調べている。それによると clozapine では，全死亡がオッズ比0.74，自殺による死亡はオッズ比0.34といずれも減じている。また処方期間が長い患者ほど，全死亡のリスクは低くなっている。

## VII. Clozapine 処方の最適化という課題

最近の欧米の論文でも，clozapine が，必要な患者に十分に処方されていないのではないかとの考えが示されるものが多い[3]。Clozapine の効果と有用性が，他剤に比べて優れているにもかかわらず，必要とする患者に十分に用いられていないとされる。具体的には，統合失調症患者における clozapine 処方率は，米国の退役軍人病院[22]で1〜1.5％，イタリア[20]で1.5％であり，また英国[2]では clozapine 処方が望ましいとされる患者のうち30％にしか処方されていない等と報告がなされている。

また clozapine の処方時期が遅くなる傾向が指摘されている。すなわちガイドラインでは，抗精神病薬を2剤十分量用いても効果がないときには clozapine を用いるべきとされていても，実際には，米国では初診後9年目[23]，英国では初回入院後5年目の開始[17]となっているという。

他方でアジア諸国では比較的多く[24]の処方がな

されており，とりわけ中国と台湾とで多く，2009年に26.7および26.9%でclozapineがもちいられている。

このような現状を見据え，clozapineについて，どのように用いれば効果を最大化して，かつ有害事象を最小化するのかについての報告[16]が行われている。これらから，clozapineの処方に遅れて参入する立場にある我が国でも極めて実践的に学ぶことができる。そして我が国で導入されたクロザピン処方ガイドラインやCPMSは，すでに諸外国の最前線に匹敵する内容を有している。ただし，clozapineの血中濃度モニタリングのシステムが国内にないことは大きな課題である。なぜなら，clozapineの代謝動態は複雑で，内服量と血中濃度について個体差が大きい[4]からである。

Nielsenらの報告[4]によると，clozapineは開発後40年がすぎた薬であるが，治療抵抗性統合失調症にとってこれを超える薬はまだない。そしてclozapineの処方は，有害事象を最小化するためにもゆっくりと用量をあげることが望ましい。また反応閾値は350〜420ng/mlであり，効果の有無の評価のためには，この濃度以上に保ち，少なくとも12週間は観察が必要である。部分反応があるのなら増量を行うことが望ましい。そしてlamotrigine，ECT，他の抗精神病薬（これは日本では承認されていない）の併用が，部分反応者に有効である可能性があるとしている。また医師・患者関係での協働が不可欠と指摘しており，これについてHodgeら[6]は，血液モニタリングを躊躇する患者は19%で，躊躇する医師は52%であり，むしろ医師の側の躊躇が課題であるとしている。

## Ⅷ．ま　と　め

我が国においてはクロザピン適正使用ガイドラインがあり，CPMSが整備されているため，極めて安全にclozapineを使用できる環境にある。我々は無顆粒球症を1例経験したが，ガイドラインを忠実に守りながら治療を続け，特に問題なく回復に至った。TiihonenやNielsen等が示しているように，利益は不利益を上回り，なによりも生命予後，生活の質（QOL），病状等を回復させうる薬物であることを理解して処方を行う必要がある。

しかし現実に処方を始めると，レビュー論文やガイドラインだけでは，解決しない課題にぶち当たる。

まず処方当初に感じるのは，どのようにすれば，安全に患者に用いることができるのかということであろう。これは基本的には，適正使用ガイドラインを守ることで多くを乗り越えることができると考えられる。例えば当院では一般的な有害事象である鎮静，流涎は，あらかじめ患者と情報を共有しておき，2〜3ヵ月で緩和することを伝えておくことが有効であった。そしてこのように細やかな部分は，Maudsley[18]のガイドラインに指南を受けた。実際，白血球のbenign（良性）な減少（2000前後でとどまる程度）についての対応をここから学んだ。すなわちもし中止基準に至ると，無顆粒球症ではなくても日本のガイドラインでは再投与は認められていないため，それをなんとか食い止めたいと一臨床家として考えた。そしてこのガイドラインにlithumの使用の可能性を発見し，使用したら乗り越えることのできた事例もあった。

しかしclozapine先進国でも，解決に至っていない課題にすぐに直面する。例えば，初発患者で反応性不良のときclozapineを考えてよいのか，10歳代であるときどう考えるか，mECT処方とclozapine処方とのどちらを先に検討すべきか，水中毒など従来の薬物療法で解決しなかった特殊な問題に可能性はあるのか，などである。これらについては多くの実践報告があるので，それらを参照しながら経験を積み上げる他に方法がないのが現状であろう。

我々の経験の範囲であるが，10歳代で反応性不良の統合失調症患者について，入院6ヵ月目に5剤目でclozapineを導入して，ほぼ寛解に近い反応を得た事例もある。他方で同様に10歳代で反応性不良であるが，状態像が亜昏迷のためmECTを行ったところ効果が現れ，その後は以前の処方では効果が判然としなかったolanzapineを継続して回復に向かっている事例もある。また猜疑

◆症状の回復効果が期待できる
◆生活の質(QOL)の回復が期待できる
◆認知機能の回復が期待できる
◆自殺を減らす可能性がある
◆攻撃的行動を減らす可能性がある
◆治療継続率が高くなる可能性がある
◆再入院を減らす可能性がある
◆社会的適応が良くなる可能性がある
◆生命予後を改善する可能性がある

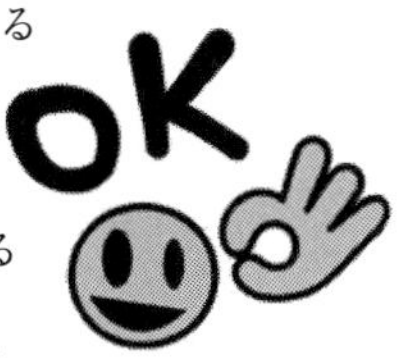

図4 患者への説明資料の一部―「Clozapine の効果」

心，精神運動興奮を伴うような事例では，mECT
を先行させてから clozapine を処方し，2段階で
回復を促すことも行っている。さらに水中毒を伴
い，精神遅滞も併存しており言語的な介入が困難
であった事例で，clozapine により精神症状も緩
和し，水中毒も回復した事例もある。
　患者や家族に clozapine の処方を勧め，説明す
るとき，有害事象とともに，何よりも有用性につ
いて根拠をもって伝える必要があり，そのときに
は，可能な限りわかりやすく説明する必要があ
る。当院で使用して説明資料の一部を参考までに
図4に示した。

　　　　　　　　文　　献

1 ) American Psychiatric Association : Practice
guideline for the treatment of patients with
schizophrenia, second edition. Am. J. Psychiaty,
161 (suppl. 2) : 1–56, 2004.
2 ) Downs, J., Zinkler, M. : Clozapine : national re-
view of postcode prescribing. Psychiatr. Bull., 31
(10) : 384–387, 2007.
3 ) Farooq, S., Taylor, M. : Clozapine : dangerous
orphan or neglected friend?　Br. J. Psychiatry,
198 : 247–249, 2011.
4 ) Guitton, C., Kinowski, J.M., Abber, M. et al. :
Clozapine and metabolite concentrations during
treatment of patients with chronic schizophrenia.
J. Clin. Pharmacol., 39(7) : 721–728, 1999.
5 ) Harrison, J., Jarlöv, M., Wheeler, A.J. et al. : Pat-
terns of clozapine prescribing in a mental health
service in New Zealand. Pharm. World Sci., 32 :
503–511, 2010.
6 ) Hodge, K., Jaspersen, S. : Side-effects and treat-
ment with clozapine : a comparison between the
views of consumers and their clinicians. Int. J.

Ment. Health Nurs., 17 : 2–8, 2008.
7 ) 稲垣 中, 不破野誠一, 吉住 昭 他：2000年度厚
生労働科学研究 統合失調症の治療およびリハ
ビリテーションのガイドライン作成とその実証
的研究：p15-25.
8 ) 稲垣 中：将来の日本における clozapine の投与
対象について. 臨床精神薬理, 6 : 55-64, 2003.
9 ) 稲垣 中, 中川敦夫, 塚田和美：2005年度厚生労
働科学研究 統合失調症の治療の標準化と普及
に関する研究.
10) 稲垣 中：治療抵抗性統合失調症の歴史的変遷.
臨床精神薬理, 12 : 1349-1361, 2009.
11) 稲垣 中：治療抵抗性統合失調症とその治療. 専
門医のための精神科臨床リュミエール15　難治
性精神障害へのストラテジー(責任編集 中込和
幸), pp.14-33, 中山書店, 東京, 2010.
12) 石郷岡純：Clozapine の国内臨床試験の総括. 臨
床精神薬理, 12 : 1319-1347, 2009.
13) Kane, J.M., Honigfeld, G., Singer, J. et al. : Clo-
zapine for the treatment-resitant schizophrenia.
Arch. Gen. Psychiatry, 45(9) : 789-796, 1988.
14) Meltzer, H.Y. : A prospective study of clozapine
in treatment-resistant schizophrenic patients. I.
Preliminary report. Psychopharmacology (Berl),
99(Suppl) : S68-72, 1989.
15) Meltzer, H.Y. : Demensions of Outcome with
Clozapine. Br. J. Psychiatry Suppl., 17 : 46-53,
1992.
16) Nielsen, J., Damkier, P., Lublin, H. et al. : Opti-
mazing clozapine treatment. Acta Psychatr.
Scand., 123 : 411-422, 2011.
17) Taylor, D.M., Young, C., Paton, C. : Prior an-
tipsychotic prescribing in patients currently re-
ceiving clozapine : a case note review. J. Clin.
Psychiatry, 64 : 30-34, 2003.
18) Taylor, D., Paton, C., Kapur, S. et al. : The
Maudsley Prescribing Guidelines, 10th edition.
pp.53-77, Informa Healthcare, 2009.
19) Tiihonen, J., Lönnqvist, J., Wahlbeck, K. et al. :
11-year follow-up of mortality in patients with
schizophrenia : a population-based cohort study
(FIN11 study). Lancet, 374 : 620-627, 2009.
20) Tognoni, G. : Pharmacoepidemiology of psy-
chotropic drugs in patients with severe mental
disorders in Italy. Italian Collaborative Study
Group on the Outcome of Severe Mental Disor-
ders. Eur. J. Clin. Pharmacol., 55(9) : 685-690,
1999.
21) 内田裕之, 渡邊衡一郎, 八木剛平：治療抵抗性概

念を軸とした clozapine の歴史的意義臨床精神薬理, 6：3-9, 2003.

22) Weissman, E.M.：Antipsychotic prescribing practices in the Veterans Healthcare Administration--New York metropolitan region. Schizophr. Bull., 28(1)：31-42, 2002.

23) Wheeler, A.J.：Treatment pathway and patterns of clozapine prescribing for Schizophrenia in New Zealand. Ann. Pharmacother., 42：852-860, 2008.

24) Xiang, Y.T., et al.：Clozapine use in schizophrenia：findings of the Research on Asia Psychotropic Prescription (REAP) studies from 2001 to 2009. Aust. N Z J. Psychiatry, 45(11)：968-975, 2011.

# 特集

治療抵抗性統合失調症の治療――*Clozapine* 導入で何が変わったか――

# Clozapine の適応と導入のタイミング
## ――電気けいれん療法（m-ECT）との比較――

来 住 由 樹* 　 竹 中 　 央* 　 矢 田 勇 慈*

抄録：Clozapine と電気けいれん療法の導入のタイミングはどう考えるべきだろうか。当院では2012年9月末までに clozapine の使用は47例，うち電気けいれん療法を併用したものは17例であった。また両者を用いた事例では，すべてで clozapine 導入前に電気けいれん療法を行っており，その内訳をみると，2例では忍容性不良で維持 ECT を行ってきたものの，幻覚妄想状態の再燃が維持電気けいれん療法では予防できなくなったものであった。そして残りの15例では clozapine への変薬を円滑に行うためであった。当院の経験からは，忍容性不良の問題から維持電気けいれん療法により安定を維持するほかなかった患者が，clozapine の導入により，維持電気けいれん療法から離脱することができていた。また慢性緊張病状態で，昏迷状態が持続し，電気けいれん療法でも部分回復にとどまった1例が，clozapine により，さらに回復し，幻覚妄想は持続するものの自身の身の回りのことはでき，院内では適応に問題がないまでに回復した。また自傷他害が切迫しており変薬時の減薬が困難な事例，強い拒絶症・敵意，幻覚妄想に圧倒されており治療関係が作りにくい事例には，電気けいれん療法にて1段階回復させたうえで，clozapine へ変薬することが有効であった。重篤な病態であるときには電気けいれん療法で，切迫した状態をなるべく短い期間でとおりぬけることが患者関係を円滑なものにしていた。そして電気けいれん療法では部分反応例が clozapine にてさらに回復する可能性があると考えられた。

臨床精神薬理　16：481-485, 2013

**Key words :** *clozapine, electro-convulsive therapy, treatment-resistant schizophrenia, clozapine augmentation*

## I. はじめに

　当事者の人たちの幾多の苦難と家族の苦悩が少しでも緩和しないものであろうか。統合失調症は長い医学研究を経ても，現在なおまだ治療方略の構築が途上であり，かつ多くの人々が罹患する疾患である。1950年代から次々と現在に至るまで開発されてきた抗精神病薬が，当事者の回復に効果をもたらしてきた。しかし現在もなお多くの困難な病状を抱えた方々がいる。「治療抵抗性統合失調症」，すなわち旧来の薬物では効果を得ることができなかった方々にも効果をもたらすことができる薬物として clozapine は1988年に登場した[4]。この clozapine が日本で用いることができるようになったのは2009年7月のことであり，先進諸国に遅れること20年を要した。

　電気けいれん療法（ECT）の歴史も長く，1938年に開発され，欧米では1950年代から修正型となり，日本では1980年代から総合病院を中心に，修

Indication and timing of clozapine prescription-comparison between electro-convulsive therapy and clozapine.
*岡山県精神科医療センター
〔〒700-0915　岡山市北区鹿田本町3-16〕
Yoshiki Kishi, Hiroshi Takenaka, Yuji Yada : Okayama Psychiatric Medical Center. 3-16 Shikatahonnmachi, Kita-ku, Okayama, 700-0915, Japan.

表1 2009年～2012年7月 岡山県精神科医療センターでのclozapineとECT

| | clozapine + | clozapine − | 計 |
|---|---|---|---|
| m-ECT + | 17 | 74 | 91 |
| m-ECT − | 30 | | |
| 計 | 47 | | |

表2 Clozapineに電気けいれん療法（ECT）を先行させた理由

| | |
|---|---|
| 忍容性不良で維持ECTを施行中 | 2 |
| 治療抵抗性の躁状態が併存 | 2 |
| 昏迷（電気けいれん療法では部分回復） | 1 |
| 自傷他害が切迫 | 3 |
| 強い拒絶症・敵意 | 4 |
| 幻覚妄想に圧倒 | 5 |
| 合計 | 17 |

正型電気けいれん療法（m-ECT）が行われるようになった。そして2002年にパルス治療機が認可されてからは，修正型電気けいれん療法が精神科専門病院（単科病院）でも行われるようになってきた[10]。

さてclozapineの処方と，電気けいれん療法とは，適応症において，ともに「他の有効な治療法をもたないとき」という重なりをもつが，他方で電気けいれん療法は，「他の治療方法に反応しない重篤な状態and/or生命にかかわる状態で急速で短い期間での回復が必要な状態」に用いられる[1,9,11,14]。いうまでもないが電気けいれん療法と薬物療法であるclozapineとは，それぞれに独立した治療方略であるため，治療の優先順位は，事例ごとに検討が必要である。

## Ⅱ. 岡山県精神科医療センターでのclozapineおよび電気けいれん療法（m-ECT）の使用

当院ではclozapineの使用を2009年11月に開始した。そして2012年9月末までのclozapineの使用は47例，うち電気けいれん療法を併用したものは17例であった（表1）。また両者を用いた事例では，すべてでclozapine導入前に電気けいれん療法を行っており，その内訳をみると，2例では忍容性不良で維持ECTを行ってきたものの，幻覚妄想状態の再燃が維持電気けいれん療法では予防できなくなったものであった（表2）。そして残りの15例ではclozapineへの変薬を円滑に行うためであった。なおこの間に電気けいれん療法（m-ECT）は91件行われていたが，電気けいれん療法による効果が顕著に，かつ持続して認められたも

のではclozapineへの変薬は行われていなかった。すなわちclozapineへの変薬を行われているのもでは，電気けいれん療法が部分反応にとどまっていた。

さらに電気けいれん療法を，変薬時に用いた15例の内訳をみると，幻覚妄想状態に圧倒されているもの5例，強い拒絶症や敵意があるもの4例，自傷他害が切迫しているもの3例，電気けいれん療法治療抵抗性の昏迷状態が1例，治療抵抗性の躁状態が併存しているもの2例であった（表2）。いずれの場合でも，安全にclozapineへの変薬が行われており，患者の回復は，電気けいれん療法で部分回復し，続いてclozapineを用いることによりさらにもう一段階回復していた。

臨床全般印象度（clinical global impression）の重症度で見たときのclozapine使用事例での重症度は，電気けいれん療法を事前に施行したものでより重症度が高いが，回復時の重症度では違いがないか，むしろよりよく回復していた（表3，4）。これは併用群では拒絶・興奮・滅裂など緊張病性の要素があるからだと考えた。

## Ⅲ. 電気けいれん療法の適応症と日本の現状

電気けいれん療法の歴史は古く，1938年に開発され，欧米では1950年代から修正型となり，日本では1980年代から総合病院を中心に，修正型電気けいれん療法が行われるようになった。2000年に本橋伸高が，『ECTマニュアル─科学的精神医学をめざして』[9]を出版し，2002年にパルス治療機が認可され，2002年に「米国精神医学会タスクフォースレポートECT実践ガイド」[11]が，日本精神神経

表3 Clozapine 処方前の CGI 重症度と clozapine 処方後の重症度

| Clozapine 使用例 | 導入前 | 導入後 |
|---|---|---|
| 極めて重症 | 10 | 0 |
| 非常に重症 | 30 | 3 |
| 重症 | 7 | 13 |
| 中等症 | 0 | 13 |
| 軽症 | 0 | 12 |
| ごく軽症 | 0 | 0 |
| 正常 | 0 | 0 |
| 中止 | 0 | 6 |

表4 電気けいれん療法を併用した事例の, clozapine 処方前の CGI 重症度と clozapine 処方後の重症度

| Clozapine + m-ECT 使用例 | 導入前 | 導入後 |
|---|---|---|
| 極めて重症 | 8 | 0 |
| 非常に重症 | 7 | 1 |
| 重症 | 2 | 1 |
| 中等症 | 0 | 7 |
| 軽症 | 0 | 4 |
| ごく軽症 | 0 | 3 |
| 正常 | 0 | 0 |
| 中止 | 0 | 1 |

学会電気けいれん療法の手技と適応基準の検討小委員会（委員長：本橋伸高）により翻訳刊行された。また日本総合病院精神医学会では，2001年にガイドラインを作成している。

　電気けいれん療法の国内での2008年度の施行数について，日本精神神経学会電気けいれん療法検討委員会が日本精神神経学会の専門医研修機関である1,463施設を対象にアンケート調査を行った。回答は875施設（60％）から得られ，そのうち356施設（41％）で電気けいれん療法が行われていた。またこれらの施設で2008年の1年間に行われた電気けいれん療法件数は42,358件であった[13]。疾患ごとの施行数の確認はされていないが，一人あたりの電気けいれん療法の施行数を6回/人と仮定すると，約7,060人と推定することもできる。

　電気けいれん療法は全ての都道府県で行われ，

人口10万人あたりの実施件数は，北海道38.2，東北23.2，関東36.8，中部13.3，近畿7.8，中国21.4，四国6.7，九州・沖縄13.2と地域格差はあるものの，基本的に必要な患者が電気けいれん療法を受けることのできる体制は整備されていると考えてよい状態であった。なお現時点では，修正型が29,040件（69％），非修正型が13,318件（31％）であった。また施設数では常に修正型を行う施設が149（42％）であるのに対して全く行っていない施設が171施設（48％）で，修正型の導入は，課題として残されている現況にある[13]。

## Ⅳ. Clozapine の適応症と日本の現状

　2013年2月8日現在，clozapine の処方は，国内1,387名の患者に対して行われている。そしてクロザリル患者モニタリングサービス（CPMS）登録医療機関は202であり，すべての都道府県で処方は可能となっている。ところで，日本での統合失調症の患者数は，2008年患者調査から，受診中の患者数は795,000人と推定されているため，1387/780000＝0.18％に clozapine が処方されている[5]。一方で，clozapine 先進国での処方をみていくと，2004年のニュージーランドでは32.8％，そして2007年のオーストラリアでは26％である[9]。処方率の差は歴然としており，日本では必要とする患者のごくわずかにしかclozapineが届いていないことがわかる。また治療抵抗性と判断されてからclozapineが処方されるまでの年数は，ガイドラインが厳密に用いられているオーストラリア，ニュージーランドでは1年以内[3]との報告があり，処方に至るタイミングとしても日本は大きく遅れている。

## Ⅴ. Clozapine と電気けいれん療法の導入のタイミングはどう考えるべきだろうか

　当院の経験からは，忍容性不良の問題から維持電気けいれん療法が安定の維持には不可欠であった患者が，clozapine の導入により，維持電気けいれん療法から離脱することができている。維持電気けいれん療法の対象者について，clozapine への

変薬を考えることは現実的な選択肢である。自験例では，維持電気けいれん療法でも幻覚妄想の安定が図れず再燃に至った2例が，clozapineの処方により，再燃が起きなくなっている。

また慢性緊張病状態で，昏迷状態が持続し，電気けいれん療法でも部分回復にとどまった1例が，clozapineにより，さらに回復し，幻覚妄想は持続するものの自身の身の回りのことはでき，院内では適応に問題がないまでに回復した。さらにこの事例では，clozapine処方後すでに3年がたつが，1年ごとに回復の程度はつよまっている。効果が時間の経過とともにつよまる可能性があることは，clozapineの大きな強みの1つである[7]。

そして治療抵抗性の躁状態が幻覚妄想とともに持続している2例では，電気けいれん療法にて躁状態と滅裂思考が緩和し，さらにclozapineの処方にて幻覚妄想がさらに回復した。これらの事例では家庭へと退院し，病状の安定を維持している。躁状態をふくむ治療抵抗性の気分障害の要素がある患者には電気けいれん療法を最初に行うことが有効かもしれない。

また自傷他害が切迫しており，変薬時の減薬が困難な事例には，電気けいれん療法にて1段階回復させたうえで，clozapineへ変薬することが有効である。安全な変薬を行うことは，患者利益のためにも大切な視点である。そして強い拒絶症・敵意，幻覚妄想に圧倒されている状態では，電気けいれん療法にて急速な回復を1段階もたらすことが，患者との関係を円滑なものにし，幻覚妄想に対する効果の発現を時間をかけてまつことができる状態を作り出していた。重症度が重篤である時は，切迫した状態をなるべく短い期間でとおりぬけることが患者関係を円滑なものにすると考えられた。そして電気けいれん療法では部分反応例がclozapineにてさらに回復する可能性があると考えられた。

## VI. 海外の現状

電気けいれん療法とclozapineとの導入のタイミングについて述べた論文は見当たらない。米国精神医学会タクスフォースレポートECT実践ガイド（2001）[1]，およびモーズレイの処方ガイドライン11版（2012）[15]では，clozapine抵抗性統合失調症へのclozapineと電気けいれん療法との併用療法については触れられていない。

しかし英国王立精神医学会のECTハンドブック（2005）[14]では電気けいれん療法と抗精神病薬との比較がなされている。しかしECTと抗精神病薬との比較試験は少なく，コクランレビューでもわずか3つのレビューがあるが，直接比較した研究はないとある。そして多くは抗精神病薬との併用がなされているので結論的なことはいえないとされている。抗精神病薬との併用についても，抗精神病薬単独との比較がRCTではなされておらず結論的なことは記載されていない。ECTを併用することによって，回復の速度は上げる報告はあるが，退院や再発防止に寄与するとの報告はないとある。ケースシリーズ研究で，攻撃性を回復させたものが紹介されている程度である。さらにclozapineとECTとの併用療法についての検討がなされているが，ケースレポートの蓄積はあるが，それ以上の結論はないとある。

Clozapineは古くて新しい抗精神病薬であり，clozapine先進国でも，その使用の少なさが報告され，適正な使用についての再喚起がなされている[2,12]。それらではclozapineの最適化の議論がなされており，副作用マネージメントやclozapineの使用について，最新のレビューをもとにclozapineの処方が可能になっている[6]。しかしこれらの論文でも電気けいれん療法との関係は述べられていない。Clozapineと電気けいれん療法との関係にかかわる問題はclozapine先進国でも，解決に至っていない課題である。

## VII. まとめ

我が国の特徴として，電気けいれん療法は必要とする患者のもとに届く医療環境が整いつつある[13]が，clozapineの処方は，まだまだ必要とする患者のもとに届いていない。Clozapineは唯一の治療抵抗性統合失調症に効果のある薬物であり，まずはclozapineを必要十分に用いることが課題である。電気けいれん療法は，すくなくとも統合

失調症の回復において clozapine をこえるもので
なく，緊張病状態や身体的に重篤等急速な回復が
必要なときに用いるべき治療手技である[11]。その
視点から一時的な併用や，電気けいれん療法を先
行させた治療はありうるが，それにより予後の改
善をなすことはあり得る。しかし clozapine と電
気けいれん療法の単なる併用療法はまだケースレ
ポート段階の治療法であると考える。

## 文　献

1 ) American Psychiatric Association Committee on
Electroconvulsive Therapy : The Practice of
Electroconvulsive Therapy. Recommendations
for Treatment, Training, and Privileging（A
Task Force Report of the American Psychiatric
Association）. Second Edition. American Psychi-
atric Association, 2001.（米国精神医学会電気
けいれん療法検討委員会監修，日本精神神経
学会電気けいれん療法の手技と適応基準の検
討小委員会訳：米国精神医学会タクスフォー
スレポート ECT 実践ガイド. 医学書院，東
京，2002.）

2 ) Farooq, S., Taylor, M. : Clozapine : dangerous
orphan or neglected friend? Br. J. Psychiatry,
198 : 247-249, 2011.

3 ) Harrison, J., Janlöv, M., Wheeler, A.J. : Patterns
of clozapine prescribing in a mental health ser-
vice in New Zealand. Pharm. World Sci., 32（4）:
503-511, 2010.

4 ) Kane, J., Honigfeld, G., Singer, J. et al. : Clozap-
ine for the treatment-resistant schizophrenic. A
double-blind comparison with chlorpromazine.
Arch. Gen. Psychiatry, 45（9）: 789-796, 1988.

5 ) 来住由樹：Clozapine 導入決断の条件・タイミ
ング. 臨床精神薬理，15（2）: 189-196, 2012.

6 ) 来住由樹，他：地域医療に活かす clozapine.
統合失調症，4 : 32-43, 2013.

7 ) Melzer, H.Y. : Demensions of outcome with clo-
zapine. Br. J. Psychiatry, 160（suppl.17）: 46-53,
1992.

8 ) Monshat, K., Carty, B., Olver, J. et al. : Trends in
antipsychotic prescribing practices in an urban
community mental health clinic. Australas. Psy-
chiatry, 18（3）: 238-241, 2010.

9 ) 本橋伸高：ECT マニュアル―科学的精神医学
をめざして. 医学書院，東京，2000.

10) 本橋伸高：電気けいれん療法のゆくえ. 精神
経誌，114 : 1208-1215, 2012.

11) NICE technology appraisal guidance : Guidance
on the use of electroconvulsive therapy. Issued :
April 2003.（last modified : October 2009.）
http://publications.nice.org.uk/guidance-on-
the-use-of-electroconvulsive-therapy-ta59

12) Nielsen, J., Damkier, P., Lublin, H. et al. : Op-
timazing clozapine treatment. Acta Psychatr.
Scand., 123 : 411-422, 2011.

13) 日本精神神経学会 ECT 検討委員会委員長　一
瀬邦弘：わが国の電気けいれん療法（ECT）
の現況―日本精神神経学会 ECT 検討委員会の
全国実態調査から. 精神経誌，113 : 939-951,
2001.

14) Scott, A.I.F. ed. : The ECT Handbook : The
Third Report of the Royal College of Psychia-
trists' Special Committee on ECT. Royal College
of Psychiatrist, Gaskell, 2005.

15) Taylor, D. et al. : The Maudsley Prescribing
Guidelines in Psychiatry 11th Edition. Informa
Healthcare : 53-74, 2012.

# 特集

*Clozapine 登場で精神医療は変わったか？*

# クロザリル適正使用委員会の役割と課題

山 内 俊 雄*

抄録：我が国では，clozapine（クロザリル®）の使用にあたっては，クロザリル適正使用委員会の管理・監督のもとに，定められた運用手順に従って使用することが求められている。本稿ではなぜそのような厳正な管理が必要なのか，clozapine 使用にあたってどのようなことが求められているのか，クロザリル適正使用委員会の役割，CPMS 運用手順の概要，ならびにこれまでの運用状況，今後の課題について述べた。clozapine の安全で適正な使用により本剤の効能効果がいっそう高まり，結果として受益者の心身の健康増進とQOLの上昇につながることを願っている。　**臨床精神薬理　21：1429-1437, 2018**

**Key words :** *The Expert Committee for Clozaril Patient Monitoring Service, CPMS, Registration procedure, Adversive events*

## I．はじめに

わが国で clozapine（クロザリル®）が臨床で使えるようになって，9年がたった。その使用にあたっては，医師をはじめとして薬剤師などの医療従事者の登録だけなく，入院施設，通院施設ならびに薬局などの施設登録が必要であり，なおかつ患者登録を行った上で，定期的な臨床検査を施行し，厳しい有害事象のチェックを求めるという，厳格な制度の下での使用である。

そこで，なぜ，clozapine の使用にあたって，このような厳格性を求めるのか，どのような制度の下で clozapine の使用を行おうとしているのかを述べたい。そのことによって，今後，clozapine 使用の安全性と有用性をよく理解したうえで，適正な使用が行われ，結果として受益者の心身の健

The Role of the Expert Committee for Clozaril Patient Monitoring Service.
*埼玉医科大学
〔〒350-0495　埼玉県入間郡毛呂山町毛呂本郷38番地〕
Toshio Yamauchi : Saitama Medical University. 38 Morohongo, Moroyamamachi, Irumagun, Saitama, 350-0495, Japan.

康増進とQOLの上昇につながることを望みたい。

## II．クロザリル適正使用委員会 設置にいたる経緯

クロザリル適正使用委員会（以下，「適正使用委員会」）の歩みを理解するにはまず，適正使用委員会がなぜ設置されたか，その経緯について知ることが必要である[3]。

### 1．Clozapine 開発の経緯

Clozapine は，1958年に合成され，その後の治験開発を経て，1969年にオーストリア，1972年にスイスで承認され，使用が開始された。ところが，1975年にフィンランドで8例の死亡例を含む17例の無顆粒球症例の報告が出されたことを受け[1,2]，日本をはじめ，各国で販売および開発治験の中断が相いだ。

しかし，従来の抗精神病薬では治療に反応しない治療抵抗性の統合失調症の患者や遅発性ジスキネジアなどの錐体外路系の副作用が出現し，治療が困難であったりする症例にも有効性が高く，統

合失調症治療の新たな薬として，clozapine への期待が強く，一部の国で定期的な血液検査を義務づけるなどして開発が継続された。

その結果，無顆粒球症による死亡例は激減し，難治症例にも有効で，錐体外路系副作用が少なく，遅発性ジスキネジアを引き起こさないなどの結果が得られ，1989年にはアメリカ，イギリスで「治療抵抗性統合失調症」のみに適応を絞り承認された。91年にはカナダ，フランスでも承認されるにいたった。

わが国では1995年に国内での再治験を計画し，96年2月から前期Ⅱ相試験が開始された。その結果，9例中6例で有効性が認められ，全員自宅での生活が可能となるなどの効果が得られた。そこで，ノバルティスファーマ株式会社（以下，ノバルティス社）は，2000年7月に医薬品医療機器総合機構（PMDA，以下，医薬品機構）と協議をした結果，"さらに例数，施設数を増やして検討し，臨床経験を積む必要がある"こと，"その中で，安全に clozapine を使用するためのシステムを検討する"ことになり，2001年6月から後期Ⅱ相試験が開始された。その背景にはわが国でもぜひclozapine の使用が可能となるようにという強い要請が，医療現場からだけでなく，患者や家族からも寄せられたことも関係していた。

### 2．日本臨床精神神経薬理学会「clozapine 検討委員会」の動き

その後の治験成績を踏まえ，2004年5月医薬品機構とノバルティス社との話し合いが行われたが，その際，医薬品機構から次の2点が要請された。

①Clozapine 使用ガイドラインを学会指導のもと，できるだけ早く作成すること。
②Clozapine 使用に関わる医療従事者（特に医師）の登録において，学会のオーソライズを受ける仕組みを検討すること。

これを受けて，日本臨床精神神経薬理学会（理事長：上島国利，当時）に「clozapine 検討委員会」（以下，検討委員会）（委員長：村崎光邦）が設置された。検討委員会では，主として「clozapine 使用ガイドライン」「clozapine 認定医制度」

について協議し，併せて「clozapine 講習会の実施」や「医療従事者，患者家族に対する教育プログラム」について検討を重ねた。

検討委員会は，2004年から2009年の間に13回の委員会を開催し，最終的には，検討委員会委員に加え，日本精神神経学会からの委員，血液学専門医ならびに医薬品機構，ノバルティス社の各担当者が一堂に会して，clozapine をクロザリル（Clozaril®）として販売するにあたっての基本的な方針を協議した。その際に，clozapine 適正使用のために重要な役割を果たす組織として，「CPMS」と「クロザリル適正使用委員会」の設置が決められた。

### 3．CPMS について

Clozapine 開発の経緯の中で述べたように，クロザリル患者モニタリングサービス（Clozaril Patient Monitoring Service：CPMS）は，clozapineが国内で認可され，使用されるにあたって必要とされたシステムであるが，米国，英国，オーストラリア，カナダなどでも同様に血液モニタリングのシステム化とその補助となる制度を導入している。この血液モニタリングシステムは，国によって多少の違いはあるが，いずれの国でも，clozapine 投与中に患者の無顆粒球症および顆粒球減少症の発現，またはその予兆の早期発見やリスクの発生時の早期対処を目的として，医療機関，保険薬局，医療従事者および患者を登録し，血液検査の確実な実施と処方の判断を支援するという意味では共通している。

## Ⅲ．クロザリル適正使用委員会について

適正使用委員会の設置については，検討委員会での検討過程で，企業だけでは判断しにくい問題についての「アドバイザリー機関」が必要である，という理由から，その設置の必要性が認識されるようになり，「クロザリル適正使用委員会」が設立され，2009年5月29日に第1回委員会が開催された。

このような経緯から，「適正使用委員会」は，ノバルティス社から委嘱を受けた有識者からなる

第三者委員会であり，「適正使用委員会」での検討や助言，決定事項はノバルティス社が責任を持って実行する，という構図になっている（会則は http://www.clozaril-tekisei.jp/ 参照）。

## 1．目的

これまでの経緯からも明らかなように，「適正使用委員会」の目的は clozapine の適正使用を推進するために，CPMS（クロザリル患者モニタリングサービス）運用手順（以下，CPMS 運用手順）等に従って，clozapine が適正に使用されているか管理・監督を行うとともに，適正な運用のため手順等の検討・改善を目的としている。

## 2．委員

委員会は，委員長，関係学会ならびに学会外の有識者など，合計10名以上の常任委員から構成されている。委員長はノバルティス社が委嘱し，関係学会・団体からの有識者委員として，日本精神神経学会，日本臨床精神神経薬理学会，日本統合失調症学会，日本血液学会，日本糖尿病学会，日本薬剤師会，日本病院薬剤師会のそれぞれの推薦に基づく各1名をノバルティス社が委嘱し，その他に，学会外の有識者として，弁護士1名，生命倫理専門家1名を委員長の同意を得て，ノバルティス社が委嘱している。

以上の常任委員のほかに，循環器専門医，その他の専門医師，または専門家を非常勤委員として加えることができるとされている。

これらの委員構成は，先にあげた「適正使用委員会」の目的が適正，厳格に行われることを一義としており，運営もその目的を達成するように行われる仕組みとなっている。

## 3．活動

「適正使用委員会」の目的を達成するために行っている活動は，次のようなものである（「適正使用委員会」会則参照）。

① 医療機関および保険薬局ならびにクロザリルの取り扱いに携わる医師，薬剤師，看護師およびその他の医療従事者について，適正使用の実施，無顆粒球症等の重篤な有害事象への対応等

について検討する。

② クロザリルの適正使用および服用患者の安全性確保のために CPMS 運用手順を承認し，公表する。

③ CPMS を管理・運営するノバルティス社，クロザリルの取り扱いに携わる医療従事者，医療機関および保険薬局の CPMS 運用手順の遵守状況をモニターする。

④ クロザリルを取り扱う医療従事者，医療機関および保険薬局の CPMS 登録申請を CPMS 運用手順に従って審査し，決定する。

⑤ CPMS の登録要件である医療従事者に対するクロザリルの適正使用および CPMS に関する研修を実施する。

⑥ CPMS 運用手順の改訂は，「適正使用委員会」とノバルティス社との協議およびノバルティス社と当局との協議を経る。

⑦ CPMS 登録医療従事者，医療機関，保険薬局が CPMS 運用手順に違反した場合，あるいは CPMS 運用手順遵守状況に疑義が生じた時には，ノバルティス社に調査を指示し，登録の取り消しなどの処分を決定し，その決定に基づく適切な対処の実施をノバルティス社に指示する。

## Ⅳ．「適正使用委員会」活動状況

「適正使用委員会」の活動状況は，クロザリル適正使用委員会の HP（http://www.clozaril-tekisei.jp）上に，「委員会情報」「クロザリル講習」「会則」「運用手順」「CPMS 登録医療機関」「説明文書」「お知らせ」「プライバシーポリシー」「お問い合わせ」などの形で掲載されている。

第1回委員会が2009年5月29日に開催され，それ以降原則として年に4回開催しており，2018年6月12日までに都合38回開催された。まず，「適正使用委員会」で定期的に行っている審査状況と clozapine 適正使用の運用の経過中に生じた問題に対応して，より良い適正使用に結びつけるべく，審議する問題に分けて述べることにする。

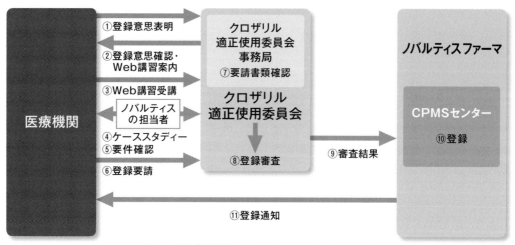

図1　医療機関登録の流れ（CPMS 運用手順より）

1．定期的審査

1）CPMS 登録申請の医療機関ならびに医療従事者の登録審査

CPMS 登録を申請してきた医療機関や医療従事者につき，以下の手順でその適格性を審議する（図1）。

まず，医療機関から「運用手順」に従って，登録入院医療機関，あるいは登録通院医療機関となるための所定の申請書を提出し，医療機関としての要件を満たすことの意思表明を行う。あわせて医療機関として所属する医療従事者の研修（講習会およびケーススタディ）の実施を事務局に依頼する。それら一連の手続きが事務局において行われたのちに，WEB 講習会の申し込みをすることになる。

CPMS 登録医療機関の審査に当たっては，clozapine により起こりうる無顆粒球症等の重篤な有害事象に対して，他の医療機関との連携も含めて十分に対応できる体制が整っているかどうかが審議される。特に，医療機関としては医療スタッフの条件を満たしていることと，血液学，糖尿病学の診療科との連携が取れるかどうかが重要で，お互いの連携に関する連携手順書を作成する必要がある。また，無顆粒球症の治療・搬送については医療機関間で文書（提携文書）を取り交わすことを求めている。さらにまた，登録医療機関の施設要件確認のための定期訪問をノバルティス社に要

請し，その報告をもとに施設要件確認をしている。

なお，有害事象として無顆粒球症など血液の問題が生ずることが多いため，日本血液学会の会員を擁することを，施設基準としてあげているが，日本神経精神薬理学会，日本臨床精神神経薬理学会ならびに日本統合失調症学会の3学会合同で「適正使用委員会」に出された，「日本血液学会の会員」であることの定義に関連した要望を受けて「適正使用委員会」で協議した結果，それまで，「日本血液学会の会員」となっていた血液専門科の定義を以下のように変更した。

①遅滞なく血液内科医のアドバイスが受けられ，必要に応じて治療を受けられる体制になっていること。その際，他の医療機関との連携も可とする。

②なお，血液内科医との連携が困難な場合は，無顆粒球症の治療に十分な経験を有する日本感染症学会員又は日本臨床腫瘍学会員，あるいはそれと同等以上と「適正使用委員会」が判断した医師との連携も可とする。

③抗菌剤の投与や必要に応じた個室の確保などの感染症対策が可能であること。

このような手順に従って，これまでに承認されたCPMS 登録医療機関は全国で469医療機関であり，そのうち患者登録済み登録医療機関は395医療機関である。これを地区別にみると，その分布

表1 都道府県別 CPMS 登録医療機関と患者登録数

2018年6月29日現在

| 都道府県名 | CPMS 登録医療機関数 | 患者登録数（人） | 都道府県名 | CPMS 登録医療機関数 | 患者登録数（人） | 都道府県名 | CPMS 登録医療機関数 | 患者登録数（人） |
|---|---|---|---|---|---|---|---|---|
| 北海道・東北 68 | | 808 | 中部 79 | | 1270 | 中国・四国 69 | | 897 |
| 北海道 | 33 | 241 | 新潟県 | 6 | 73 | 鳥取県 | 3 | 18 |
| 青森県 | 6 | 101 | 富山県 | 6 | 60 | 島根県 | 7 | 24 |
| 岩手県 | 6 | 125 | 石川県 | 11 | 148 | 岡山県 | 11 | 370 |
| 宮城県 | 4 | 35 | 福井県 | 4 | 43 | 広島県 | 12 | 151 |
| 秋田県 | 7 | 109 | 山梨県 | 4 | 146 | 山口県 | 6 | 52 |
| 山形県 | 6 | 79 | 長野県 | 9 | 84 | 徳島県 | 6 | 50 |
| 福島県 | 6 | 118 | 岐阜県 | 7 | 138 | 香川県 | 9 | 106 |
| 関東 100 | | 1524 | 静岡県 | 8 | 154 | 愛媛県 | 9 | 62 |
| 茨城県 | 8 | 127 | 愛知県 | 24 | 424 | 高知県 | 6 | 64 |
| 栃木県 | 8 | 83 | 関西 66 | | 1079 | 九州・沖縄 87 | | 1511 |
| 群馬県 | 6 | 51 | 三重県 | 7 | 98 | 福岡県 | 23 | 309 |
| 埼玉県 | 7 | 111 | 滋賀県 | 7 | 86 | 佐賀県 | 3 | 73 |
| 千葉県 | 20 | 505 | 京都府 | 6 | 122 | 長崎県 | 11 | 120 |
| 東京都 | 35 | 398 | 大阪府 | 23 | 513 | 熊本県 | 10 | 179 |
| 神奈川県 | 16 | 249 | 兵庫県 | 15 | 144 | 大分県 | 4 | 37 |
| | | | 奈良県 | 5 | 87 | 宮崎県 | 12 | 332 |
| | | | 和歌山県 | 3 | 29 | 鹿児島県 | 13 | 108 |
| | | | | | | 沖縄県 | 11 | 353 |

は表1に示すとおり，全都道府県に CPMS 登録医療機関が設置されている。また，登録医療機関に登録されている患者数は，7,089名である（2018年6月29日時点）。

2）CPMS 登録医の登録審議

CPMS 登録医になることを希望して申請した医師については，以下の基準で審査する（図2）。

①クロザリル講習会を修了した日本精神神経学会の「精神科専門医」あるいは日本臨床精神神経薬理学会の「臨床精神神経薬理学専門医」である場合，「適正使用委員会」の承認により CPMS 登録医となり，clozapine の適正使用のための流通管理の実施が義務付けられることになる。

②上記学会の専門医を有しない場合：「適正使用委員会」において，統合失調症の診断と治療について，専門医と同等以上の能力を有するかどうかの判断を行うことになる。その際には次のような手続きが必要である。

a)精神科の実務経験（研修医期間を除く）が3年以上であることの証明書の提出が必要である。なお，精神保健指定医である場合は，「精神保健指定医の證」の写しをもってその証明に代えることができる。精神保健指定医でない場合は，精神科の実務経験が3年以上であることが確認できる医療機関からの証明が必要である。

b)統合失調症の診断・治療に十分な経験を有していることを証明できる資料として，以下の2つの資料のいずれか3編以上，または両方あわせて3編以上を提出すること。（ⅰ）統合失調症に関連した症例報告（1例につき2,000字程度）。（ⅱ）学術誌に公表された症例報告に関する論文（ただし，筆頭著者であること）。

なお，症例報告および論文では，症例の年齢，性別などとともに，統合失調症の症状把握，診断に至った考え方，治療薬の選択等が記載されていることが必要である。また，精神保健指定医申請

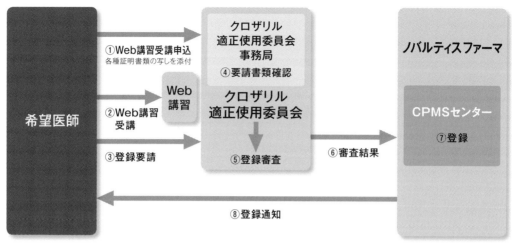

図2　CPMS 登録医の登録の流れ（CPMS 運用手順より）

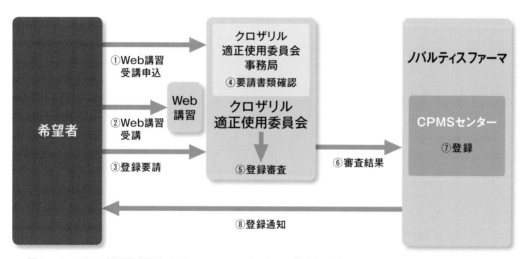

図3　クロザリル管理薬剤師および CPMS コーディネート業務担当者登録の流れ（CPMS 運用手順より）

のためのケースレポートは，精神保健および精神障害者福祉に関する法律の定める法的要件の記載を重視したものであることから，このケースレポートそのものを症例報告として代用することは認めない。同じ症例を使用する場合でも，本審査の趣旨に沿う形での症例の記述を求めている。

　2018年6月29日時点で，CPMS 登録医師は2,404名である。

　3）クロザリル管理薬剤師ならびに登録薬局・
　　薬剤師の登録審議

　CPMS 運用手順を遵守し，clozapine が適正に使用されていることを管理するためにクロザリル管理薬剤師（以下，「管理薬剤師」）を置く。「管理薬剤師」は，Web 講習を受講し，clozapine を適正に使用するための知識を修得し，適正に使用されていることを管理する。また，CPMS に従った，血液検査が実施されていることや検査間隔が適正に行われていることを確認して，clozapine を調剤するなどの役割を持っている。さらにまた，clozapine を調剤する個々の薬剤師が流通管理上必要な要件を満たしていることを確認する役割も担っている（図3）。なお，登録薬剤師になるためには，ケーススタディをする必要がある。保険薬局および所属する薬剤師登録の流れを図4

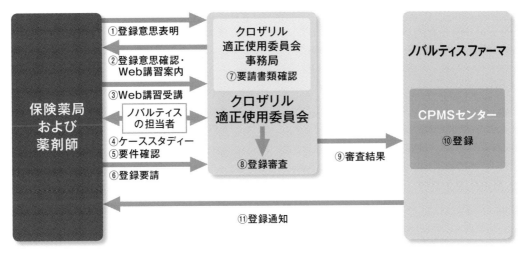

図4　保険薬局および所属する薬剤師登録の流れ（CPMS 運用手順より）

に示す。「管理薬剤師」（コーディネート兼任を含む）は2018年6月29日現在3,153名，保険薬局管理薬剤師は542名である。

4）CPMS コーディネート業務担当者の登録と役割

CPMS コーディネート業務担当者は，CPMS 登録施設に所属していれば職種は問わず，CPMS コーディネート業務担当者になることができる（図3）。コーディネート業務担当者は，CPMS への医療従事者，医療機関，患者などの登録業務の窓口となり，CPMS 規定に従い血液検査が行われたことを管理薬剤師に連絡するなどの役割を持つ。また，CPMS センターからの通知・警告は CPMS コーディネート業務担当者を通じて行われるので，CPMS センターからの全ての通知・警告に関与し，登録した医療従事者へ必要な連絡を行うなどの業務を有しており，Web 講習を受講し，clozapine を適正に使用するように知識を修得する必要がある。

2018年6月29日現在コーディネート業務担当者は8,169名である。

5）CPMS 運用手順の遵守状況の確認

CPMS 運用手順には，「登録要件」「登録手順」「血液モニタリングの運用」「血糖モニタリングの運用」などにつき，明確に決められた運用手順がある。それに基づいて CPMS は，各医療機関が適切な運用をしているかどうか調査し，管理して

おり，その結果を「適正使用委員会」に報告し，不遵守施設に対する対応を審議する。「適正使用委員会」が発足した2009年から2017年末までの CPMS 遵守状況は，報告書465,262件のうち，「検査未実施」（105件），報告遅延（1,573件），血糖警告（55件）であった。

6）流通管理

Clozapine の納入状況や未登録医療機関および未登録保険薬局に対する納入の有無など，流通管理状況の把握は CPMS の重要な役割であり，その報告は「適正使用委員会」に定期的に行われている。現在まで，問題となるような異常納入は確認されていない。なお，2018年5月31日現在の CPMS 登録施設数は462施設で，購入施設数は441施設，購入保険薬局数は103施設である。また，処方・調剤状況は，実質登録患者数は6,976人で，調剤患者数は4,276人である。

7）Clozapine 有害事象

2009年7月29日から2018年5月31日までの間に CPMS センターが集計した主な有害事象は以下のとおりである。

a）Clozapine 顆粒球減少症

登録患者6,966例中365例（5.24％）で，白血球数が3,000/mm³ 未満または1,500/mm³ 未満（いわゆるレッド）となり clozapine 投与が中止された。そのうち66例が無顆粒球症に移行した。なお，CPMS センターでは【好中球数が500/mm³ 未満】

を無顆粒球症としている。そのいずれもが，抗菌剤の投与や G-CSF（Granulocyte-Colony Stimulating Factor from mouse）投与，あるいは clozapine の投与中止で回復しており，死亡例はない。

b）Clozapine 耐糖能異常

CPMS センターでは，空腹時血糖値 126mg/dL 以上，または随時血糖値 180mg/dL 以上，または HbA1c が 6.5％以上で報告のあったものを「耐糖能異常」としているが，登録患者 6,966 例中，clozapine 耐糖能異常と判断され，clozapine 投与中止となった症例は 13 例であった。

c）心筋炎・心筋症

Clozapine との関連性が疑われる心筋炎・心筋症として，ノバルティス社は，調査中の報告など未確定な情報を含めてであるが，35 例の情報を収集している。その多くが clozapine 中止で軽快，あるいは回復と判断されているが，中にはそのまま clozapine 投与継続のものもある。

これらの情報は適宜，ノバルティス社の製品 HP に掲載し，また，CPMS ニュースとともに CPMS 登録医療従事者全員に配布している。

### 2．運用に関する審議

#### 1）会則，規定等の審議

「適正使用委員会」の会則や CPMS 運用手順，同登録様式，同意説明文書などを，より現実的で効率的なものにしたり，現場のニーズに従って，改訂するなど，より良いものにする努力を払っている。その際の手続きとしては，「適正使用委員会」でまず議論し，ノバルティス側との意見調整を行った後，医薬品機構などの行政当局への説明，了解を得ることを行っており，時には了解の得られない場合もある。主な審議は以下のとおりである。詳細は「適正使用委員会」HP に議事録が掲載されているので，参照されたい。

①CPMS 運用手順の改訂

②CPMS 登録様式の統合と簡素化

③CPMS 基準に関する 3 学会要望の審議：すでに述べた日本血液学会の専門医のみとするかどうかの審議

2）非学会専門医の登録認定の認定条件について

これについてもすでに述べたとおりである。

3）Clozapine 投与中止症例の再投与の可否について

検査値をどのように判断するかについて，その判定基準を討議した。

4）研修について

Clozapine 適正使用ならびに CPMS に関する研修（クロザリル講習会）も適正使用委員会の重要な役割である。講習会が効率的に行われるように，講習会場に出席する初期の形式から，個人が e-learning によって学習する方式に変更するなどの工夫を凝らしている。

5）震災等災害時の clozapine 処方について

震災その他の災害時に患者が来院できない場合や，定められた検査が施行できない場合，あるいは clozapine が入手困難な場合などの事態が考えられるので，患者に健康被害が出ることなく，治療目標が達成できる方法を検討した。詳細は，「適正委員会」の HP「震災等災害時のクロザリル処方について」を参照されたい。

### 3．その他の問題

1）主として CPMS 運用についての具体的な問題が現場から寄せられ，多くは学術的観点から，また，時には倫理的な観点からそのつど「適正使用委員会」で審議し，判断している。

2）個別の対応

適正使用委員会には，医療従事者だけでなく，患者・家族からも要望や質問が寄せられている。それらに回答し，また，それを受けて，可能な限り前向きに運用の変更等を行ってきている。

## V．今後の課題

Clozapine は，2009 年 4 月 22 日に発売承認を受け，同年 7 月 29 日より発売され，この 9 年有余の間におおよそ 7,000 名の患者に使われてきたが，幸いこの間無顆粒球症による死亡例や事故もなく，clozapine の恩恵を受ける患者が増加してきたことは適正使用委員会として，最も安堵する点であ

る。それもひとえに clozapine 治療に関わる医療従事者や保険薬局，CPMS に携わる人たちの安全な使用に対する真摯な姿勢と努力によるものと感謝している。

　その一方では安全を重視しての適正使用のため，諸外国に比べてもかなり窮屈な CPMS 手順を求め，現場にはかなりの不自由をかけていることは委員会も承知している。しかし，開発の経緯でも述べたように，安全性が担保されないと，再び使用中断の憂き目に遭いかねない。したがって，「適正使用委員会」は，今後とも慎重に安全性に配慮しながら，適正な clozapine の使用を目指していきたいと考えている。

　また，そのためにも，現在抱えている，clozapine 投与患者の血糖値，HbA1C 検査の保険適応を承認してもらうことや，G-CSF の使用の保険適応などの問題，clozapine の個人輸入による使用，外国人の短期国内滞在者に対する対応など，課題は山積しており，今後とも適正な使用についての対応を努力していきたいと考えている。

## 利 益 相 反

　本稿の主題である，クロザリル適正使用委員会の委員長としてクロザリルの使用には深く関与しているが，同委員会は第三者委員会であり，クロザリル発売元のノバルティス株式会社とは中立性を保っている。

## 文 献

1 ) Idänpään-Heikkilä, J., Alhava, E., Olkinuora, M. et al. : Clozapine and agranulocytosis. Lancet, 2 (7935) : 611, 1975.
2 ) Idänpään-Heikkilä, J., Alhava, E., Olkinuora, M. et al. : Agranulocytosis during treatment with clozapine. Eur. J. Clin. Pharmacol., 11 (3) : 193-198, 1977.
3 ) 山内俊雄：Q10. クロザリル適正使用委員会の役割を教えてください. クロザピン100の Q & A（藤井康男 編），pp.32-35，星和書店，東京，2014.

*展望*

# Clozapine の有用性アップデート

## 久 住 一 郎*

抄録：Clozapine に関する最近10年間の国内外の研究報告を振り返り，統合失調症治療における clozapine の位置づけについて再考した。Clozapine は，臨床的有用性，社会的予後，自殺予防，身体的予後などの様々な観点から，極めて優れた効果を有しており，他の抗精神病薬とは一線を画した位置づけにあることが改めて確認された。最近の遺伝学的研究手法の進展により，clozapine 誘発性の無顆粒球症ならびに顆粒球減少症の予測もある程度可能になってきており，これらの結果の実臨床における有効な活用が期待される。しかしながら，わが国において治療抵抗性統合失調症患者に clozapine が十分に利用されているとは言い難く，その普及の妨げの要因となっている clozapine 導入のしにくさを，安全性を担保しながら，ひとつずつ解決していくことが今後の課題である。

臨床精神薬理　**21：1411-1418, 2018**

**Key words :** *agranulocytosis, clozapine, effectiveness, schizophrenia, suicide*

## は じ め に

　長らく日本におけるドラッグ・ラグの象徴とされてきた clozapine がわが国でも2009年に上市されてから，9年が過ぎた。この間に，治療抵抗性統合失調症に対する治療の選択肢の1つとしてその地位を徐々に確立してきたが，いまだに clozapine が本当に必要とされる患者に十分に行き渡っているとは言えない状況である。その要因として，無顆粒球症や心筋症・心筋炎のような重篤な副作用発現に対する不安，clozapine 導入に伴う様々な体制準備の煩雑さ，処方時の頻回な血液モニタリングの必要性などが挙げられる。これはわが国にのみ見られる現象というわけではなく，上

市後の歴史が長い海外でも同様の指摘がなされている。その一方で，抗精神病薬の臨床的有用性を様々な角度から検討する研究が最近増えているが，その中で clozapine は，再発予防，社会的予後，自殺予防，身体的予後，費用対効果に及ぼす影響などの観点において他の抗精神病薬とは一線を画していることが指摘されている。また，clozapine の副作用対策として，無顆粒球症発現の予測に関する研究も報告されてきた。

　本稿では，最近10年間に発表された研究を中心に，clozapine の有用性や最近のトピックスについてまとめ，精神科診療における clozapine の位置づけを再考してみたい。

## I．臨床的有用性

　抗精神病薬の臨床的有用性をみる1つの指標として，入院率または再入院率を検討する研究が最近増えてきている。Werneck ら[38]は，ブラジルの大学病院を退院した統合失調症患者を対象にした

Update on the effectiveness of clozapine.
*北海道大学大学院医学研究院精神医学教室
〔〒060-8638　北海道札幌市北区北15条西7丁目〕
Ichiro Kusumi：Department of Psychiatry, Hokkaido University Graduate School of Medicine. North15 West7, Kita-ku, Sapporo, Hokkaido, 060-8638, Japan.

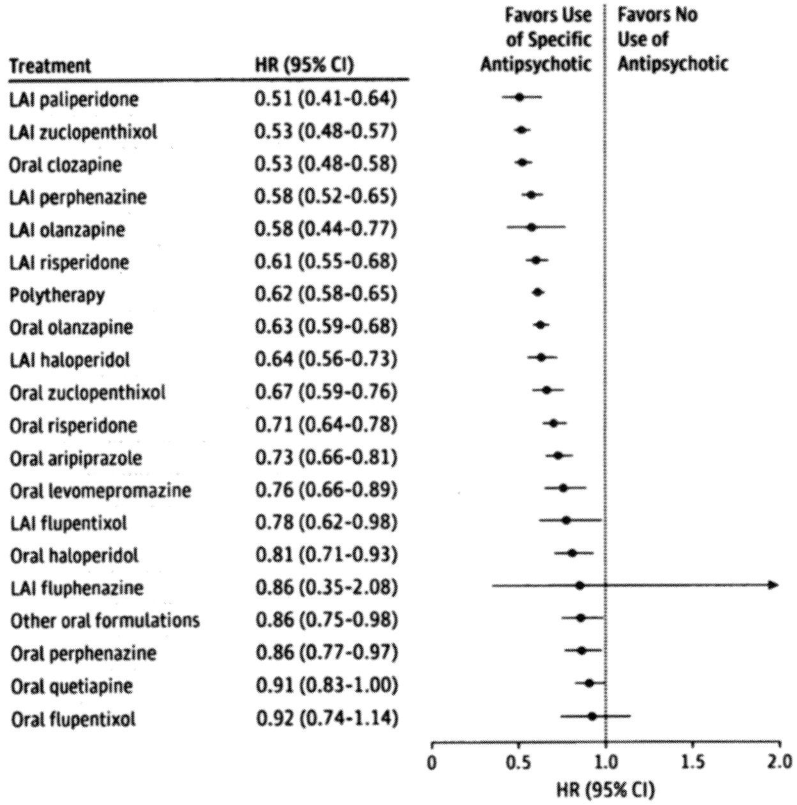
Favors Use of Specific Antipsychotic
Favors No Use of Antipsychotic
Treatment
HR (95% CI)
LAI paliperidone 0.51 (0.41-0.64)
LAI zuclopenthixol 0.53 (0.48-0.57)
Oral clozapine 0.53 (0.48-0.58)
LAI perphenazine 0.58 (0.52-0.65)
LAI olanzapine 0.58 (0.44-0.77)
LAI risperidone 0.61 (0.55-0.68)
Polytherapy 0.62 (0.58-0.65)
Oral olanzapine 0.63 (0.59-0.68)
LAI haloperidol 0.64 (0.56-0.73)
Oral zuclopenthixol 0.67 (0.59-0.76)
Oral risperidone 0.71 (0.64-0.78)
Oral aripiprazole 0.73 (0.66-0.81)
Oral levomepromazine 0.76 (0.66-0.89)
LAI flupentixol 0.78 (0.62-0.98)
Oral haloperidol 0.81 (0.71-0.93)
LAI fluphenazine 0.86 (0.35-2.08)
Other oral formulations 0.86 (0.75-0.98)
Oral perphenazine 0.86 (0.77-0.97)
Oral quetiapine 0.91 (0.83-1.00)
Oral flupentixol 0.92 (0.74-1.14)
0
0.5
1.0
1.5
2.0
HR (95% CI)

図1　統合失調症患者における再入院リスクに対する抗精神病薬単剤治療の効果比較
（Tiihonen et al., JAMA Psychiatry, 2017[36]より引用）

3年間の後方視的観察研究を行い，clozapine服用者が第一世代抗精神病薬ならびに第二世代抗精神病薬服用者に比べて，有意に再入院率が低いことを示した。Pridanら[27]は，clozapineを導入された60歳以上の治療抵抗性統合失調症入院患者を対象に，診療録による後方視的調査を行い，clozapine導入前後それぞれ5年間における死亡と再入院の頻度を比較した。その結果，死亡頻度はclozapine導入前後で不変であったが，再入院頻度はclozapine導入後で有意に低かった（前3.8回 vs. 後0.41回）。

Stroupら[31]は，米国医療保険Medicaidの2001年から2009年までのデータを用いて，治療抵抗性統合失調症患者のうち，clozapineまたは標準的抗精神病薬で治療を開始されたそれぞれ3,123例を対象に治療予後を検討した。Clozapine群は，標準抗精神病薬群と比べて，精神科入院率は有意に低く（ハザード比0.78，以下同様），抗精神病薬中断や抗精神病薬追加も有意に少なかった（それぞれ0.60，0.76）。一方で，糖尿病，脂質異常症，腸閉塞の合併率はclozapine群で有意に高かった（それぞれ1.63，1.40，2.50）。

フィンランドの国民登録データを用い，1972年から2014年までに統合失調症治療のため入院した62,250例（全体群）と，その中でも初発エピソードであった8,719例（初発群）を対象として，最大20年間経過観察したコホート研究では，LAI（long-acting injection）治療とclozapine治療が全体群でも初発群でも，精神症状悪化による入院，あらゆる理由による入院ともに最もリスクが低いことが示されている[33]。スウェーデンでも同様の研究が報告されており，2006年から2013年までの研究期間中に統合失調症の診断を受けた29,823例と，そのうち新規に診断を受けた4,603例を対象に，再

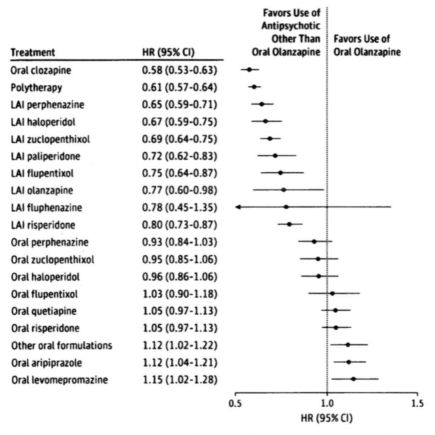

| Treatment | HR (95% CI) |
|---|---|
| Oral clozapine | 0.58 (0.53-0.63) |
| Polytherapy | 0.61 (0.57-0.64) |
| LAI perphenazine | 0.65 (0.59-0.71) |
| LAI haloperidol | 0.67 (0.59-0.75) |
| LAI zuclopenthixol | 0.69 (0.64-0.75) |
| LAI paliperidone | 0.72 (0.62-0.83) |
| LAI flupentixol | 0.75 (0.64-0.87) |
| LAI olanzapine | 0.77 (0.60-0.98) |
| LAI fluphenazine | 0.78 (0.45-1.35) |
| LAI risperidone | 0.80 (0.73-0.87) |
| Oral perphenazine | 0.93 (0.84-1.03) |
| Oral zuclopenthixol | 0.95 (0.85-1.06) |
| Oral haloperidol | 0.96 (0.86-1.06) |
| Oral flupentixol | 1.03 (0.90-1.18) |
| Oral quetiapine | 1.05 (0.97-1.13) |
| Oral risperidone | 1.05 (0.97-1.13) |
| Other oral formulations | 1.12 (1.02-1.22) |
| Oral aripiprazole | 1.12 (1.04-1.21) |
| Oral levomepromazine | 1.15 (1.02-1.28) |

図2　統合失調症患者における治療失敗リスクに対する抗精神病薬単剤治療の効果比較
　　　治療失敗の定義は，再入院，抗精神病薬の中断または他の抗精神病薬への変更，死亡
　　　を併せたもの。
　　　（Tiihonen et al., JAMA Psychiatry, 2017[36]より引用）

入院と治療失敗（再入院，抗精神病薬の中断または他の抗精神病薬への変更，死亡のいずれか）のリスクを検討した[36]。再入院リスクは，抗精神病薬未使用の場合に比べて，paliperidone LAI や clozapine で最も低く（ハザード比はそれぞれ0.51，0.53，以下同様）（図1），治療失敗リスクは，最も広く使用されている olanzapine 経口薬に比べて，clozapine や LAI 治療で最も低かった（それぞれ0.58，0.65-0.80）（図2）。この研究では，抗精神病薬 LAI 治療は等価のそれぞれ経口薬治療に比べて，再入院リスクが20〜30%低いことが示された。

　入院率以外の指標についても，clozapine による臨床的有用性の報告が散見される。Misawa ら[22]

は，clozapine を導入された患者を対象に，後方視的に導入前（第二世代抗精神病薬使用）と導入後のそれぞれ1年間における入院期間と隔離期間を比較して，ミラーイメージ研究を行った。入院期間は clozapine 導入前後で差はみられなかったが，隔離期間は導入前に比較して導入後で有意に短かった。早期初発患者に対する clozapine の優れた効果も報告されている。Cianchetti ら[4]は，10〜17歳に発症した統合失調症または統合失調感情障害患者を3年から最大11年観察し，clozapine 服用群では，haloperidol, risperidone, olanzapine 服用群に比べて，反応者〔陽性・陰性症状評価尺度（PANSS）総合スコアの改善が20%以上かつ，臨床全般印象度（CGI）で改善または著明改善〕の

頻度もその改善の程度も有意に高いことを示した。

一方で，治療抵抗性統合失調症患者に対する抗精神病薬の効果や忍容性を比較した，最近のネットワーク・メタ解析[30]では，clozapine が他の抗精神病薬と比較して，必ずしも有意には優れていないという結果になっている。本メタ解析では，盲検化された比較試験のみを集めて実施されているが，治療抵抗性の基準が緩い研究や clozapine の用量が十分に高くない研究も含まれており，これらの要素を再検討する必要があることが指摘されている。

## II．社会的予後に対する効果

Clozapine は，他の抗精神病薬に比べて治療中断率が低く[9]，clozapine 中止により，Global Assessment of Functioning（GAF）の低下や入院日数の増加など社会的予後が顕著に悪化する[1]ことがこれまでも指摘されてきた。

Wheeler ら[39]は，1.5年間隔で4回，計4.5年間にわたるカルテ調査の結果から，ニュージーランドの統合失調症外来患者における就労や住居・治療状況に対する clozapine の効果を検討している。研究期間中に clozapine を継続された群は，他の抗精神病薬に切り替えられた群に比較して，いずれも有意に常勤職の就労率が高く（それぞれ 37% vs. 14%），強制治療が少なく（25% vs. 46%），入院回数が少なかった（0.6回 vs. 3.1回）。さらに，clozapine 治療期間を10ヵ月以下，2〜3年，3年以上の3群に分けて解析すると，治療期間が長いほど，単身生活の割合が高く（それぞれ 18% vs. 29% vs. 34%），常勤職に就労している傾向があり（26% vs. 33% vs. 38%），強制治療が有意に少なく（44% vs. 37% vs. 29%），直近18ヵ月間の入院回数も有意に少なかった（1.5回 vs. 0.5回 vs. 0.2回）。

Kaneda ら[11]は，治療抵抗性の統合失調症ならびに統合失調感情障害患者に対して，12ヵ月間の clozapine 治療を行い，就労状況と認知機能の関連を検討した。この間に 49% の患者が新たな職を得るか，通学を開始したが，認知機能は簡易精神症状評価尺度（BPRS）スコアよりもその良い予測

因子であった。特に，言語記憶の改善が他の認知機能領域に比べて，就労と有意な関連が認められた。

## III．自殺予防効果

自殺の既遂は，統合失調症患者の予後で最悪の結果とも言える。統合失調症患者の 4〜13% が自殺を既遂し，25〜50% がその生涯に少なくとも一度の自殺企図を起こすことが知られている[20]。その自殺率は，初発エピソードの若い時期に特に高く，発病10年以内に自殺が起こりやすいことが統合失調症患者の若年死亡の最大の原因になっている。

Clozapine 服用による自殺予防効果はこれまで繰り返し指摘されてきた[10,21]。Ma ら[16]は，台湾の健康保険データベースを用いた後方視的コホート研究で，新規に統合失調症と診断された患者を対象に，自傷による入院のリスクについて服用中の抗精神病薬間で比較検討した。抗精神病薬を服用していない，あるいは以前に服用していた場合と比べて，aripiprazole, risperidone, clozapine などの抗精神病薬を現在服用していることは自傷による入院リスクを有意に減らしたが，clozapine ではその効果が最も強かったという。

## IV．身体的予後に対する効果

統合失調症の予後を考える上で，社会的予後だけではなく，身体的（生命）予後についても十分に注意を払うべきであることは言うまでもない。統合失調症患者は，一般人口に比べて，平均余命が 10〜25年短いと言われている[14]。デンマークの国民登録データを用いた1980年から2010年までの解析[23]によると，統合失調症患者と一般人口との死亡年齢の差は徐々に開いてきている。1980年から2006年までの研究を用いたメタ解析でも，統合失調症患者と一般人口との間の標準死亡率の差は次第に拡がっている[28]。

Tiihonen ら[35]は，フィンランドの国民登録データを用いて，1996年から2006年までの間における統合失調症外来患者と全人口との死亡率の比較

を行い，抗精神病薬の影響について検討した。この間の第二世代抗精神病薬の使用割合は抗精神病薬全体の13%から64%に増加していたが，統合失調症患者と一般人口との平均余命の差は拡がっていなかった。第一世代抗精神病薬の perphenazine を基準にすると，現在単剤で使用されている抗精神病薬のうち，全ての理由を含む死亡のリスクが最も低い薬剤は clozapine（ハザード比0.74，以下同様）であった。自殺既遂のリスクでは clozapine のみが perphenazine よりも有意に低かったが（0.34），虚血性心疾患のリスクについては，clozapine が最も低かったものの（0.78），どの抗精神病薬も perphenazine と有意差は認められなかった。長期に抗精神病薬を服用している患者群の方がその間全く服薬していない患者群より死亡率は有意に低く，第二世代抗精神病薬の使用と死亡率の増加の関連性は否定された。また，無顆粒球症や心筋炎・心筋症などの致死的な副作用で知られる clozapine を服用している患者で最も死亡率が低い結果が得られたことは，モニタリングの重要性を含め，今後の抗精神病薬使用のあり方を考える上で多くの示唆を与えている。

　しかし一方で，臨床的有用性の項で上述したスウェーデンの国民登録データを用いて行われた同様の検討[34]では，抗精神病薬未使用の場合に比較した死亡リスクが最も低い上位3剤は aripiprazole 経口薬と paliperidone ならびに risperidone LAI であり（ハザード比はそれぞれ0.22，0.11，0.31，以下同様），clozapine は比較的下位に位置している（0.53）。この理由として，フィンランドに比べてスウェーデンでは，clozapine がより重症度の高い患者に限定して使用されており，本研究で用いられた解析では疾患の重症度まで調整されていない可能性が挙げられている。

## V．副作用対策

　遺伝学的研究手法が進展し，clozapine による無顆粒球症発現リスクに関する研究が報告されてきている。Goldsten ら[8]は，全ゲノム関連解析と全エクソーム関連解析の手法を用いて，clozapine 誘発性無顆粒球症が HLA-DQB1 ならびに HLA-B のアミノ酸置換に関連して生じることを報告した。双方の変異をともに有する患者では，出現率が通常（0.3～0.4%）の10倍（4.3%）にも増すという。Legge ら[15]は，多岐にわたる遺伝子解析の手法（全ゲノム関連解析，HLA 解析，エクソーム配列解析，copy number variation 解析）を用いて，clozapine 誘発性の好中球減少症が肝トランスポーター遺伝子ファミリーに属する rs149104283 と関連していることを示した。以上は海外における報告であるが，Saito ら[29]は，日本人データを用いて，clozapine 誘発性無顆粒球症／顆粒球減少症と HLA-B*59：01 の間に有意な関連を報告した。さらに，HLA-B*59：01 を予測因子として用い，顆粒球減少症患者への clozapine 再投与の可能性を検討した。その結果，clozapine 誘発性顆粒球減少症患者の約50%が無顆粒球症に進展せず，HLA-B*59：01 を保有しない顆粒球減少症患者の約60%が無顆粒球症に進展しない可能性が示唆された。これらの結果は，顆粒球減少症患者の一部では clozapine の再投与が必ずしも禁忌ではないことを示しており，臨床的に非常に有意義である。

　一方，clozapine による真の無顆粒球症ではなく，病的ではない好中球減少（1,000～1,800/mm³）の存在が報告されており，benign ethnic neutropenia（BEN）と呼ばれる[17]。BEN は，アフリカ，中東，地中海沿岸に起源をもつ人種で認められるが，好中球数が 1,000/mm³ 以上あれば，clozapine 治療の開始や再開を躊躇すべきではないとされている。

## VI．費用対効果

　米国 Medicaid のデータを用いた最近の研究[37]では，clozapine 治療は抗精神病薬に反応が乏しい場合の多剤併用療法よりも医療費が少ないことが示されている。Clozapine による無顆粒球症の発現を防止するために，米国では全例で好中球数モニタリングが現在行われているが，上述したように，HLA がリスク遺伝子として知られるようになったことから，それらを予防に活用する方法も考えられる。Girardin ら[7]は，遺伝子タイピングに

よるモニタリングの方が，好中球数モニタリングや clozapine から他の薬剤への変更に比べて，費用対効果が優れている可能性を指摘している。

## Ⅶ. Clozapine の普及

多数の無作為割り付け研究や観察研究のエビデンスに基づいて，Schizophrenia Patient Outcome Research Team（PORT）は，精神病症状が持続する患者に対しては clozapine を試みることを推奨している[3]。しかしながら，海外でも clozapine は十分に処方されているとは言い難い。2005年から2009年までの米国 Medicaid のデータによると，clozapine は統合失調症に対する抗精神病薬の4.8％に使用されているに過ぎない[26]。その要因として，clozapine の処方には，患者登録，血液モニタリング，副作用対策などによって，他の抗精神病薬を処方する場合に比べて非常に時間がかかる上に，今なお危険な薬剤として認識されていることが挙げられる[18]。米国 FDA は，2015年に clozapine のリスク評価とその軽減戦略（risk evaluation and mitigation strategy：REMS）プログラムを改訂し[6]，clozapine の処方体制が必ずしも十分に取れないクリニックでも，患者登録，薬局と検査室との連携，処方調整，モニタリングのサポートを受けられるように便宜を図っている[18]。しかし，米国ケンタッキー州における本プログラム導入前後での clozapine 処方割合の変化を検討した報告では，有意な変化が認められなかった[5]。

わが国では，clozapine の上市が海外よりも著しく遅れたため，それよりもさらに事態は深刻である。2018年6月29日現在，クロザリル患者モニタリングサービス（CPMS）登録患者数は7,089名であり[24]，わが国の統合失調症総患者数77万人[13]のわずか0.9％にとどまっている。統合失調症患者のうち，治療抵抗性の割合は約30％と言われていることから[19]，極めてわずかな患者しか，その恩恵に浴していないことになる。わが国におけるclozapine の適用要件である治療抵抗性統合失調症の定義は，少なくとも2種類の抗精神病薬を十分量（chlorpromazine 換算600mg 以上）・十分期間（4週間以上）使用しても十分反応が得られな

い（GAF スコアが40点以下）ことであるが，clozapine が実際に3剤目の抗精神病薬として導入されることは極めて稀である。上述したように，10歳代で早期発症した統合失調症患者の長期予後が clozapine で最も良いという研究結果[4]も考え併せると，clozapine の導入時期をもっと前倒しにする妥当性を検討していかなければならない。そのためには，clozapine の導入しやすさについても再検討が必要である。Clozapine 使用のための施設基準は，わが国でも少しずつ緩和される方向に向かっており，最近では血液内科医以外との連携が可能になった[25]。一方で，白血球数・顆粒球数が安定している clozapine 維持療法中の患者における血液モニタリングの頻度が海外では1ヵ月ごとであるのに対し[2,12,32]，わが国では2週間ごととなっており，今後再検討される必要があろう。

## おわりに

Clozapine に関する最近10年間の研究を概観すると，治療抵抗性統合失調症患者において様々な切り口から治療予後の改善が認められていることから，clozapine がもっと活用されるべきであることは明らかである。わが国で clozapine が十分に使用されていない現状を踏まえて，その課題をひとつひとつ解決することで，治療抵抗性統合失調症患者に clozapine が積極的かつ適切に導入されて，多くの患者に恩恵がもたらされることが期待される。

### 利 益 相 反

大日本住友製薬，大塚製薬，Meiji Seika ファルマから講演料，アステラス製薬から奨学寄付金を受領している。

### 文 献

1 ) Atkinson, J.M., Douglas-Hall, P., Fischetti, C. et al. : Outcome following clozapine discontinuation : a retrospective analysis. J. Clin. Psychiatry, 68 : 1027-1030, 2007.

2 ) Berk, M., Fitzsimons, J., Lambert, T. et al. : Monitoring the safe use of clozapine : a consensus view from Victoria, Australia. CNS Drugs, 21 : 117-127, 2007.

3 ) Buchanan, R.W., Kreyenbuhl, J., Kelly, D.L. et

al. : The 2009 schizophrenia PORT psychopharmacological treatment recommendations and summary statements. Schizophr. Bull., 36 : 71-93, 2010.

4） Cianchetti, C., Ledda, M.G. : Effectiveness and safety of antipsychotics in early onset psychoses : a long-term comparison. Psychiatry Res., 189 : 349-356, 2011.

5） Curry, B., Palmer, E., Mounce, C. et al. : Assessing prescribing practices of clozapine before and after the implementation of an updated risk evaluation and mitigation strategy. Ment. Health Clin., 8 : 63-67, 2018.

6） Drug Safety Communication : FDA modifies monitoring for neutropenia associated with schizophrenia medicine clozapine; approves new shared REMS program for all clozapine medicines. US Food and Drug Administration. https://www.fda.gov/Drugs/DrugSafety/ucm 461853.htm ［2018年 7 月 1 日確認］

7） Girardin, F.R., Poncet, A., Perrier, A. et al. : Cost-effectiveness of HLA-DQB1/HLA-B pharmacogenetic-guided treatment and blood monitoring in US patients taking clozapine. Pharmacogenomics J., 2018 Jan 3. doi : 10.1038/s41397-017-0004-2

8） Goldstein, J.I., Jarskog, L.F., Hilliard, C. et al. : Clozapine-induced agranulocytosis is associated with rare HLA-DQB1 and HLA-B alleles. Nat. Commn., 5 : 4757, 2014.

9） Haro, J.M., Suarez, D., Novick, D. et al. : Three-year antipsychotic effectiveness in the outpatient care of schizophrenia : observational versus randomizes studies results. Eur. Neuropsychopharmacol., 17 : 235-244, 2007.

10） Hennen, J., Baldessarini, R.J. : Suicidal risk during treatment with clozapine : a meta-analysis. Schizophr. Res., 73 : 139-145, 2005.

11） Kaneda, Y., Jayathilak, K., Meltzer, H. : Determinants of work outcome in neuroleptic-resistant schizophrenia and schizoaffective disorder : cognitive impairment and clozapine treatment. Psychiatry Res., 178 : 57-62, 2010.

12） Kar, N., Barreto, S., Chandavakar, R. : Clozapine monitoring in clinical practice : beyond the mandatory requirement. Clin. Psychopharmacol. Neurosci., 14 : 323-329, 2016.

13） 厚生労働省：平成26年（2014年）の患者調査の概況．https://www.mhlw.go.jp/toukei/saikin /hw/kanja/14/ ［2018年 7 月21日確認］

14） Laursen, T.M., Nordentoft, M., Mortensen, P.B. : Excess early mortality in schizophrenia. Annu. Rev. Clin. Psychol., 10 : 425-448, 2014.

15） Legge, S.E., Hamshere, M.L., Ripke, S. et al. : Genome-wide common and rare variant analysis provides novel insights into clozapine-associated neutropenia. Mol. Psychiatry, 22 : 1502-1508, 2017.

16） Ma, C.-H., Chang, S.-S., Tsai, H.-J. et al. : Comparative effect of antipsychotics on risk of self-harm among patients with schizophrenia. Acta Psychiatr. Scand., 137 : 296-305, 2018.

17） Manu, P., Sarvaiya, N., Rogozea, L.N. et al. : Benign ethnic neutropenia and clozapine use : a systematic review of the evidence and treatment recommendations. J. Clin. Psychiatry, 77 : e909-e916, 2016.

18） Marder, S.R. : Community evidence of clozapine's effectiveness. Am. J. Psychiatry, 173 : 103-104, 2016.

19） Meltzer, H.Y. : Treatment-resistant schizophrenia—the role of clozapine. Curr. Med. Res. Opin., 14 : 1-20, 1997.

20） Meltzer, H.Y. : Suicide in schizophrenia, clozapine, and adoption of evidence-based medicine. J. Clin. Psychiatry, 66 : 530-533, 2005.

21） Meltzer, H.Y., Alphs, L., Green, A.I. et al. : Clozapine treatment for suicidality in schizophrenia : International Suicide Prevention Trial（InterSePT）. Arch. Gen. Psychiatry, 60 : 82-91, 2003.

22） Misawa, F., Suzuki, T., Fujii, Y. : Effect of clozapine vs other second-generation antipsychotics on hospitalization and seclusion : a retrospective mirror-image study in a Japanese public psychiatric hospital. J. Clin. Psychopharmacol., 37 : 664-668, 2017.

23） Nielsen, R.E., Uggerby, A.S., Jensen, S.O.W. et al. : Increasing mortality gap for patients diagnosed with schizophrenia over the last three decades—a Danish nationwide study from 1980 to 2010. Schizophr. Res., 146 : 22-27, 2013.

24） ノバルティスファーマ株式会社：都道府県別 CPMS登録医療機関．http://www.clozaril-teki sei.jp/shared/pdf/iryokikan_todoufuken.pdf ［2018年 7 月21日参照］

25） ノバルティスファーマ株式会社：CPMS（クロザリル患者モニタリングサービス）運用手順（第4.2版）．http://www.clozaril-tekisei.jp/tejun.

html［2018年 8 月 4 日参照］

26) Olfson, M., Gerhard, T., Crystal, S. et al. : Clozapine for schizophrenia : state variation in evidence-based practice. Psychiatr. Serv., 67 : 152, 2016.

27) Pridan, S., Swartz, M., Baruch, Y. et al. : Effectiveness and safety of clozapine in elderly patients with chronic resistant schizophrenia. Int. Psychogeriatr., 27 : 131-134, 2015.

28) Saha, S., Chant, D., McGrath, J. : A systematic review of mortality in schizophrenia : is the differential mortality gap worsening over time? Arch. Gen. Psychiatry, 64 : 1123-1131, 2007.

29) Saito, T., Ikeda, M., Mushiroda, T. et al. : Pharmacogenomic study of clozapine-induced agranulocytosis/granulocytopenia in a Japanese population. Biol. Psychiatry, 80 : 636-642, 2016.

30) Samara, M.T., Dold, M., Gianatsi, M. et al. : Efficacy, acceptability, and tolerability of antipsychotics in treatment-resistant schizophrenia : a network meta-analysis. JAMA Psychiatry, 73 : 199-210, 2016.

31) Stroup, T.S., Gerhard, T., Crystal, S. et al. : Comparative effectiveness of clozapine and standard antipsychotic treatment in adults with schizophrenia. Am. J. Psychiatry, 173 : 166-173, 2016.

32) Sultan, R.S., Olfson, M., Correll, C.U. et al. : Evaluating the effect of the changes in FDA guidelines for clozapine monitoring. J. Clin. Psychiatry, 78 : e933-e939, 2017.

33) Taipale, H., Mehtaelae, J., Tanskanen, A. et al. : Comparative effectiveness of antipsychotic drugs for rehospitalization in schizophrenia— a nationwide study with 20-years follow-up. Schizophr. Bull., 2017 Dec 20. doi : 10.1093/schbul/sbx176

34) Taipale, H., Mittendorfer-Rutz, E., Alexanderson, K. et al. : Antipsychotics and mortality in a nationwide cohort of 29,823 patients with schizophrenia. Schizophr. Res., 2017 Dec 20. pii : S0920-9964（17）30762-4

35) Tiihonen, J., Loennqvist, J., Wahlbeck, K. et al. : 11-year follow-up of mortality in patients with schizophrenia : a population-based cohort study （FIN11 study）. Lancet, 374（9690） : 620-627, 2009.

36) Tiihonen, J., Mittendorfer-Rutz, E., Majak, M. et al. : Real-world effectiveness of antipsychotic treatments in a nationwide cohort of 29823 patients with schizophrenia. JAMA Psychiatry, 74 : 686-693, 2017.

37) Velligan, D.I., Carroll, C., Lage, M.J. et al. : Outcomes of Medicaid beneficiaries with schizophrenia receiving clozapine only or antipsychotic combinations. Psychiatr. Serv., 66 : 127-133, 2015.

38) Werneck, A.P., Hallak, J.C., Nakano, E. et al. : Time to rehospitalization in patients with schizophrenia discharged on first generation antipsychotics, non-clozapine second generateon antipsychotics, or clozapine. Psychiatr. Res., 188 : 315-319, 2011.

39) Wheeler, A., Humberstone, V., Robinson, G. : Outcomes for schizophrenia patients with clozapine treatment : how good does it get? J. Psychopharmacol., 23 : 957-965, 2009.

臨床精神薬理　18：241-248, 2015

# なぜあなたは clozapine を使う気にならないのか？
## ——Clozapine 治療の現状と課題——

榎 本 哲 郎*　　伊 藤 寿 彦*　　早 川 達 郎*　　塚 田 和 美*

抄録：Clozapine（以下 CLO）は治療抵抗性統合失調症の治療薬として有用な抗精神病薬である。欧米のガイドラインとアルゴリズムは全て，エビデンスに基づく CLO 処方を推奨している。それらはいずれも抗精神病薬 2 剤を適切な用量で適切な期間使用しても十分に反応しない場合は，3 剤目に CLO 治療を行うことを推奨している。本邦でも CLO は 3 剤目に使用可能である。しかし，実臨床での CLO 治療の普及は遅い。多くの精神科医が CLO の使用に消極的なのは，CLO に関する知識の不足と使用経験の不足が関連している。今回，海外での CLO 治療の現状と CLO 治療普及への取り組みについて紹介する。また，CLO 治療に習熟すること，すなわち CLO の使用経験を積むことによって，入院日数の短縮が可能となった当院での経験を報告する。CLO 治療普及のために，本邦の統合失調症薬物治療ガイドラインの登場を期待したい。CLO 治療への医療経済的な誘導も必要である。
臨床精神薬理　**18：241-248, 2015**

**Key words** : *clozapine, treatment-resistant schizophrenia, clinical practice, guideline, use experience*

## Ⅰ．は じ め に

治療抵抗性統合失調症治療薬 clozapine（以下 CLO）の有用性については，他の抗精神病薬より精神症状の改善に優れており[6,9,10]，死亡リスクが低く[20]，自殺予防効果があり[17,20]，服用継続率が高く[11,19]，再入院が減る[19]などの多数の報告がある。一方 CLO には，無顆粒球症，心筋炎，心筋症，耐糖能異常などの重篤な副作用があり[16,18]，その使用に当たっては注意が必要である。

我々は，本邦における CLO 治療の現状と課題

Why are many psychiatrists reluctant to use clozapine?
*独立行政法人国立国際医療研究センター国府台病院精神科
〔〒272-8516　千葉県市川市国府台1-7-1〕
Tetsuro Enomoto, Toshihiko Ito, Tatsuro Hayakawa, Kazumi Tsukada : Department of Psychiatry, Kohnodai Hospital, National Center for Global Health and Medicine. 1-7-1 Kohnodai, Ichikawa, Chiba, 272-8516, Japan.

について，2013年に一度報告した[5]。そこでは，発病から CLO 治療開始までの期間の長さ，CPMS 規定の緩和の必要性，脱施設化と地域ケア強化の必要性，診療報酬上の課題，医療観察法に関わる課題，総合病院精神科の存続の問題などについて論じた。

米国，カナダ，英国で使用されているガイドラインやアルゴリズムは，エビデンスに基づく CLO 処方を推奨している[22]（表 1）。いずれも前治療薬（抗精神病薬）2 剤を適切な用量で適切な期間使用しても十分に反応しない場合は，3 剤目に CLO 治療を行うことを推奨している。本邦でも CLO は 3 剤目に使用可能である[15]。しかし，実臨床での CLO 治療はどうなっているのであろうか。今回は，主に海外での CLO 治療の現状と CLO 治療普及への取り組みについて紹介する。また，CLO 治療に習熟すること，すなわち CLO の使用経験を積むことによって，入院日数の短縮が可能と

表1　Clozapine 処方を推奨するガイドラインとアルゴリズム

| 公表年 | ガイドラインとアルゴリズム | 推奨：患者へ clozapine 治療を提案し Clozapine の処方をすること | | |
|---|---|---|---|---|
| | | 2種類の抗精神病薬に反応性不良 | 希死念慮 自殺企図 | 敵意の持続 暴力行為 |
| 2004 | APA（US） | ○ | | |
| 2005 | CPA（CAN） | ○ | | |
| 2007 | TMAP（US） | ○（前治療薬は SGA を第一選択とすること） | | |
| 2009 | NICE（UK） | ○（前治療薬の少なくとも 1 剤は clozapine 以外の SGA とすること） | | |
| 2010 | Schizophrenia PORT（US） | ○ | ○ | ○ |
| 2010 | CADTH（CAN） | ○ | | |
| 2011 | BAP（UK） | ○ | | ○ |
| 2013 | PAP（US） | ○（前治療薬は SGA，risperidone や olanzapine を第1選択とすること） | ○ | ○ |

APA = American Psychiatric Association, CPA = Canadian Psychiatry Association, TMAP = Texas Medication Algorithm Project, NICE = National Institute of Clinical Excellence, PORT = Patient Outcome Research Team, CADTH = Canadian Agency for Drugs and Technology in Health, BAP = British Association for Psychopharmacology, PAP = Psychopharmacology Algorithm Project. US = 米国，CAN = カナダ，UK = 英国，SGA = 第二世代抗精神病薬。
文献22）Warnez 2014 から引用改変

なった当院での経験を報告する。

## II．臨床現場での CLO 導入実態

本邦において，2014年 8 月末時点での Clozaril® Patient Monitoring Service（以下 CPMS）登録患者数は2,726例である[14]。CLO 市販後約 5 年が経過しているから，年間約500例が新規に登録されていることになる。しかし本邦での CLO 治療に同意できる患者数を 3 万人程度と推測する[5]と，この登録患者数はかなり少ない。

次に海外での CLO 治療の現状を概観する。Warnez らの総説[22]によると，統合失調症と診断された患者の 20～30％が治療抵抗性統合失調症であるが，医師が CLO を処方するのはその一部の患者に過ぎないという。1999年には米国で260万人の統合失調症患者のうち16万人が CLO で治療されていた。これは治療抵抗性統合失調症患者の 25％に過ぎない。米国に第二世代抗精神病薬（SGA）が導入されると CLO の使用量は減少した。1999年には，CLO は処方された SGA の11％だったが，年々徐々に減少し，2002年には 5％未満になった。CATIE study の phase 3 において患者の 51％が前治療薬に反応しないために薬物療法を中断していたが，phase 3 期間中に CLO 治療を勧められたのは，わずか11％の患者に過ぎなかった。また，米国退役軍人健康庁の研究によると，CLO が投与されたのは統合失調症患者の1％に過ぎなかった[23]。

英国においても，CLO の導入に関して治療ガイドラインの順守は，全く十分ではなかった。つまり CLO 導入前に 34％以上の患者に抗精神病薬の多剤併用が行われていたり，高用量が投与されていたりしたのである[22]。Downs ら[3]は，英国の精神科公共医療サービス（mental health trust）管理下の45病院において，2005年から2006年までの CLO 処方調査を行った。10,678例の患者に CLO が処方されており，それは CLO 適応患者の 30％に相当した。

カナダの Agid ら[1]によると，統合失調症初発患者に 1 剤目の第 2 世代抗精神病薬を十分量十分期間使用（Trial 1）しても反応しなかった場合，2 剤目の第 2 世代抗精神病薬を同様に使用（Trial 2）しても 4 例に 1 例しか反応しなかった。ところ

が，3番目にCLOを使う（Trial 3）と71.4％が十分な反応を示した（図1）。このことから，CLOは統合失調症治療の2番目に使用する価値のある薬であろうと述べている。ところが，カナダからの2013年の報告[2]によると，外来患者の68％はCLOに変更される前に3剤以上の抗精神病薬を試されていた。

イタリアでのCLO処方率は1.5％と報告されている[21]。

一方，近年CLO治療が順調に普及してきたのはニュージーランドである。Harrisonら[7]は，2007年3月にオークランドの公立精神科医療機関においてCLOを処方されている全ての成人患者について後方視的な横断研究を行った。図2は，1990年以降に，患者がその医療機関を初診してからCLO治療が開始されるまでの期間（平均年数）を示している。ニュージーランドでCLOが承認されたのは1993年である。年々，初診からCLO導入までの期間が短縮してきているのがわかる。図3はCLO導入前に試みられた抗精神病薬（前治療薬）の剤数の変化を暦年別に示している。年を追うごとに前治療薬の数は減少し，前治療薬を

2剤試みたらCLOを開始するという傾向が強くなっている。図4は，前治療薬の数によって分類した統合失調症患者の割合を示している。この調査対象となった全患者のうち7例（1.7％）の前治

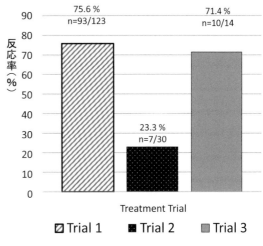

文献1）Agid 2010 から引用改変

図1　統合失調症初発患者に第2世代抗精神病薬を2剤使用し（Trial 1 and 2），次いで clozapine を使用した（Trial 3）際の反応率

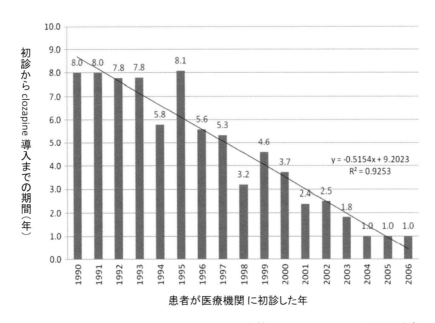

文献7）Harrison, J. 2010. より引用改変

図2　医療機関に初診してから clozapine 治療が開始されるまでの平均年数（ニュージーランド）

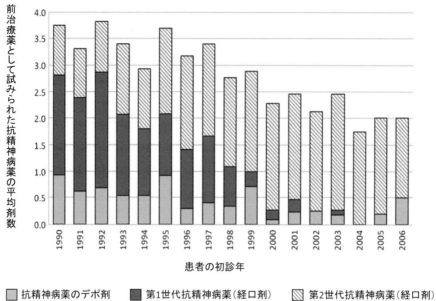

前治療薬として試みられた抗精神病薬の平均剤数

患者の初診年

■ 抗精神病薬のデポ剤　　■ 第1世代抗精神病薬（経口剤）　　▨ 第2世代抗精神病薬（経口剤）

文献7）Harrison, J. 2010. より引用改変

図3　Clozapine 導入前に試みられた抗精神病薬の剤数

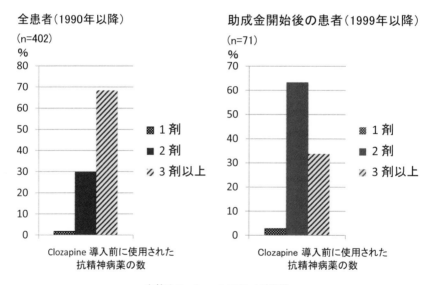

全患者（1990年以降）

（n=402）

Clozapine 導入前に使用された
抗精神病薬の数

助成金開始後の患者（1999年以降）

（n=71）

Clozapine 導入前に使用された
抗精神病薬の数

▨ 1剤
■ 2剤
▨ 3剤以上

文献7）Harrison, J. 2010. より引用

図4　Clozapine 導入前に使用された抗精神病薬の数によって分類した統合失調症患者数
　　　の割合（ニュージーランド）

療薬は1剤だった。120例（29.9%）は2剤の前治
療薬が試みられ，275例（68.4%）は3剤以上だっ
た。ところで，ニュージーランドでは，1999年2
月にCLOを含む第2世代抗精神病薬の処方に対

する公的助成が開始された。それ以降に医療機関
を初診した71例について調査すると，2例（2.8%）
の前治療薬は1剤，45例（63.4%）は2剤，24例
（33.8%）は3剤以上の前治療薬がそれぞれ試みら

れた（図4右）。このように CLO の導入が早まったのは公的助成の成果と言えるだろう。

## Ⅲ．CLO に対する精神科医の態度や認識

さて，CLO に対する精神科医の態度や認識は，どのようなものなのだろうか。デンマークの Nielsen ら[13]は精神科医100名を対象に CLO の知識，経験と CLO に対する態度について電話での聞き取り調査を行った。精神科医48名の CLO 使用経験は5症例未満だった。3ヵ月以内に CLO を導入した精神科医は31名だった。7名は精神科臨床に5年以上従事していたのにもかかわらず，CLO を一度も処方したことがなかった。64名は CLO を使うよりもむしろ抗精神病薬を2剤併用したいと答えた。66名は，CLO 治療中の患者は，他の抗精神病薬で治療されている患者よりも満足度が低いと考えていた。このように多くの精神科医が CLO の使用に消極的だった。それは CLO に関する知識の不足と使用経験の不足が関連していると推測された。デンマークではすでに CLO の後発品が発売されており，積極的な販売努力が行われなくなっている。そして，若い医師たちが CLO の利点を知る機会は少なく，CLO を使用することに自信を持てるようにもならないという循環が無際限に続いていくのかもしれないと Nielsen ら[13]は危惧している。

宮田ら[12]は，心神喪失者等医療観察法指定通院医療に関わる医師に CLO がどう認識されているのかについて調査した。それによると CLO 治療に対する認識は CLO 使用前より使用後の方が良くなっていた。そして，CLO 治療に対する認識形成には CLO の使用経験が強く影響することが示唆されたという。

宮田ら[12]は，指定通院医療機関の精神科医を3集団に分類した。まず「CLO に懐疑的な集団」は，CLO の使用経験がなく CLO に関する知識も比較的乏しかった。CLO 投与に伴う血液モニタリングを特に負担と感じており，副作用リスクを問題視し，有効性や重要性を過小評価していた。次に「CLO の導入に消極的な集団」は，CLO の使用経験はないが，多少は CLO に関する知識を獲

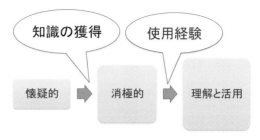

文献12）宮田量治ら：日本の指定通院医療機関における clozapine：精神科医の認識と使用頻度．臨床精神薬理，17：1297-1306, 2014.

図5　CLO 治療に対する精神科医の認識の変化

得していた。文献的知識を拠り所としながら CLO 治療に関して的確な評価を行っているものの，CLO の実用には踏み切っていない段階にあった。そして「CLO を使い始めた集団」は，CLO の使用経験があり，知識も十分にある集団である。この集団は CLO の有効性や指定通院医療における重要性だけでなく，モニタリングの負担や副作用リスクについても好意的な認識を持っていた。3つの集団の認識は，懐疑的，消極的，理解と活用へと順次移行していくようにもみえたという。この変化を3段階プロセスと仮定すると，第1段階では，まず CLO 治療についての知識獲得が必要であり，第2段階から第3段階に移行するには CLO の使用経験が必須のものであると述べている[12]（図5）。

## Ⅳ．エビデンスと実臨床との乖離を どう埋めるか

ニュージーランドの Harrison ら[7]は，医師が CLO の使用経験を積むこと，臨床研究でのエビデンスが明らかになること，そして CLO の早期使用を奨励する治療ガイドラインが出版されることが，CLO 治療開始までの期間を短縮するのに役立つであろうと述べている。本邦では，日本神経精神薬理学会が中心となって統合失調症薬物治療ガイドラインを作成中である。このガイドラインでは，治療抵抗性統合失調症に対する CLO 治療が強く推奨されることになるであろう。

当院では，CPMS 登録医とレジデントのチーム

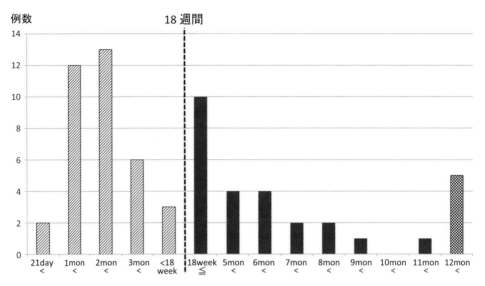

例数

18 週間

図6　CLO 導入から退院までの期間別の症例数（n＝65）

を3チーム編成して入院治療に当たっている。CLO 治療も各チームの責任で行っている。チーム制を敷くことで，医師1人当たりの負担を軽減できるようになった。複数名で治療することで効果の実感が倍増し，副作用への懸念と負担は半分以下にできる。若手医師は，薬物治療の選択肢の中に CLO があることを学習し，CLO の効果を実感することができる。CLO 治療に習熟することで，CLO を使いこなせるという自信にも繋がるのである。我々は CLO の有用性を日々実感している[4]。当院では2014年12月までに治療抵抗性統合失調症83症例に CLO を導入した。全例，前治療薬（抗精神病薬）の投与を中止した後に CLO を開始している。この83症例のうち CLO 導入に成功し外来通院へ移行できたのは65症例である。図6に CLO 導入から退院までの期間別の症例数を示す。CLO 導入には原則18週間の入院が必要だが，55％（36/65）の患者が CLO 導入から18週未満で退院している。

　次に，CLO 使用に習熟すると，CLO 導入から退院までの期間が短縮できることを明らかにするために，「CLO 導入時期」と「CLO 導入から退院までの期間」との間の関連性について調査した。方法としては CLO 導入の時期を3期に分けた。まず CLO 治験時の2002年7月から2006年11月ま

表2　CLO 導入時期と CLO 導入から退院までの期間別の症例数（n＝65）

| CLO 導入時期 | CLO 導入から退院までの期間 | | |
|---|---|---|---|
| | 18週未満 | 18週以上1年未満 | 1年以上 |
| 治験 | 1 | 6 | 3 |
| 2009年10月から2012年3月 | 16 | 12 | 2 |
| 2012年4月から2014年9月 | 19 | 6 | 0 |

でを（A）とした。2009年に CLO が市販されてから現在までに5年経過したので，それを前半の2009年10月から2012年3月まで（B）と，後半の2012年4月から2014年9月まで（C）に分けた。CLO 導入から退院までの期間は18週未満，18週以上，12ヵ月以上に分類した。「CLO 導入時期」と「CLO 導入から退院までの期間」との間の関連性について，スピアマンの順位相関係数の検定を行った。両側検定で危険率は5％とした。結果を表2に示す。検定の結果は同順位補正 P 値（両側確率）＝0.00029であることから，「CLO 導入時期」と「CLO 導入から退院までの期間」には関連性が認められた。「CLO 導入時期」が最近になるほど，「CLO 導入から退院までの期間」が短くなってい

た。つまり，我々が CLO 使用に習熟してきた結果，CLO 導入から退院までの期間を短縮できるようになったのである。そして，CLO 治療を待ち望む次の患者の入院が可能となって，より早期に CLO を導入できるのである。

CLO が本邦で承認されたのは2009年である。それまでは（いや現在でも），治療抵抗性統合失調症の治療として，抗精神病薬の多剤大量療法が多くの患者に対して行われてきた経緯がある[8]。2014年から抗精神病薬を4剤以上併用する場合，医療機関から厚生労働省への状況報告が義務づけられ，特別な場合を除いて診療報酬の減額規定がもうけられた。統合失調症が治療抵抗性であるなら，多剤大量療法ではなく，CLO 治療を行うべきなのである。また，平成24年度診療報酬改定により CLO 加算が認められた。治療抵抗性統合失調症治療指導管理料 500 点が月1回に限り算定できるようになっている。ニュージーランドでの公的助成が有効であった[7]ように，このような医療経済上の取り組みも，CLO 普及の助けになるであろう。

## V. お わ り に

最強と言われる抗精神病薬 CLO の臨床現場への導入を難しくしている要因は，医療施設や精神科医の事情によって様々であろう。しかし，CLO に懐疑的な精神科医には，CLO に関する知識の獲得を期待し，CLO 治療に消極的な精神科医には CLO 治療の経験を積まれることを期待したい。そして，CLO 治療への理解を深め，CLO を十分に活用されることを望む。

### 利 益 相 反

本論文に関し開示すべき利益相反はない。

### 文　献

1）Agid, O., Foussias, G., Singh, S. et al. : Where to position clozapine : re-examining the evidence. Can. J. Psychiatry, 55 : 677-684, 2010.
2）Alessi-Severini, S., Le Dorze, J.-A., Nguyen, D. et al. : Clozapine prescribing in a Canadian outpatient population. PLoS One, 8（12）: e83539, 2013.
3）Downs, J., Zinkler, M. : Clozapine : national review of postcode prescribing. Psychiatr. Bull., 31 : 384-387, 2007.
4）榎本哲郎，伊藤寿彦，関根慶輔 他：治療抵抗性統合失調症55例に対する clozapine 使用経験．精神経誌，115：953-966, 2013.
5）榎本哲郎，伊藤寿彦，早川達郎 他：治療抵抗性統合失調症に対する治療戦略―日本におけるクロザピン治療の現状と課題．Prog. Med., 33：2341-2345, 2013.
6）Haro, J.M., Edgell, E.T., Novick, D. et al. : Effectiveness of antipsychotic treatment for schizophrenia : 6-month results of the Pan-European Schizophrenia Outpatient Health Outcomes（SOHO）study. Acta Psychiatr. Scand., 111 : 220-231, 2005.
7）Harrison, J., Janlöv, M., Wheeler, A.J. : Patterns of clozapine prescribing in a mental health service in New Zealand. Pharm. World Sci., 32 : 503-511, 2010.
8）稲垣 中：抗精神病薬多剤大量投与の是正と QOL．精神経誌，114：702-707, 2012.
9）Leucht, S., Corves, C., Arbter, D. et al. : Second-generation versus first-generation antipsychotic drugs for schizophrenia : a meta-analysis. Lancet, 373 : 31-41, 2009.
10）Lewis, S. W., Barnes, T.R., Davies, L. et al. : Randomized controlled trial of effect of prescription of clozapine versus other second-generation antipsychotic drugs in resistant schizophrenia. Schizophr. Bull., 32 : 715-723, 2006.
11）McEvoy, J.P., Lieberman, J.A., Stroup, T.S. et al. : Effectiveness of clozapine versus olanzapine, quetiapine, and risperidone in patients with chronic schizophrenia who did not respond to prior atypical antipsychotic treatment. Am. J. Psychiatry, 163 : 600-610, 2006.
12）宮田量治，三澤史斉，藤井康男：日本の指定通院医療機関における clozapine：精神科医の認識と使用頻度．臨床精神薬理，17：1297-1306, 2014.
13）Nielsen, J., Dahm, M., Lublin, H. et al. : Psychiatrists' attitude towards and knowledge of clozapine treatment. J. Psychopharmacol., 24 : 965-971, 2010.
14）ノバルティスファーマ株式会社：クロザリル医療関係者向け：市販後の主な副作用および報告件数．http://www.clozaril.jp/m_sideeffect/

report/ 01.html

15) ノバルティスファーマ株式会社：クロザリル添付文書. 2014.

16) Raja, M. : Clozapine safety, 35 years later. Curr. Drug Saf., 6 : 164-184, 2011.

17) Ringbäck, W.G., Berglund, M., Lindström, E.A. et al. : Mortality, attempted suicide, re-hospitalisation and prescription refill for clozapine and other antipsychotics in Sweden-a register-based study. Pharmacoepidemiol. Drug Saf., 23 : 290-298, 2014.

18) Taylor, D., Paton, C., Kapur, S. : The Maudsley Prescribing Guidelines in Psychiatry, 11th Edition. Wiley-Blackwell, UK, 2012.

19) Tiihonen, J., Wahlbeck, K., Lönnqvist, J. et al. : Effectiveness of antipsychotic treatments in a nationwide cohort of patients in community care after first hospitalization due to schizophrenia and schizoaffective disorder : observational follow-up study. BMJ, 333 : 224-227, 2006.

20) Tiihonen, J., Lönnqvist, J., Wahlbeck, K. et al. : 11-year follow-up of mortality in patients with schizophrenia : a population-based cohort study（FIN11 study）. Lancet, 374 : 620-627, 2009.

21) Tognoni, G. : Pharmacoepidemiology of psychotropic drugs in patients with severe mental disorders in Italy. Eur. J. Clin. Pharmacol., 55 : 685-690, 1999.

22) Warnez, S., Alessi-Severini, S. : Clozapine : a review of clinical practice guidelines and prescribing trends. BMC Psychiatry, 14 : 102, 2014.

23) Weissman, E.M. : Antipsychotic prescribing practices in the Veterans Healthcare Administration - New York metropolitan region. Schizophr. Bull., 28 : 31-42, 2002.

# Clozapine を「上手に」勧める

長谷部 真歩*　　三澤 史斉*

抄録：本邦では clozapine が海外の状況に比べ普及していると言い難く，その使用拡大に努めていかなければならない。Clozapine は他の抗精神病薬で効果不十分であった患者に対して有効である可能性があるが，一方で致死的な副作用により使用が難しく，我々精神科医の頭を悩ませている。当院では比較的 clozapine の使用経験が多く，その経験を踏まえて当院での勧め方を報告することにより clozapine 普及の一助になればと考える。Clozapine の特徴を振り返りながら，同剤をどのように患者やその家族，支援者に対して当院で勧めているかを clozapine の有用性，勧めるタイミング，安全性の配慮の観点で説明していきたいと思う。
臨床精神薬理　**23：183-188, 2020**

**Key words :** *clozapine, schizophrenia*

## Ⅰ．は じ め に

　2009年に clozapine が上場されてからもう10年になるが，海外の状況に比べて我が国では普及しているとは言い難い状況にあり[1]，今後，その使用拡大に努めていかなければならない。Clozapine は，全ての患者が到達できる訳ではないが，治療に苦慮してきた患者が劇的に改善することがあり，筆者もその経験をした一人である。その経験は治療者だけでなく患者やその家族にとって「魅惑の果実」であり，筆者が clozapine を勧める大きな理由でもある。その一方で，無顆粒球症や心筋炎など致死的な副作用があることは，使用を躊躇する理由になるのではないだろうか。そのため，筆者が clozapine を勧める時は他の精神科医と同様に（そうであると勝手に思っているだけかもしれないが）期待と不安な気持ちがアンビバレントに存在している。しかし，筆者の劇的な「成功体験」がその不安な気持ちを打ち消す勇気をくれる。勿論，それを頑なに信じ間違った判断を下すことは良くないが，治療者や患者に勇気を与えてくれ，患者やその家族に clozapine の恩恵を味わってもらえることは，とても重要なことと考える。当院では2019年3月時点で108名に clozapine を導入し64名に使用継続しており比較的使用経験が多く，その経験を踏まえて当院で clozapine をどのように勧めているか述べていきたい。

## Ⅱ．Clozapine の有用性を強調する

　我々精神科医が clozapine の使用を考えるのは，現在の治療では効果が不十分で更なる改善を必要とする時であろう。Clozapine の作用や効果については読者諸氏のご存知の通りであるが，その効果を振り返ることで，ちょっとした工夫が参考になるかもしれないため少し復習させていただきたいと思う。

　Clozapine を患者に勧める時に一番有効なの

Practical recommendation of clozapine.
*地方独立行政法人山梨県立北病院
〔〒407-0046　山梨県韮崎市旭町上條南割3314-13〕
Maho Hasebe, Fuminari Misawa：Yamanashi Prefectural KITA Hospital. 3314-13 Kamijominamiwari, Asahimachi, Nirasaki, Yamanashi, 407-0046, Japan.

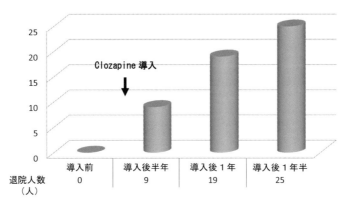

図1　多施設調査による1年以上入院していた患者のclozapine導入後
の退院人数

は，ストロングポイントであるその多岐にわたる
効果である。Clozapine は他の抗精神病薬にはな
い特徴を持っており，他の抗精神病薬では期待で
きなかった効果が期待できることを使用者やその
家族に伝えることがとても有効である。使用者の
理解の程度にもよるが，従来の抗精神病薬と比べ
受容体親和性のプロフィールが異なることを伝え
るとより信憑性が増すが，レセプターの概念など
が分かりにくい患者には，同じ仲間であるが大き
な違いがある薬であると単純に伝える方が良いか
もしれない。導入を焦るあまり効果を過剰に伝え
ようとしてしまいがちだが，clozapine により劇的
に改善した例を紹介していけば飾らなくても十分
な効果を提示できるので心配はいらない。

　特に勧めやすい患者の特徴として，陽性症状が
顕著な患者，自傷他害のリスクが高い患者，長期
入院・再入院を繰り返す患者，ドパミン関連の副
作用のコントロールが困難な患者，そして多飲症
を有する患者などが挙げられる。

　激しい幻聴や不快な妄想のような陽性症状で苦
しんでいる患者にはより効果が期待できるため，
筆者は積極的に勧める。陽性症状は周囲への影響
も大きいため，家族や支援者の人達に効果を説明
することにより，導入に協力的になってもらえる
可能性が高く，スムーズな導入や導入後のサポー
トを得られやすくなると考える。

　また，暴力や自殺関連行動の問題は患者自身の
みならず，支援者を悩ます問題の中でも大きなも
のである。Clozapine は敵意や攻撃性についての

改善の報告がある[6]。自殺に関してもフィンランド
の調査によりリスクを減らしたという報告[5]や，
Meltzer らが olanzapine より優位性を示したとの
報告がある[8]。そのため，clozapine 導入の提案は
サポートをする人々にとって高い関心をもつ話で
あり，患者が使用に迷いを生じている場合には導
入を後押ししてくれるだろう。

　長期入院や再入院を繰り返している患者には，
この薬により退院の可能性や入院期間の短縮の可
能性があることを伝えることにより導入を検討し
てもらえるかもしれない。それは患者の家族にお
いても言えるだろう[7]。Reid らによると，テキサ
ス州立病院で clozapine を開始し1.5〜4.5年継続し
た223例に対し調査を行ったところ，入院継続が
著減したと報告している[9]。図1は筆者が調査し
た1年以上入院していた68名の患者が clozapine
導入後どれくらい退院したのかを示している。横
断調査ではあるが，導入後1年半の時点で約3分
の1に当たる25例が退院することができた。また
入院期間の短縮についてだが図2を見てもらいた
い。これは筆者らが調査をした197名の cloza-pine
患者における半年ごとの入院日数の結果を示して
いる。導入前は180日中113日の期間入院していた
が，導入後1年半後は180日中69日しか入院して
おらず，入院日数の大幅な短縮が認められた。

　Clozapine はドパミン関連の副作用や合併症が
起きづらい薬であることも特徴の1つである。第
一世代の抗精神病薬で顕著に見られた錐体外路症
状が起きづらいことは忍容性の観点でも導入を勧

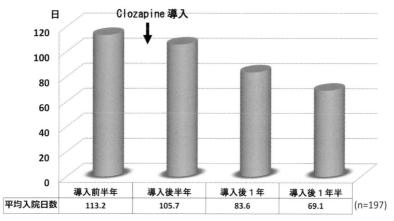

| | 導入前半年 | 導入後半年 | 導入後 1 年 | 導入後 1 年半 | |
|---|---|---|---|---|---|
| 平均入院日数 | 113.2 | 105.7 | 83.6 | 69.1 | (n=197) |

図2　多施設調査による clozapine 導入前後の半年ごとの平均入院日数の比較

められる大きなストロングポイントである。第二世代の抗精神病薬になり錐体外路症状は減ったが，統合失調症の患者にとってこの副作用はまだまだ切っても切り離せないものである。特に，遅発性ジスキネジアは患者にとって悩ましいもので，重篤な精神症状や高い死亡率との関連が指摘されている[2]。一般に錐体外路症状が見られた場合，抗精神病薬の減量をまず検討するが，この副作用は原因薬剤を中止または切り替えてもあまり有効ではない。切り替えの第一選択は clozapine であり，悩んでいる患者がいれば勧めやすいと考える。また他の錐体外路症状でも clozapine はセカンドラインに提示されている薬であり，錐体外路症状をもつ患者には提案しやすいと考える[10]。

またドーパミンアンタゴニスト作用と関連する副作用である高プロラクチン血症についても clozapine は起こしづらく[7]，女性に clozapine を検討する際には，月経を止めないという点でアピールしやすいポイントと考える。一方で男性患者に対しては性機能障害の改善が見られることを提示することができる。モーズレイのガイドラインによると同障害が起きた際に切り替えの第一選択である aripiprazole と quetiapine の次の選択に clozapine は位置し，精神症状との兼ね合いで十分な選択肢になると思われる[10]。

最後に多飲症に有効な可能性があることも，この薬を勧める別の切り口になると考えていいだろう。多飲症は「体重が著明に増加するほどの飲水行動により日常生活にさまざまな支障が出ている状態」[3]であるが，clozapine は多飲症発症後に最も使用される報告がある抗精神病薬である[4]。そのため，特に多飲症により水中毒を経験した患者には，より安全面や生活面にて改善が見られる可能性を示すことができるだろう。

Ⅲ．Clozapine を勧めるタイミングと工夫

Clozapine は入院をしないと導入できない抗精神病薬である。もし急性増悪などで患者が入院した時には clozapine を勧める良い機会である。勿論，コンプライアンス不良による増悪の可能性はあるが，再燃を繰り返していれば繰り返しているほど治療抵抗性の可能性も高く，その場合には入院中に勧める方が受け入れは良くなる可能性が高い。

また，今まで述べてきたように周囲の人間にアプローチすると導入する後押しをしてもらえることが多い。支援者が困って外来に相談に来た時や家族がたまたま休みで来た時，また入院中に関係者が集まる会議などは良い機会である。予め，clozapine について説明をしておくと，その場で導入できなくても後々の治療機会で役に立つというのが私の経験である。Clozapine について詳しく説明できればより良いが，忙しい外来の中ではなかなか時間を取るのが難しく，ついまた次の機会にと後回しにしがちである。しかし，clozapine と

目的

クロザリルを安全かつ適正に使用するための枠組みを規定し、クロザリルによる円滑な治療が行えるための監視、評価、助言を行うことを目的とする

構成

医局　　1名（医師）
看護部　6名
（副看護部長、各病棟コーディネーター、外来コーディネーター）
薬剤科　1名（薬剤師）
検査科　1名（臨床検査技師）
NEW!　社会生活支援部　1名（精神保健福祉士）

図3　山梨県立北病院クロザリル委員会の役割と構成メンバー

いう名前を出さなくとも治療抵抗性の薬があるということを知らせておくだけで，その後の導入はスムーズにいくと思われる。

また，導入の際に，比較的長期間使用した後に有用性を評価する必要があることについて触れておくと良いかもしれない。患者やその家族は早期の改善を強く希望しており，その分 clozapine の効果に過剰に期待していることが多い。劇的に改善する可能性がない訳ではないが，長く病状を患っているほど部分的な改善に留まることが多く，導入したが期待以上の効果が得られないと，定期的な検査の手間や普段なら気にならない副作用が気になり，clozapine の中止を申し出て中断してしまうことがある。筆者の経験からすると clozapine の長期使用により病状がより改善または安定する可能性が高い。予め予想される状況を伝え，患者の利益を損なわないように長期の視点を伝えることは大事である。勿論，一度始めたら止められないと思わせることは導入を妨げるリスクになるので，伝え方には注意が必要である。

最後に，当院では clozapine を将来処方する可能性を見越して予め反応性不良の基準を満たすように処方を工夫している医師が多い。これをしておくことにより，導入したいまたはできるというタイミングでいつでも clozapine を導入できる。折角，患者や家族が導入に乗り気になっている時に「実はまだできません」となると，他の要素を考慮して導入を見送られることがあり導入のチャンスを失ってしまう。

## IV. 安全への配慮，対策を伝える

Clozapine の導入にあたり一番のネックになるのが，やはり副作用の問題とそれに伴う検査の煩わしさになる。特に白血球減少症の副作用はインパクトが強く，死亡の可能性があるというフレーズは聞いただけで断られることも多い。それに対して大事なことは，十分な対策が取られていること，危険な副作用が起きても多くは対応可能であることを具体的に伝えることが大事である。

ただ，clozapine の副作用は重篤かつ複雑で精神科医の慣れないものが多く，医師個人で管理するのは大きな負担となる。その負担を軽減するため，当院では副作用の対策をクロザリル委員会で支援している。クロザリル委員会とは「クロザリルを安全かつ適正に使用するための枠組みを規定し，クロザリルによる円滑な治療が行えるための監視，評価，助言を行うことを目的とする」委員会である（図3）が，実際のところは clozapine に携わる人々のサポートすることが目的である。構成メンバーは医師1名と看護師6名，薬剤師と臨床検査技師1名ずつに加え，本年度より精神保健福祉士1名を加えて運営をしている。

その中で，副作用に関しても医師を含めスタッフが安心して clozapine を使用できるように委員会で対策を立てている。白血球減少症については CPMS（Clozaril Patient Monitoring Service）がかなり厳重に管理をしてくれているため，特に委員会で対応することはないが，それ以外の副作用で

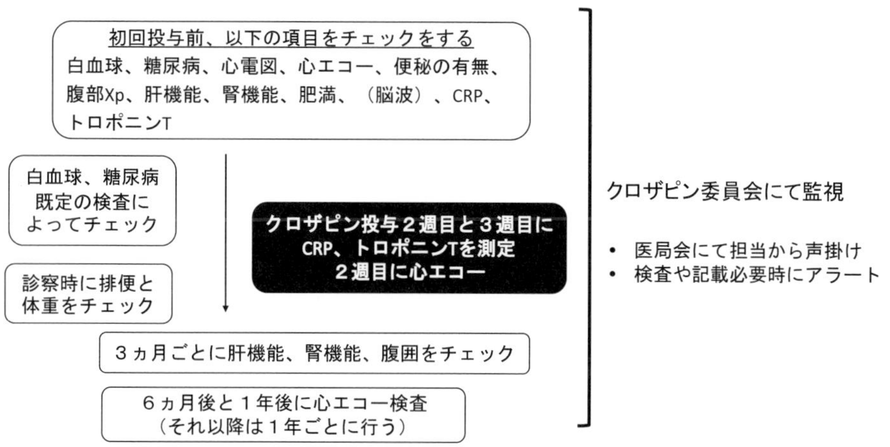

初回投与前、以下の項目をチェックをする
白血球、糖尿病、心電図、心エコー、便秘の有無、腹部Xp、肝機能、腎機能、肥満、（脳波）、CRP、トロポニンT

白血球、糖尿病
既定の検査に
よってチェック

診察時に排便と
体重をチェック

クロザピン投与2週目と3週目に
CRP、トロポニンTを測定
2週目に心エコー

3ヵ月ごとに肝機能、腎機能、腹囲をチェック

6ヵ月後と1年後に心エコー検査
（それ以降は1年ごとに行う）

クロザピン委員会にて監視

• 医局会にて担当から声掛け
• 検査や記載必要時にアラート

図4　山梨県立北病院クロザピンモニタリングシステム

も重篤なものがあり，少しでも患者やスタッフが安全に使用できるように当院では独自のモニタリングシステムを作った（図4）。心筋炎，心筋症に対して，トロポニンTとCRPの測定および心臓超音波検査を施行するように規定した。また，当院でclozapine治療に関連した腸管穿孔の事例が続いたため，その対策として腹部レントゲン検査の時期を規定し，間質性腎炎の事例も出現したため，定期的に腎機能検査を行うこととした。ここ最近の話題では，clozapineとの関連が疑われる肺炎例を複数例経験しているため，この対応もクロザリル委員会の方で検討を行っている。

　このようなモニタリングは一見医師の負担が増えるように思えるが，医師がclozapineを導入するのに一番のハードルは体験したことのない副作用であり，その不安を軽減する役目を果たしている。特にclozapineを使用した経験が少ない医師にとっては副作用に対する怖さが少なくなることに対する大きな後押しになっており，「副作用については他の薬より十分な対策を行っています」と患者にも自信を持って勧めることができるだろう。

　またclozapineを使用するのに当たって，副作用以外にも診療を行う上で少し面倒なところがあり，使用する医師に少なからず負担がかかっている。その負担を減らすため，委員会ではclozapineを使用する医師が困らないように対応の検討を

行っている。受付から検査，受診，処方，CPMSセンターへの報告，会計までの流れを委員会のメンバーである外来看護師，臨床検査技師，薬剤師とフローにし（図5），スムーズな診療を行えるようになっている。パターン化することによりスタッフの負担を減らし患者への負担も減らせていると自負している。

　その他のトラブルや困りごとについても医局会や個人的な場面で相談を受け，それを委員会に持ち帰り対策をメディカルスタッフと検討している。メディカルスタッフは医師とは違った視点があり新しい発想を提案してくれるだけでなく，医師の時間がなく丁寧にできないところをフォローしてくれるありがたい存在である。メディカルスタッフの力を借りその力を評価することによりメディカルスタッフもclozapineの使用に自信を持つことができ，メディカルスタッフからも使用者や支援者にclozapineの使用を後押ししてくれるという効果もある。

## V. お わ り に

　Clozapineの勧め方について当院で行っていることを述べた。どちらかというとオーソドックスな話であるが，このようなやり方でも十分にclozapineは勧められる。Clozapineを勧めるにあたり大事なことは，その効果を積極的に伝えるこ

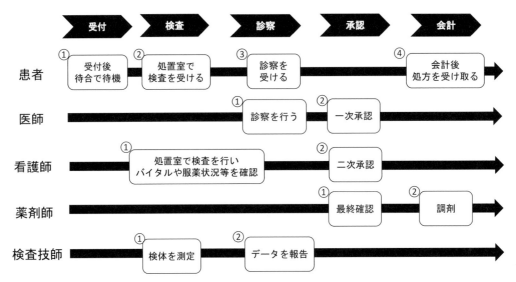

図 5 外来での clozapine 処方における各部署のフロー

と，副作用にしっかり対応すること，そしてシステムやスタッフなどの組織作りをしっかり行うことに尽きると考える。

### 利 益 相 反

利益相反はありません。

### 文 献

1 ）Bachmann, C.J., Aagaard, L., Bernardo, M. et al. : International trends in clozapine use : a study in 17 countries. Acta Psychiatr. Scand., 136 : 37-51, 2017.

2 ）Chong, S.A., Tay, J.A., Subramaniam, M. et al. : Mortality rates among patients with schizophrenia and tardive dyskinesia. J. Clin. Psychopharmacol., 29（1）: 5-8, 2009.

3 ）川上宏人：クロザピンは多飲症に効果があるのですか？．クロザピン100の Q&A―治療抵抗性への挑戦―（藤井康男 編），pp.13-15，星和書店，東京，2014.

4 ）Kirino, S., Sakuma, M., Misawa, F. et al. : Relationship between polydipsia and antipsychotics : A systematic review of clinical studies and case reports. Prog. Neuropsychopharmacol. Biol. Psychiatry, 96, 10 January 2020, 109756. https://doi.org/10.1016/j.pnpbp.2019.109756.

5 ）来住由樹：生命予後を改善できるのでしょうか？．クロザピン100の Q&A―治療抵抗性への挑戦―（藤井康男 編），pp.9-11，星和書店，東京，2014.

6 ）Krakowski, M.I., Czobor, P., Citrome, L. et al. : Atypical Antipsychotic Agents in the Treatment of Violent Patients With Schizophrenia and Schizoaffective Disorder. Arch. Gen. Psychiatry, 63 : 622-629, 2006.

7 ）Masuda, T., Misawa, F., Takase, M. et al. : Association With Hospitalization and All-Cause Discontinuation Among Patients With Schizophrenia on Clozapine vs Other Oral Second-Generation Antipsychotics : A Systematic Review and Meta-analysis of Cohort Studies. JAMA Psychiatry, 76（10）: 1052-1062, 2019. doi:10.1001/jamapsychiatry.2019.1702

8 ）Meltzer, H.Y., Alphs, L., Green, A.I. et al. : Clozapine Treatment for Suicidality in Schizophrenia. Arch. Gen. Psychiatry, 60 : 82-91, 2003.

9 ）Reid, W.H., Mason, M. : Psychiatric hospital utilization in patients treated with clozapine for up to 4.5 years in a state mental health care system. J. Clin. Psychiatry, 59（4）: 189-194, 1998.

10）Taylor, D., Paton, C., Kapur S. : Chapter2 統合失調症 Schizophrenia．モーズレイ処方ガイドライン第10版（内田裕之，鈴木健文，渡邊衡一郎 監訳），別刷 pp.43-44，アルタ出版，東京，2011.

臨床精神薬理　24：287-293, 2021

# 特集
### わが国の clozapine のモニタリングにおける残された課題

# クロザピン治療はどのように我が国の統合失調症を持つ当事者・家族に届いているのか

市橋香代[1]　　相沢隆司[2]　　山田悠平[3]

抄録：本稿ではクロザピン治療に関する当事者・家族の意見を紹介する。当事者からは「通院限定型クロザピンモニタリングシステム」創設への期待，治療抵抗性統合失調症についての正確な診断を前提として，無効例に関する情報提供を踏まえた上での共同意思決定の重要性，クロザピン治療に関して当事者にもわかりやすい情報提供の必要性が述べられた。家族からはクロザピン治療に関する情報についての普及状況と，意思決定の土台となる疑問点や様々な体験が寄せられた。その中で無効例についての情報提供が意思決定の土台となることが示された。今後のクロザピン治療についてさらなる普及を考えるにあたり，必要十分なモニタリングシステムの確立もさることながら，ともに治療を考えるために「当事者・家族が必要としている情報をわかりやすく提供すること」の重要性を改めて強調したい。　　　　臨床精神薬理　24：287-293, 2021

Key words：*clozapine, schizophrenia, treatment resistant, patient, family*

## Ⅰ．はじめに

　本稿のテーマは「当事者・家族とわが国のクロザピンのモニタリング制度」である。執筆にあたり，統合失調症の薬物治療ガイドラインの改訂委員をされている当事者と家族に声をかけて，作成に協力していただいた。当事者からはいろいろなコメントをいただき，2名が執筆に名乗りをあげ

How clozapine reach patients and their families living with schizophrenia in Japan.
1) 東京大学医学部附属病院精神神経科
〔〒113-8655　東京都文京区本郷7-3-1〕
Kayo Ichihashi：Department of Neuropsychiatry, The University of Tokyo Hospital. 7-3-1 Hongo, Bunkyo-ku, Tokyo, 113-8655, Japan.
2) 横浜ピアスタッフ協会，地域活動支援センター「すぺーす海」
Takashi Aizawa：Yokohama peer staff association, Community activity support center 'Space UMI'.
3) 精神障害当事者会ポルケ
Yuhei Yamada：Porque, the Organization of Persons with Psychosocial Disabilities.

た。また，家族会を通して「クロザピン」に関する様々な意見を知ることができた。今回はこれらを紹介して，当事者・家族にクロザピン治療の選択肢を届けるために必要なことについて考えてみたい。なお，本稿では薬剤名はカタカナで表記する。

## Ⅱ．当事者の視点

### 1．クロザピンモニタリング制度について，当事者から（相沢隆司）

　現在，私はアリピプラゾールを30mg（最大量）服用しているが，改善度としては20％位と言って良いであろう。つまり多少改善しているだけである。症状を抱えながらPSWとして精神障害者の社会復帰施設でスタッフとして働いている。生きづらさ，暮らしづらさは日々蓄積しているものの，働くことを原動力としてなんとか生きているというのが正直なところである。症状と闘いながら

やっと生活できているが，50歳を過ぎて心身ともにそろそろ限界を感じている。その一番の原因は症状が治まらないことである。毎日襲ってくる症状を相手にするのに，もう辟易としてきている。

主治医はアリピプラゾール30mgにミックスしてその他のベンゾジアゼピン系の抗不安薬・睡眠導入剤等を処方。それ以上に切れるカードが無いようで，繰り返される診察の場面では「傾聴」に徹するのみで終わっている状態が約10年間続いている。こんな「参勤交代」をひたすら神経を使って30年間を優に超える通院という仕事を一日も休まずに，よくも続けられているなと我ながら感心している。ちなみに主治医からは「クロザピン」の「ク」の字も出たことは無い。

これは主治医をバッシングしているのではない。今の処方に至るまで実に長い紆余曲折があったが，その過程では主治医は最善を尽くしてくださった，と感謝している。

そんな中，職場の利用者の中で，クロザピン以外のあらゆる抗精神病薬を使用しても強い症状に苦しめられて，クロザピンで劇的に症状が改善し，認知機能も素晴らしく向上した40代の方がいる。その方は知的な問題は抱えていない。久しぶりに会った彼はふるまいも自然になり礼儀正しくなり，話の内容も理路整然となり，その健康回復ぶりに私は驚嘆した。私はクロザピンについては「統合失調症薬物治療ガイドライン」を通じて知っていたが，ここまで劇的に良くなるものだとは想像すらしていなかった。副作用の発現も無く，姿勢もしっかりして，これ以上言いようが無いくらいのリカバリーを果たした例を私は目の当たりにしたのである。病み苦しむ私と正に健康な利用者である彼との落差はショックであった。

そうすると，果たして私はクロザピン適用なのか，という期待と疑問もわく。クロザピンは$D_4$受容体にも作用するらしいが，薬理的に私にはどうなのかを事前に知る方法が無い。よって不安材料が多いのは確かだが，すべての問題解決のカギが目の前にあるのに手を出せないもどかしさは如何ばかりか。

なぜなら，私は現状ではクロザピンを試すことはできない環境である。と言うのは，そもそも

CPMSという大きなクレバスがあるからである。CPMSは初期の入院が大前提である。しかし私は入院できない状況にいるのである。仕事柄，長期入院は失職を意味するのだ。私から仕事を取ったら病気しか残らない。2，3日の入院なら可能であるが，それ以上となると，離職しなければならないのだ。人によっては入院をしてクロザピンを試してみて，もし症状が劇的に改善すれば，再就職を目指せる，と考えるかもしれない。副作用が出たらやめればいい，などという博打を打つのはあまりにリスクが高い。それ以前に，私は体質的に白血球数が少ないので，素人考えであるが，白血球減少症が出てクロザピン治療中止，というシナリオが既にでき上がっているのである。

と解釈しているが，もしかしたらクロザピンの私への適用可能性もあるので，試したいというのが実のところである。

しかし，私は精神科への入院患者になることにはかなり抵抗がある。PSWの実習として精神科病棟で昼間だけ2週間過ごしたが，その時のイメージがあまりにも酷いので，とてもその中に飛び込む勇気は無い。私はただでさえ自尊感情が低いのに，さらにそれを奪われるのは懲り懲りである。ちゃんとした精神科病床もあるのだが，恐らく精神科への入院はそれ自体がトラウマとして残るであろう。すべての精神科病院に言えることではないが，端的に言うと100年前の呉秀三氏の時代と比べて，ベースが大して変わっていないからだ。つまり，人権意識の問題に変化が無いのである。これは昨今頻発する患者への虐待事件が証左である。これが現実なのである。

聞いた話では日本は特にクロザピンへのハードルが高いそうだ。クロザピン治療はCPMSに「厳格な管理のもと」とあるが，通院型クロザピンモニタリングでも，急変した場合は救急搬送すればいいのではないだろうか。これだけネットインフラが整っているのだから，テクニカルな問題はクリアできるはずだ。勿論，責任は本人が負う。そのへんは予め法整備すれば良いのだと思うが如何だろうか。最悪の場合死に至る訳だが，苦痛に満ちた生涯を強いられるのとどちらがマシだろう。

もっとも，これは倫理的問題やケースごとの環

境や価値観に依拠するので，断定的なことが言えないのは分かっているが，私としては命を差し出してでも「通院限定型クロザリルモニタリングシステム」の創設を望む。これが絶対に不可能であるというのであれば，その根拠を知りたいものである。

### 2．治療抵抗性統合失調症，そもそもについて考える（山田悠平）

当事者活動の取り組みとして当事者交流「お話会」という企画を月例で開催している。参加対象を精神障害当事者（精神科医療のユーザー）としている。20代〜30代の精神障害当事者の参加が多いが，10代から60代の幅広い世代が参加している。それぞれの診断名も様々である。話されるテーマは時々により異なるが，こと精神科医療については話題に挙がることが多い。

精神疾患の経過と予後については個人差が大きく，また精神科医療についての経験やその思いも一般化しにくいところがある。だが，精神科医療への「失望」については，インフォームドコンセントの欠如や不必要と思われる身体拘束や非自発的な入院，または決定的な誤診により，身体的および時間的に負担を強いられたという不信によるものだと思われる。私自身も，とある時までは，まさに雪だるまのように服薬の種類と量が増えていき，いわゆる多剤多量処方によりとても苦しんだ。精神疾患の治療は薬物治療中心であり，薬効については個人差も大きいと聞く。病態が視覚化されることもないので，医師の見立てとさじ加減に信頼をもとに患者は病に向き合うわけだが，誤診とされる状況は私自身に限らず散見されるところである。

2019年度から「統合失調症薬物治療ガイドライン」の策定のための会議に参加する機会を得た。「治療抵抗性統合失調症におけるクロザピン治療は有用か？」という節では，現時点でクロザピンは治療抵抗性統合失調症の治療において最も有用な薬剤と言及される一方で，その副作用への留意についても言及されている。精神科医療のひとりのユーザーとして思うに，侵襲性が非常に高い治療方法であることに留意して，予後についての期待とリスクについて，患者にも理解できるように医療者はアカウンタビリティ・インフォームドコンセントを果たすことが切に必要と思う。そして，治療の拒否を認めることと，その際の代替についての提示も必要と思う。

他方で，先ほど誤診についての経験に言及したが，治療抵抗性統合失調症という概念そのものについて私自身非常に懐疑的な考えを持っている。当事者仲間の経験で筆を進めようかとも思ったが（これについても後ほど紹介するが），遅ればせながらもガイドライン策定会議での研究者諸氏の議論に適う提起をすべく，先行の調査や研究をもとにしてまずは話題提供したい。患者の視点から言えば，そもそも論が2点ある。

ひとつは，「クロザピンはどの程度，治療抵抗性統合失調症に効くのか？」である。これは意外な数値であった。反応率はおよそ40％程度であり，PANSS総スコアを平均22.0点，率にして25.8％改善するというシステマティック・レビュー[3]があった。ガイドラインではクロザピンは最も有用な薬剤と謳われているが，改善はそこまで高くはないという印象を持った。

そして，もうひとつの患者の視点からのそもそもがある。「クロザピンがどのような患者にきくのか？」これに応えるものとしては，治療抵抗性統合失調症，双極性障害，統合失調感情障害などの患者を追跡した観察研究[1]があった。これによると，精神病症状の評価尺度であるBPRSの総スコアは，双極性障害患者では3ヵ月後，統合失調感情障害患者では6ヵ月後，統合失調症患者では24ヵ月後にベースライン値の半分に減少したという結果であった。しかも，48ヵ月後の時点で反応基準を満たした被験者の割合は，統合失調症群64.7％に比べて，統合失調感情障害群90.0％および双極性障害群83.8％の方が有意に高かった。治療抵抗性統合失調症群よりも，統合失調感情障害群や双極性障害群の方が有意に高い結果が出たのは，私にはとても意外であった。

当事者仲間のエピソードでも，躁状態にあたかも統合失調症のような思考の減裂さや幻聴・幻覚を経験した事例や，精神病症状のある双極性障害が統合失調症と誤診されたために，入院を繰り返

したり，服薬調整に苦しんだという事例を聞いた
ことがある。私自身の経験からも，誤診や不適当
な服薬治療により，医療不信に帰結することは
往々にして想像できる。治療抵抗性（治療が効か
ない）という見立てについて，そもそも診断が間
違っていた（双極性障害などの他の治療アプロー
チをとれなかった）ということは，考えられない
だろうか。

　繰り返すが，クロザピンの投与は，侵襲性の高
い治療方法である。そのような治療は，代替が見
つからない最終的な手段として用いるべきではな
いか。患者のそれまでの治療歴，例えば抗精神病
薬による錐体外路症状の出現などから，診断それ
自体の正当性を確認した上で，クロザピンの投与
について慎重な判断が求められるのではないだろ
うか。患者の利益・権利に適う医療者との共同意
思決定を構成するためには，医療者のプロフェッ
ショナルとしての専門的知見の動員は必要条件で
ある。ガイドラインの深化とさらなる普及を期待
して止まない。


　3．ピアサポートをしている当事者からのコメント
　次に，当事者の立場でピアサポート活動（以下
ピア活動）を行っている横浜ピアスタッフ協会の
鈴木氏から寄せられたコメントを紹介する。

　クロザピンについて，私が思う当事者としての
意見です。ピア活動をする上で，薬で悩む相手の
当事者さんに，クロザピンを勧めていいのかとて
も迷います。特定の医療機関で入院が必要だった
りするので，その当事者さんの生活や環境やご家
庭の価値観など，把握してから勧めることが必要
で，説明を一歩間違えると「せっかく期待したの
に，よくよく聞いたら条件的にできない，ガッカ
リ」という事態になるからです。
　特に，最近のピア活動は，対面でお会いする以
外にも，SNS での交流や，Zoom などのオンライ
ン交流会などもあります。そのような世の中で
は，日本中の当事者さんと情報や知恵の共有がで
きてありがたい半面，医療体制の地域差も加味し
て発言しなくてはならないことも多く，日本中ど
こでも処方できる薬ではないクロザピンを紹介す

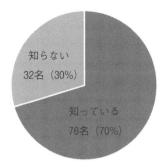

図1　クロザピン治療についてご
　　　存知ですか（108名回答）

るのは難しいです。書籍「統合失調症薬物治療ガ
イド」などを通じてなら情報はまだ伝わりやすい
ですが，SNS で本の内容をどのように共有すれば
よいのか悩みつつ，これという案が浮かばないで
す。もっとわかりやすいインターネットのページ
があればいいな，ということを感じています。


### Ⅲ．家族の視点

　1．家族会を通じて得られたクロザピン治療の情報
　それではクロザピン治療に関する情報は，家族
にはどのくらい届いているのだろうか。精神障が
いを有する方の LINE 家族会「Pure Light」によ
る調査結果を図1〜3に示す。回答を寄せた家族
は全部で108名だった。そのうちクロザピン治療
について知っていると回答した家族は70%（76名）
であった（図1）。それらの家族がどのように情報
を得たかと言えば，受診先からの情報提供は4分
の1程度にすぎず，家族会や書籍・ネットからと
いう回答が半数程度と多かった（図2）。医療機
関がクロザピンの情報提供を行うことがまだまだ
浸透していないことが窺える。
　また，クロザピン治療を受けられる医療機関の
存在について知っている家族はちょうど半分，残
りは「わからない」という結果であった（図3）。
クロザピンの適正使用を図る「クロザリル患者モ
ニタリングサービス（CPMS）」を管理している
委員会（クロザリル適正使用委員会）のホーム
ページ[2]では，国内すべての CPMS 登録医療機関
名を公表して随時更新しており，2020年9月30日

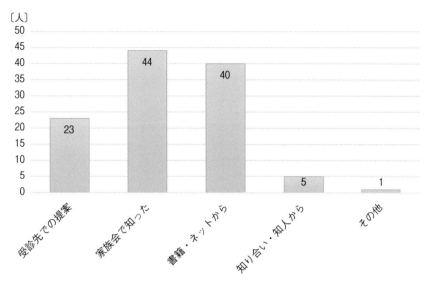

図2 クロザピン治療についての情報はどのように得られましたか（複数選択可，85名回答）

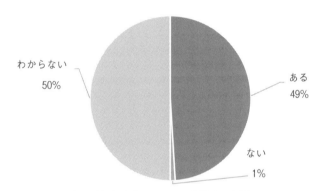

図3 クロザピン治療が受けられる医療機関が身近にありますか（100名回答）

現在の登録医療機関数は全国で522である。都道府県別の医療機関も公開されているが，まだまだ患者・家族に届いていないというのが実情のようだ。今回の調査に回答した家族が電子媒体を使える人に限られるという状況を考えると，実際にはこの結果よりももっと届いていないことが想像される。

本調査を実施した中越氏は以下のようにコメントしている。

クロザピン治療への躊躇は，長期の入院とその後の経過観察期間中も血液内科との連携という必須条件が大きな負担になっている気がしてなりません。2週間おきの検査と受診に，何らかの理由でもし本人が通院できなかった際どうなるのかという不安もあるようです。アンケート結果の通り，薬の認知度の少なさもありますが，治療後の状態の変化について公表なり指標が示されていない点，公表されていても担当医によって指標が変わる点なども，患者や家族がクロザピン治療に一歩踏み出せずにいる要因の一つかと思えます。

また，治療中の離脱者がどの程度の割合かも気になるところです。医療者向けだけでなく，治療を受ける患者・家族にも分かりやすい効果の指標

が欲しいとの意見が多くあります。重篤な副作用を併せ持つクロザピン治療なだけに，ただでさえ慎重になっている背景があるように感じています。もう少し，治療のハードルが低くなれば治療者も増え，同時に受けようとする側の気持ちのハードルも下がるように思えます。

　見えないことが多いと不安が大きくなるのは，患者も家族も同じようです。

### 2．家族会に寄せられたクロザピン治療へのコメント

　アンケートのほかに家族会へ寄せられたコメントを大まかなカテゴリーごとに紹介する。こちらからも，まだまだクロザピンに関する情報提供が十分ではないことが窺える。

＜クロザピンについての質問＞
・クロザピンと一緒に補助的に投与される薬はあるのか？
・無顆粒球症になった方はその後どうなったのか？
・陽性症状，陰性症状，一般症状の中で最も改善するのはどれか？
・一度クロザピンを使ったら，一生クロザピンなのか？
・クロザピンが合わなかったりして効果がない場合は，どうするのか？
・クロザピンから他の薬への切り替えはできるのか？
＜よくなった人の例＞
・クロザピンがよく効いて，デイケアに通いながら仕事をしている。
・グループホームに住んでおり，そのうちアパートを借りる予定である。
・隔離室から出て自宅で生活できるようになった。
＜あまり効かなかった人の例＞
・クロザピンが効かず，もとの薬に戻した。
・クロザピンに変えても全く変わらず，かえって眠気が出て外出できなくなった。
・体の病気でクロザピンを抜いたら，あれよあれよと元気になり，別人のようになった。

・クロザピンからの変薬で入院して，安定するまで長い長い時間がかかった。
・クロザピンをのんでいるが，1人での通院は無理で毎回家族が付き添っている。
・デイケアに通うのもなかなか難しく，大きな問題はないが，他人との交流はない。
＜クロザピン治療が進まない理由について＞
・本人が入院したがらない。
・医師が勧めない。
・治療が受けられるかどうかに関して地域差があるのではないか。
＜クロザピン治療を検討するにあたり，必要な情報について＞
・クロザピンが効かない人の状態がはっきりすることが，安心につながるのではないか。
・クロザピンでよくなった人の具体的状況が知りたい。幻聴が消えたり，学校や仕事に復帰できたり，新たに就職できたのか。
＜どのような条件があると，クロザピン治療が治療の選択肢として検討されやすいと思われるか＞
・医師自身がクロザピン治療の有効性を知っていることがこの治療の普及に必要なのではないか。

　精神障害者家族会「新宿フレンズ」の加藤氏からは以下のようなコメントが寄せられた。

　毎月40〜50人くらい集まる（うち半数程度は流動的）家族会の相談会での話です。なお新宿フレンズでは，クロザピンについて2009年6月に精神神経薬理学会の精神科医の講演を開催，その後も講演の一部で，質疑応答も入れると10回余，精神科医等からの積極的な話がありました。

　会員から聞いた体験談は様々ですが，今までにクロザピン使用により病状が上手くコントロールできた人は数人，合わなかった人も数人の話を聞いています。合わなくて変薬が大変になった人，良くはならなかったがそのままクロザピンを続けている人もいました。

　入院中のモニタリングに関しては，採血が嫌という人はいましたが，安心・安全のために納得している人が多いと思います。私としては単に，モ

ニタリングを簡単にするだけでクロザピン治療を受ける人が増えるとは思えません。以下のことが，治療決定のために説明が必要ではないかと思います。

・退院後，同じ病院に通院し続けるのか？　近隣のクリニック等へ転院が可能か？
・血液検査はどのくらいの頻度で，どのくらいの期間続くのか？
・退院後，どのくらいの人に重大な副作用の問題が起きているのか？　その場合の対応はどうなっているのか？
・クロザピンの効果がない40％の1人であった場合，それでもクロザピンを使い続けるのか，変薬するのか？
・クロザピンから変薬するとしたら，その手順，抗精神病薬の種類のお勧めがあるのか，変薬には入院が必要か？

　いろいろな疑問が明らかになれば，発症5年以内くらいで，2つの薬を試して効果がなかった若い人に，クロザピン治療をもっと勧められるのではないかと思います。

　一方でクロザピン治療が上手く行った人にとっては，もしモニタリングが緩い方向に転換されるとしたら，ありがたいのではないかと思います。退院後にまで続く通院や血液検査に，クロザピン治療をためらう人は結構います。

　私はクロザピンで効果が無かった人が，クロザピンを止めた後どうしたら良いかをガイドラインで知りたいのですが，専門家にお聞きしたところまだ十分なエビデンスがないとのことでした。ともかく，治療抵抗性の人の60％前後に効果ありだとしたら，残り40％の効果が無かった人は，どうすれば良いのかを知りたいです。

　治療者がクロザピン治療を勧めるのなら，ダメだった場合の治療にまで思いを致して頂きたいというのが，切なる願いです。

## IV．まとめにかえて

　クロザピンにまつわる当事者や家族の様々な語りを紹介した。当事者からは「通院型クロザピンモニタリング制度」創設の希望だけでなく，正確な診断やクロザピン治療の妥当性や無効例への対応を含め，わかりやすい情報提供への期待が述べられた。家族からは，クロザピン治療に関して医療者からの情報提供が十分ではないという現状と無効例における次なる治療戦略の提示こそがクロザピン治療の意思決定において重要となることが示された。精神科医療に携わる者として耳の痛い意見もいただけたことで，今後の共同意思決定と治療につながる土台が示されたと考える。

### 謝　辞

　本稿を終えるにあたり，共著の2名の他にアンケート結果を共有してくださったさいたま市精神障がい者「もくせい家族会」／LINE家族会「Pure Light」の中越由美子さん，貴重なコメントをお寄せいただいた横浜ピアスタッフ協会の鈴木みずめさん，堀合研二郎さん，東京都新宿区精神障害者家族会「新宿フレンズ」の加藤玲さんに感謝申し上げます。

### 利 益 相 反

　本稿の作成に際して開示すべきCOIはありません。

### 文　献

1）Ciapparelli, A., Dell`Osso, L., Bandettini di Poggio, A. et al.：Clozapine in treatment-resistant patients with schizophrenia, schizoaffective disorder, or psychotic bipolar disorder：a naturalistic 48-month follow-up study. J. Clin. Psychiatry, 64 (4)：451-458, 2003.
2）クロザリル適正使用委員会：CPMS登録されている医療機関　http://www.clozaril-tekisei.jp/iryokikan.html　2020.10.31 最終アクセス
3）Siskind, D., Siskind, V. and Kisely, S.：Clozapine Response Rates among People with Treatment-Resistant Schizophrenia：Data from a Systematic Review and Meta-Analysis. Can. J. Psychiatry, 62 (11)：772-777, 2017.

# Clozapine 治療における CPMS の役割

鳥山和宏[1]　　秋葉達彦[2]　　金井悠夏[3]　　井ノ上博司[4]

抄録：2009年の clozapine 発売と同時に，clozapine の重篤な副作用である無顆粒球症を早期に発見することを目的として CPMS が運用され，clozapine が投与された患者の血液モニタリングの確実な実施を支援している。CPMS の適切な運用のため，ノバルティス社内に CPMS センター，第三者委員会としてクロザリル適正使用委員会，日本臨床精神神経薬理学会内にクロザピン委員会が置かれている。Clozapine 発売からこれまでに無顆粒球症による死亡例はなく，市販後調査の1,860例においては139例で CPMS 規定を越えた白血球減少，21例の無顆粒球症が発現したが，CPMS が重篤化の回避に貢献していると考えられた。クロザリル講習の Web 講習への移行や CPMS 登録通院医療機関の要件追加など，これまでの CPMS 運用手順の変更および大規模災害への対応マニュアルについても本稿で解説する。日本では諸外国よりも厳格なルールで CPMS を運用しており，clozapine 投与患者の安全性を確保しながらも頻回な採血という患者負担を軽減させることが CPMS の今後の課題と考える。　　　　　臨床精神薬理　23：71-83, 2020

**Key words :** *clozapine, Clozaril, CPMS, Patient Monitoring Service, agranulocytosis*

## Ⅰ．は じ め に

Clozapine（以下本剤）は，抗精神病薬として1969年にオーストリアで最初に承認されたが，本剤投与による無顆粒球症の発現およびその危険性が示唆され，世界各国において本剤の一時販売停止または開発中止の措置が行われた。その後，既存薬では治療困難な統合失調症に対する本剤の有効性が再び注目され，同時に白血球減少・無顆粒球症の早期発見および治療を目的とした血液モニタリングを導入することで本剤を安全に使用する方法が検討され，開発が再開された[15]。1989年に米国，英国で治療抵抗性統合失調症治療薬として承認されると，多くの国で同様に承認・販売されるようになった。その中で，米国，英国など数ヵ国では，血液検査の実施確認と中止基準に至った患者への再投与防止を目的に患者を登録して血液モニタリングを支援する制度が開始され，今日に至るまで形を変えながらも維持されている[7]。

国内においては，治療抵抗性統合失調症の治療薬として1996年から臨床試験を開始し，その有効性と安全性，血液モニタリングを主とした安全性確保対策の実施可能性が確認されたことから，

The roles of CPMS in clozapine treatment.
1) ノバルティス ファーマ株式会社 メディカル本部
〔〒105-6333　東京都港区虎ノ門1-23-1〕
Kazuhiro Toriyama：Medical division, Novartis Pharma K.K. 1-23-1 Toranomon, Minato-ku, Tokyo, 105-6333, Japan.
2) ノバルティス ファーマ株式会社 CPMS センター
Tatsuhiko Akiba：CPMS Center, Novartis Pharma K.K.
3) ノバルティス ファーマ株式会社 クロザリル適正使用委員会事務局
Haruka Kanai：Secretariat of the Expert Committee for CPMS, Novartis Pharma K.K.
4) ノバルティス ファーマ株式会社 中枢神経領域マーケティンググループ
Hiroshi Inoue：Neuroscience Franchise NS Marketing Group, Novartis Pharma K.K.

2009年4月にクロザリル®錠25mg，100mgとして承認された。承認にあたり「本剤による無顆粒球症等の重篤な有害事象に対して，他の医療機関との連携も含めて十分に対応できる体制が確認できた医療機関・薬局において，統合失調症の診断，治療に精通し，本剤の適正使用について十分に理解している医師によって，白血球数，好中球数，血糖値等の定期的な検査が実施されるとともに，その結果を評価した上で本剤の処方が行われ，これら検査が適正に行われたことを確認した上で調剤が行われるよう，製造販売にあたって本剤に関する管理者の設置も含め必要な措置を講じること」（薬食審査発第0422001号，平成21年4月22日）が承認条件となり，これに対応するために，臨床試験時に構築したシステムを基本とし，海外のモニタリングも参考にしたClozaril Patient Monitoring Service（CPMS）を立ち上げ，ノバルティスファーマ株式会社（以下，ノバルティス社）内に管理組織として2009年7月29日のクロザリル®錠25mg，100mg発売と同時にCPMSセンターが設置された。また，承認と同時に厚生労働省からノバルティス社へ発出された通知に基づき，流通管理および安全管理のための有識者からなる第三者委員会として，「クロザリル適正使用委員会」が2009年5月29日に設立された。

本稿ではクロザリル適正使用委員会を含めたCPMSの運用体制，市販後調査結果などから考えるCPMSの貢献度，CPMSの運用ルールの変遷，大規模災害時などの有事の対応，CPMSの今後の課題について述べる。

## II．CPMSについて

CPMSは本剤を服用する患者個々に，医療機関で行う血液検査に基づく本剤処方の決定を支援するサービスである。そのため，CPMSセンターはもちろんのこと，本剤を服用する患者，処方する医師，検査結果と処方判断のダブルチェックをする医療従事者，本剤を調剤する薬剤師が，CPMSを理解しその運用手順に従うことが，患者の安全性を支える。CPMSは血液検査の結果が報告されないとclozapineが処方されない所謂「No blood,

no drug」の大原則の下，clozapineの副作用マネジメントとして，clozapine発売時より現在まで厳格に運用されている。

### 1．CPMSの目的

前述のとおり，CPMSは本剤の重大な副作用である無顆粒球症および耐糖能異常の早期発見，ならびに発現時の予後の重篤化抑制を目的とした患者の安全性確保策のために非常に重要なシステムである。CPMSの目的は，本剤を使用する医療従事者，医療機関，保険薬局および患者を登録し，患者ごとの白血球数・好中球数および血糖値などのモニタリングの確実な実施（ヒューマンエラーによる検査未実施などの回避）を支援することにある。

### 2．CPMSで規定された白血球数，耐糖能の閾値と検査頻度および対処方法

CPMSの血液検査における白血球数の閾値とその対応方法は表1に示すとおりである。本剤の投与を開始するためには白血球数が4,000/mm³以上が必要で，白血球数が3,000/mm³未満あるいは好中球数1,500/mm³未満で投与中止となり，この基準で中止された患者は再投与禁忌となる（一部例外規定あり，後述）。さらに，顆粒球数，好中球数が低下し無顆粒球症（好中球数が500/mm³未満）を呈した場合や発熱がみられる場合には，クロザピン適正使用ガイダンス（クロザリル講習テキスト），好中球減少症／無顆粒球症対処マニュアルに記載されている対応が必要である。

血液検査の頻度は投与開始26週までは週1回，その後は条件を満たした場合は2週に1回の実施が必要である。CPMSの白血球数の基準（グリーン，イエロー，レッド判定）およびその後の検査フローの詳細を図1に示す。

血糖検査（血糖値，HbA1c）に関しては，clozapine投与前と投与中の血糖検査結果にもとづき3区分され，区分ごとに適切な頻度と時期に血糖検査が実施される（表2）。糖尿病・糖尿病を強く疑う区分となりプロトコールがCに至った場合は，糖尿病内科医への相談を必須とし，最終的に服薬を継続するか中止するかは，リスクとベネ

表1 本剤投与開始基準および本剤投与中の検査頻度と中止基準（クロザリル錠添付文書より）

| | 白血球数<br>（/mm³） | 好中球数<br>（/mm³） | 処　置 |
|---|---|---|---|
| ① | 4,000以上 | かつ 2,000以上 | 投与開始可能。<br>投与継続可能。<br>投与開始から最初の26週間は血液検査を週1回行うこと。なお，26週間以降は，条件を満たした場合に2週に1回の血液検査とすることができる。ただし，2週に1回の血液検査に移行した後，4週間以上の投与中断があった場合には，再投与開始から26週間は週1回の血液検査を行うこと。 |
| ② | 3,000以上<br>または<br>4,000未満 | 1,500以上<br><br>2,000未満 | ①の範囲に回復するまで血液検査を週2回以上行い，注意しながら投与継続可能。 |
| ③ | 3,000未満 | または 1,500未満 | 直ちに投与を中止し，①の範囲に回復するまで血液検査を毎日行い，十分な感染症対策を行う。回復後も再投与は行わない。なお，少なくとも回復後4週間までは血液検査を週1回以上行うこと。 |

フィットを総合的に勘案して精神科医と糖尿病内科医の合議のもとに決定することとされている。

### 3．CPMS の体制

#### 1）クロザピン委員会（旧クロザピン検討委員会）

本剤の発売に向けて承認前に，規制当局よりノバルティス社に，関連学会にて本剤市販後の規定（対象患者，使用できる医療機関や医療従事者の要件など）を検討するように指示があった。そこで，ノバルティス社は，日本臨床精神神経薬理学会に依頼し，同学会内に2004年にクロザピン検討委員会が設置された。同委員会ではクロザピン適正使用ガイダンスの内容やCPMSの様々な運用基準が協議され，現在の添付文書，CPMS運用手順の基礎になっている。同委員会は市販後にクロザピン委員会と名称を変更し，クロザピン適正使用ガイダンスの改訂やクロザリル講習（後述）を実施している。

#### 2）クロザリル適正使用委員会

次いで，2009年5月に本剤発売後の適正使用促進のため，CPMSが適切に運用されていることを管理，監督することを目的とし，ノバルティス社が委託する第三者委員会としてクロザリル適正使用委員会が発足した。クロザリル適正使用委員会は委員長，5つの学会（日本精神神経学会，日本臨床精神神経薬理学会，日本統合失調症学会，日本血液学会，日本糖尿病学会）から推薦された医師5名，日本薬剤師会，日本病院薬剤師会から推薦された薬剤師各1名，弁護士および生命倫理関連の専門家それぞれ1名の計10名で構成され，事務局はノバルティス社内に設置されている[11]。クロザリル適正使用委員会の役割は本剤を取り扱う医療従事者，医療機関，保険薬局のCPMS登録申請をCPMS運用手順に従って審査し決定することであり，本剤を服用した患者の安全性確保のため，登録医療機関および医療従事者に対して本運用手順の遵守状況もモニタリングしている。CPMSセンター（ノバルティス社）から報告される遵守状況について医療機関での違反の疑義が生じた場合，その対応を検討し，対処をノバルティス社に指示する。また，CPMSへの登録要件である医療従事者に対するCPMSに関する研修として「クロザリル講習」を上記クロザピン委員会に委

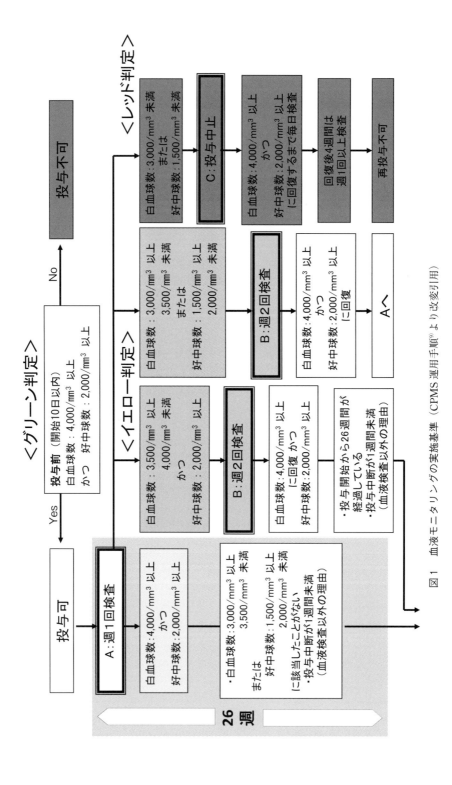

図1　血液モニタリングの実施基準（CPMS 運用手順[9]より改変引用）

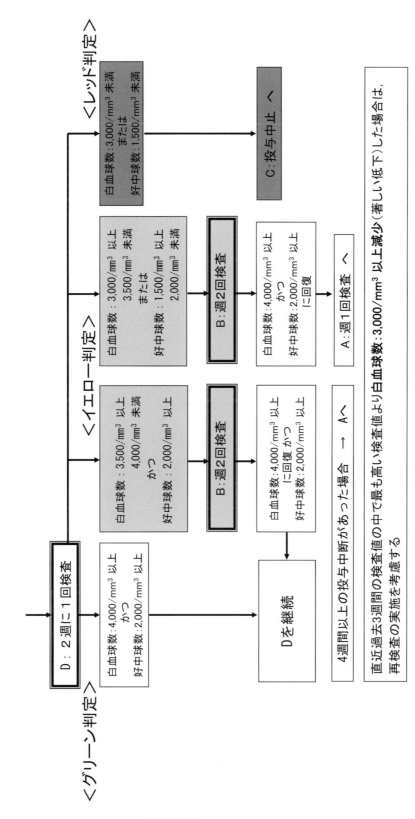

<グリーン判定>

D：2週に1回検査

白血球数：4,000/mm³ 以上
かつ
好中球数：2,000/mm³ 以上

<イエロー判定>

白血球数：3,500/mm³ 以上
4,000/mm³ 未満
かつ
好中球数：2,000/mm³ 以上

B：週2回検査

白血球数：4,000/mm³ 以上
に回復 かつ
好中球数：2,000/mm³ 以上

D を継続

白血球数：3,000/mm³ 以上
3,500/mm³ 未満
または
好中球数：1,500/mm³ 以上
2,000/mm³ 未満

B：週2回検査

白血球数：4,000/mm³ 以上
かつ
好中球数：2,000/mm³ 以上
に回復

A：週1回検査 へ

<レッド判定>

白血球数：3,000/mm³ 未満
または
好中球数：1,500/mm³ 未満

C：投与中止 へ

4週間以上の投与中断があった場合 → A へ

直近過去3週間の検査値の中で最も高い検査値より白血球数：3,000/mm³ 以上減少（著しい低下）した場合は、再検査の実施を考慮する

図1（つづき）　血液モニタリングの実施基準（CPMS 運用手順[9] より改変引用）

表2　血糖モニタリングの実施基準（CPMS 運用手順[9]より引用）

| | 正常型<br>（プロトコール A） | 境界型<br>（プロトコール B） | 糖尿病・糖尿病を強く疑う<br>（プロトコール C） |
|---|---|---|---|
| 空腹時血糖値 | 110mg/dL 未満 | 110〜125mg/dL | 126mg/dL 以上 |
| 随時血糖値 | 140mg/dL 未満 | 140〜179mg/dL | 180mg/dL 以上 |
| HbA1c | 6.0％未満 | 6.0〜6.4％ | 6.5％以上 |

プロトコール A：血糖値および HbA1c を投与開始 4 週後*，12週後*，以降12週間ごとに測定する。

プロトコール B：血糖値および HbA1c を投与開始 4 週間ごとに測定する。

プロトコール C：血糖値は 2 週間ごと，HbA1c は 4 週間ごとに測定する。

*プロトコール A の場合，投与開始 4 週間後および12週間後の検査については固定日であり，それぞれ 7 日前までを許容範囲として測定する。

託して実施している。講習受講者には「クロザピン適正使用ガイダンス」および「無顆粒球症対処マニュアル」が配付される。CPMS 運用手順の改訂は，クロザリル適正使用委員会の会則に則りノバルティス社との協議および同社と規制当局との協議を経て決定される。クロザリル適正使用委員会では運用手順改訂に関わる医療機関からの様々な要望のうち，特に学術的な判断に基づく規定やルールの変更については，上記のクロザピン委員会へ検討を依頼し，その結果を基に要否を審議する。その後，ノバルティス社と意見調整を行い，最終的に同社が規制当局の了承を得て手順の改訂が決定される。なお，2009年 5 月に第 1 回の委員会会議が開かれて以降，2019年 6 月までに42回の会議が開催され，議事録はクロザリル適正使用委員会 web site[11]で公開されている。

3 ）CPMS センター

CPMS センターはノバルティス社内に設置されており，登録医療機関の医療従事者から IT システム（eCPMS）に入力される投与開始予定の患者情報を確認し，過去に登録されて白血球数・好中球数減少により本剤を中止した患者へ clozapine が再投与されないようにしている。また，各医療機関での血液モニタリングが，CPMS 規定通りに実施され，血算の値を確認してから投与の継続・中止が判断されていること，ならびに血糖モニタリングが CPMS 規定に従って適正に実施されていることを確認している。

4 ）クロザリル血液アドバイザー

緊急時やセカンドオピニオンの問い合わせのために24時間直接連絡が可能なクロザリル血液アドバイザーとして現在 2 名の血液内科医が登録されている。本剤発売後で緊急事案での対応はない。

5 ）CPMS への登録方法

CPMS への医療機関の登録は，クロザリル適正使用委員会で承認されたのち，CPMS センターによって行われる。医療機関を CPMS に登録するためには，当日の血液検査結果の入手が可能，血液内科医，糖尿病内科医との連携が可能など，表3の要件 1 を満たし，同じく要件 2 の CPMS 登録医，クロザリル管理薬剤師，CPMS コーディネート業務担当者を定め，これらの医療従事者が CPMS の定める医療従事者の研修（Web 講習）を受け，理解度確認テストに合格する必要がある。CPMS 登録医は上記に加えて以下の要件をすべて満たす必要がある。1 ）日本国の医師免許を有すること，2 ）統合失調症の診断・治療に十分な経験を持つこと（精神保健指定医とする。ただし，この資格を有さない場合は，精神科の実務経験が 3 年以上あること），3 ）精神科専門医（日本精神神経学会）または臨床精神神経薬理学専門医（日本臨床精神神経薬理学会）あるいはそれと同等以上とクロザリル適正使用委員会が判断した医師であること。上記 3 ）の要件で，学会専門医資格を持たない精神科医の登録は，専門医と同等以上と判断するために，クロザリル適正使用委員会は「統合失調症に関する症例報告もしくは学術誌に

表3　医療機関の登録要件（CPMS運用手順[9]より抜粋）

要件1

①採血日当日に血液検査（白血球数および好中球数），血糖値（空腹時または随時）及び
　HbA1c検査結果を得ることができること

②好中球減少症・無顆粒球症に対して対応が可能であること
　・遅滞なく血液内科医のアドバイスが受けられ，必要に応じて治療を受けられる体制に
　　なっていること（他の医療機関との連携も可，要件は後述）
　・ただし，血液内科医との連携が困難な場合（遠隔医療機関の血液内科医との連携が困
　　難な場合も含む）は，無顆粒球症の治療に十分な経験を有する日本感染症学会員また
　　は日本臨床腫瘍学会員，あるいはそれと同等以上とクロザリル適正使用委員会が判断
　　した医師との連携についても可とする
　・抗菌剤の投与や必要に応じた個室の確保などの感染症対策が可能であること
　・G-CSF製剤の緊急投与が可能であること（G-CSF製剤が常備されているか，または
　　すぐに納入される体制ができている）
　・感染症対策について知識のあるスタッフ（看護師など）がいること
　・抗菌剤などの感染症に対する薬剤が常備されていること

③糖尿病内科医と連携が可能（他の医療機関との連携も可）であること

④パーソナルコンピューターでインターネットに接続し，eCPMSが導入可能であること

要件2

⑤CPMS登録医，クロザリル管理薬剤師，CPMSコーディネート業務担当者が各々2名
　以上いること（クロザリル管理薬剤師はCPMSコーディネート業務担当者と兼務可能）

⑥無顆粒球症，耐糖能異常のケーススタディーを実施し，連携手順書を作成していること

⑦『CPMS運用手順』を遵守することを約束すること

公表された症例報告に関する論文の提出」を求めている。不備のない申請書類作成のため，2017年6月に「クロザリル登録医師（CPMS登録医）申請の手引き」[10]が作成された。なお，学会専門医資格を持たない医師の登録は登録医全体の15%程度である。

また，医療機関は連携を確認するため無顆粒球症および耐糖能異常の発現のケーススタディーを実施する必要がある。CPMS登録医療機関の登録審査はクロザリル適正使用委員会が行い，登録医療機関のリストはクロザリル適正使用委員会のWeb site[11]上で公表されている。

6）CPMSへの患者の登録

CPMSでは患者名など個人情報を扱わず，登録される患者情報は患者イニシャルと性別，血液型，生年月日であり，患者登録時にCPMSに過去に登録があり，投与中止の基準にて中止した患者の情報と一致する場合はCPMSセンターから一致した中止患者の医療機関情報を登録先の医療機関に知らせ，医療機関同士で同一の患者でないこと

を確認する。過去の登録情報と一致しない場合はeCPMS上にて患者の登録を行う。本剤発売後から2019年6月までにCPMSへ登録された医療機関数，および登録患者数の推移を図2に示す。

4．市販後調査結果などから考えるCPMSの貢献度

CPMS実施により本剤の白血球減少のリスクが低減されるコンセプトは，一般的な薬剤原性の白血球減少の対処と同様に白血球減少の発症が疑われた時点で即時薬剤投与を中止することであり，白血球数の閾値をCPMS基準として設けている（表1）。実際にCPMSを実施していることで，どれだけの無顆粒球症や糖尿病の悪化を防げているかは比較対照がなく，明らかではないが，本剤の発売以来，無顆粒球症での死亡例はない。その理由として，無顆粒球症を発症した患者は速やかに投与が中止され，連携先の血液内科において治療が受けられているものと考えられる。市販後調査の報告[16]ではclozapineが新規で投与された1,860

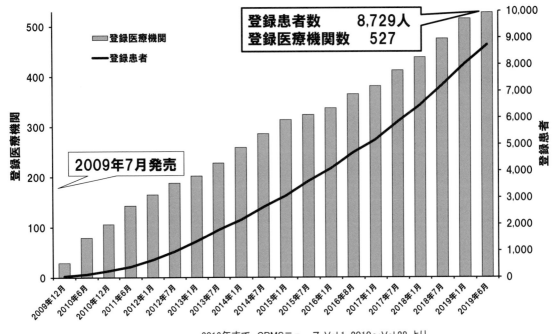

登録患者数　　8,729人
登録医療機関数　527

2009年7月発売

2016年まで　CPMSニュース Vol.1, 2010～Vol.28 より
2017年から　クロザリル適正使用委員会ホームページ より
注1) CPMS：クロザリル患者モニタリングサービス
注2) 登録患者は転院や再登録された患者が重複してカウントされています
注3) 横軸の年月の間隔はすべて同じではありません

図2　CPMS登録患者数および登録医療機関数の推移：2009年7月29日～2019年6月28日時点

例においてCPMS基準で投与中止となる白血球減少症発現例は139例，副作用として無顆粒球症の発症は21例であった。CPMS基準を下回り白血球が減少した139例でclozapine投与を継続した場合にすべての症例が無顆粒球症を発症したとは考えられないが，CPMS基準での投与中止により，白血球減少の重篤化は防げているものと推測される。市販後調査での無顆粒球症の発症頻度は諸外国での報告[1,6]と大きな差はなかった。無顆粒球症は急激に発現することもあり，現在の基準をさらに厳しくしてCPMSを運用しても無顆粒球症を完全に防ぐことは不可能と考えられる。市販後調査での結果からCPMSにより無顆粒球症（好中球数 $<500/mm^3$）になる前もしくは発症早期に発見され，投薬の中止と適切な治療措置が実施されたために無顆粒球症の重篤化が防げているものと推測される。この観点からCPMSは一定の役割を果たしているものと考える。

また，Inadaら[4]の報告ではCPMSデータから，日本においてclozapineの投与継続率が高いことが示された。これはclozapineの高い有効性による部分もあるが，CPMSに従った定期的な来院，検査，処方が実施されているために高く維持されている可能性もある。このようなreal world dataが得られるのもCPMSデータの蓄積によるものである。

5．CPMS運用ルール改訂の履歴
　CPMSのルールは承認と同時に発出された厚生労働省医薬食品局審査管理課長名の「薬食審査発第0422001号通知」で，有識者からなる第三者委員会の設置とこの承認条件を遵守するための手順を作成することが求められ，CPMS運用手順[9]が作成された。2009年にCPMSの運用が開始された後，いくつかの項目が規制当局の了承を得て変更になっている。運用の変更について表4に示し，時系列に沿って詳細を以下に記す。

表4　CPMS 運用ルール改訂の履歴

| | |
|---|---|
| 2012年 | クロザリル講習会の Web 講習への移行 |
| 2013年 | 1 日遅延の許容 |
| | 事前連絡で検査期限の翌日検査を違反としない |
| 2014年 | CPMS 登録通院医療機関の新設 |
| 2015年 | 大規模災害時のマニュアル（別項目で解説） |
| 2016年 | 好中球減少症・無顆粒球症の連携先要件 B の新設 |
| 2017年 | 中止基準による投与中止後の再投与可否の条件の変更 |
| 2018年 | 血液内科医以外の連携 |

クロザリル適正使用委員会ホームページ議事録より作成

1）クロザリル講習会の Web 講習への移行

発売当初は前述のクロザリル講習会は集合研修として各地で開催されていた。2012 年 7 月からは Web 講習（e-Learning）の運用も開始され，2013 年10月からは Web 講習に統一された。Web 講習では分割受講も可能であり，医療従事者は各自のスケジュールに合わせて受講可能である。

2）1 日遅延の許容

2013 年 4 月より事前の連絡による 1 日遅延を CPMS 違反として扱わない運用が開始された。本剤服薬中の場合は，①事前に文書で CPMS センターに報告し，②患者または代諾者に説明して同意（口頭も可）を得ており，③服薬開始後 18 週を経過していて，④直近の検査値がグリーンであれば，報告が 1 日遅延しても CPMS 違反として扱わない。本剤中止後または休薬中の場合，レッドで中止以外の場合は上記①，②であれば，検査期限の翌日までに検査を実施すれば違反と扱わない。なお，レッドで中止した場合で，検査日が休日に当たった場合，検査が実施されていれば報告が翌日でも違反と扱わない。また，採血日に一次承認が完了しており，翌日に二次承認が完了すれば違反と扱わない。ただし，連続して遅延した場合は違反とする。

3）CPMS 登録通院医療機関の新設

2014 年 7 月より，症状が安定して通院治療へ移行した本剤治療中の通院患者を転院により受け入れ，処方を継続する医療機関として CPMS 登録通院医療機関の要件が新設され，その運用が開始された。これにより，入院設備のない医療機関や 2 名以上の薬剤師が勤務していない医療機関（保険薬局の薬剤師との連携を可とした）においても本剤の処方ができるようになり，初期治療を clozapine 治療経験の豊富な精神科病院で行い，外来通院専門として登録した精神科病院や精神科クリニックに転院するという役割分担が可能になった。

4）好中球減少症・無顆粒球症の連携先要件 B の新設

2016 年 7 月より，好中球減少症・無顆粒球症の連携先医療機関に要件 B が新設された。それまでの，血液内科医と精神科医が常勤としている医療機関との連携を要件 A とし，要件 B は，血液内科医のみ常勤の場合も可とされた。要件 A は，血液内科医による治療が必要な緊急時には，連携先医療機関に患者を搬送し血液内科医と精神科医による治療を行うことを前提としていたが，要件 B は，患者を連携先医療機関に搬送して血液内科医と CPMS 登録医療機関の精神科医とが共に治療にあたるか，もしくは，連携先医療機関の血液内科医が CPMS 登録医療機関へ赴いて精神科医と共に治療にあたることを文書（提携文書）で交わした上で可能とした。

5）中止基準による投与中止後の再投与可否審議に諮るための条件の変更

本剤服用中に，投与を中止する基準で投与を中止した患者への本剤の再投与は禁忌となる。しかし例外として，いくつかの条件下で再投与が可能となる。再投与の可否はクロザリル適正使用委員会で審議されることとなるが，クロザリル適正使用委員会での再投与可否検討審議に諮るための条件が CPMS 運用手順で規定されており，この条件から中止に至る前の血球数の白血球数，好中球数の推移についての記載が削除された。2017 年 1 月

からは，本剤を中止するまでに投与開始から18週以上経過しており，無顆粒球症（好中球500/mm³未満）に到っていない場合で，CPMS登録医により本剤と発現した白血球数・好中球数減少の関連が否定され，患者または代諾者が再投与を希望して同意を得ている場合は，クロザリル適正使用委員会の判断により再投与が可能となっている。これまでの累積で24例がクロザリル適正使用委員会に再投与の申請がされ，そのうち19例が再投与可と判断された。

### 6）連携する血液内科医の要件

2018年3月より，好中球減少症・無顆粒球症の対処で連携する「血液内科医（日本血液学会員）」に加え，無顆粒球症の治療に十分な経験を有する日本感染症学会員または日本臨床腫瘍学会員，あるいはそれと同等以上とクロザリル適正使用委員会が判断した医師との連携も可能となった。2019年6月までに日本血液学会員以外で連携先医師として認められた医師は2名である。

### 6．有事の際のCPMSの運用

#### 1）eCPMS障害

これまでにeCPMSの動作の障害が何度か発生しており，CPMSセンター側に問題があったケースと医療機関側に問題があったケースがみられた。CPMSセンター側の問題としては，アクセス集中によるサーバーのオーバーフロー，医療機関側の問題としては通信やパソコン（PC）環境によるものが多い。CPMSセンターのサーバーにトラブルが生じた例としては3連休後の2018年12月25日（火）午前中より，eCPMSにアクセスできない，またはアクセスできても動きが遅い状況になり，eCPMSのデータベースサーバーのメモリを増設するなどの緊急の対応を行い，夕方頃には回復した。このようにeCPMSのサーバートラブルの場合は医療機関内で検査結果の共有を行い，問題がなければ処方するという手順となり，トラブルが解消した後にeCPMSへ入力する。この場合は報告が遅れてもCPMS違反とは扱わない。検査報告が多い日の午前中ではアクセスが集中しサーバーに負荷がかかることがあり，今後，システムの刷新や不要データの削除等の対応を検討す

る必要がある[12]。CPMSセンターのサーバーに障害がない場合でも医療機関側のPC環境に原因があり，eCPMSにアクセスできないケースがある。その多くは医療機関側のPCのキャッシュの未整理などが原因でeCPMSの動きが遅くなっているようである[12]。

#### 2）大規模災害への対応

2014年にCPMS登録医療機関からクロザリル適正使用委員会事務局へ，震災などの災害が発生した場合の対応について，指針の作成の要請があった。大規模災害等を想定して，登録医療機関へ患者が来院できない場合，登録医療機関で処方時に必要な検査が実施できない場合，登録医療機関または保険薬局で調剤ができない場合などの対応について審議を重ね，対応マニュアル（『震災等災害時のクロザリル処方について』）がまとめられた。そして，規制当局（厚生労働省およびPMDA）の承諾を得て，2015年3月19日にクロザリル適正使用委員会Web site[13]に掲載された。災害発生時のフローチャートの概要を図3に示す。

①各地で発生した災害での対応について

2016年4月に発生した熊本県および近隣地域の震災においては，CPMSセンターに「遠方の患者が来院できないかもしれない」「断水などで検査ができるかわからないため，近隣の登録医療機関と連携しても良いか」といった問い合わせがあったが，震災後も大きな問題なく，通常通りに血液検査が実施され当該マニュアルが適応になった事例はなかった。一方で，「自施設は，検査が実施できるので，他の医療機関の外来の患者を引き受けることが可能です」と，申し出た医療機関もあった。

2018年9月の北海道胆振東部地震においては停電により血液検査が実施できず『患者が通院中の医療機関へ来院できるが血液検査の実施ができない場合』が適用となった事例が4施設で合計6例あった。問診による医師の判断で1～4日分の追加処方がされたが，患者の安全性に関して，特に大きな問題はなかった。2019年6月現在，当該マニュアルにおける『患者が通院中の医療機関へ来院できない場合』が適用になった事例はない。

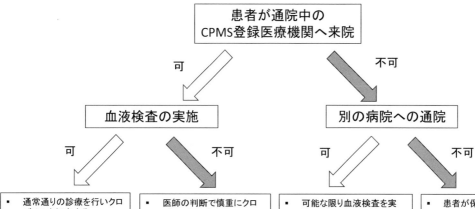

図3　大規模災害等を想定した対応の概要（フローチャート）（震災等災害時のクロザリル処方について[13]から一部改変）

## 7．CPMS の課題
### 1）血液検査頻度

Clozapine を投与されている患者において最も大きい負担（採血のみならず通院の場合は就業・就学・生活への支障も含めて）は，投与開始後の週1回，26週を経過後も2週に1回の血液検査が必要である点と考えられる。Clozapine の服薬を継続している限り無顆粒球症の発現の可能性はあるため，服薬中は血液検査の実施は必須であるが，clozapine による無顆粒球症の発現率は服薬開始18週間以内に高いという報告[1]を根拠に，海外では服薬開始18週間（国によって1年間）が経過した以降は，検査頻度を4週間に一度に減らして実施している[7]。日本の検査基準は日本での臨床試験が開始された2001年時点の米国の基準を参考に設定されているために，現在の海外の基準に比べて厳しい検査頻度になっている。このことにより，外来に移行できた患者でも検査のための通院の負担が大きく，就労等の妨げになっているとの医療従事者からの声があがっており，2016年10月に関連学会より厚生労働省宛に CPMS 関連の規定に対して要望書[8]が提出された。2019年6月現在，学会と規制当局とで協議されている。

### 2）CPMS の将来像

Clozapine による無顆粒球症発現のメカニズムは HLA 遺伝子型による無顆粒球症発症の感受性の違いから想定されるように，自己免疫的に好中球やその前駆細胞が攻撃されるメカニズムや clozapine の代謝物による血球毒性が考えられている[17]。感受性のあるリスク集団において，体内外の何らかの環境的な条件が重なり無顆粒球症が発症することが想定される。無顆粒球症と遺伝子型の相関を調べた研究はいくつか報告[3,5]があり，clozapine による無顆粒球症と関連する HLA 遺伝子型は見出されている[3]が，検出感度が低いのでリスク集団のバイオマーカーとして実用化はできていない[14]。無顆粒球症の発症を予見するためには，上記の生体反応の結果として急速に発現する血球減少自体をモニターするのではなく，好中球に対する免疫反応などの前駆反応を捉える方が有

用で，白血球減少が起こる前に clozapine の投与を中止できる可能性もある。このようなバイオマーカーが発見され，検査が非侵襲的であれば患者負担は低減する。一方，白血球数を非侵襲的に爪の毛細血管を体外から観察することで，がんの化学療法時の白血球減少が検出できるポータブルな機器の報告[2]もある。この装置の正確性，再現性が clozapine の血液モニタリングに適応可能かは不明であるが，このような機器が使用できれば，外来へ移行した後も在宅で日常的に血球モニタリングが可能になり，CPMS の形も変わるかもしれない。

### Ⅲ．ま　と　め

　Clozapine による無顆粒球症は発生頻度は高くないものの，避けられない副作用の1つである。CPMS により定期的な血液モニタリングで白血球数をモニターし，白血球減少が生じた場合は投与の中止とともに，連携する血液内科医による適切な治療が実施されることで，本剤の発売から10年経過したが無顆粒球症による死亡例はなく，本剤が安全に使用されているものと考えられる。一方，CPMS への登録，頻回の血液検査の実施がハードルとなり，本剤を必要としている治療抵抗性の統合失調症患者のもとに本剤が十分には届いていないことも考えられる。今後，患者負担の軽減を考えて CPMS のルールの見直しや新しいテクノロジーの導入も視野に入れながらも，本剤を投与された患者の安全性を確保するために CPMS の継続が必要であると考える。

### 利 益 相 反

　著者らは clozapine の製造販売を日本で行うノバルティスファーマの社員である。

### 文　　献

1 ) Atkin, K., Kendall, F., Gould, D. et al. : Neutropenia and agranulocytosis in patients receiving clozapine in the UK and Ireland. Br. J. Psychiatry, 169 : 483-488, 1996.

2 ) Bourquard, A., Pablo-Trinidad, A., Butterworth, I. et al. : Non-invasive detection of severe neutropenia in chemotherapy patients by optical imaging of nailfold microcirculation. Sci. Rep., 8 : 5301, 2018.

3 ) Goldstein, J., Jarskog, L., Hilliard, C. et al. : Clozapine-induced agranulocytosis is associated with rare HLA-DQB1 and HLA-B alleles. Nat. Commun., 5 : 4757, 2014.

4 ) Inada, K., Oshibuchi, H., Ishigooka, J. et al. : Analysis of Clozapine Use and Safety by Using Comprehensive National Data From the Japanese Clozapine Patient Monitoring Service. J. Clin. Psychopharmacol., 38 : 302-306, 2018.

5 ) Legge, S., Hamshere, M., Ripke, S. et al. : Genome-wide common and rare variant analysis provides novel insights into clozapine-associated neutropenia. Mol. Psychiatry, 22 : 1502-1508, 2017.

6 ) Lieberman, J.A., Alvir, J.M. : A report of clozapine-induced agranulocytosis in the United States. Drug Saf., 7 Suppl.1 : 1-2, 1992.

7 ) Nielsen. J., Young, C., Ifteni, P. et al. : Worldwide Differences in Regulations of Clozapine Use. CNS Drugs, 30 : 149-161, 2016.

8 ) 日本神経精神薬理学会 web page：厚生労働省医薬・生活安全局への「クロザピンに関する要望書」2016年10月25日．http://www.asas.or.jp/jsnp/img/csrinfo/info_20161025.pdf

9 ) ノバルティス ファーマ株式会社：クロザリル患者モニタリングサービス（CPMS）運用手順：http://www.clozaril-tekisei.jp/shared/pdf/cpms_4-2.pdf

10) ノバルティス ファーマ株式会社：クロザリル登録医師（CPMS 登録医）申請の手引き：http://www.clozaril-tekisei.jp/shared/pdf/clozaril_doctor.pdf

11) ノバルティス ファーマ株式会社：クロザリル適正使用委員会 web page：http://www.clozaril-tekisei.jp/index.html

12) ノバルティス ファーマ株式会社：CPMSニュース vol.37：2019：https://secure.novartis.co.jp/info/cpms/data/cpmsnews_vol.37.pdf

13) ノバルティス ファーマ株式会社：クロザリル適正使用委員会 web page：震災等災害時のクロザリル処方について：http://www.clozaril-tekisei.jp/shared/pdf/cpms_saigai.pdf

14) Numata, S., Umehara, H., Ohmori, T. et al. : Clozapine Pharmacogenetic Studies in Schizophrenia : Efficacy and Agranulocytosis. Front. Pharmacol., 9 : 1049, 2018.

15) Remington, G., Lee, J., Agid, O. et al. : Clozapine's critical role in treatment resistant schizophrenia : ensuring both safety and use. Expert Opin. Drug Saf., 15 : 1193-1203, 2016.

16) 鳥山和宏, 三上智己, 佐藤欣久　他：治療抵抗性統合失調症患者を対象とした clozapine の製造販売後調査結果（最終報告). 臨床精神薬理, 22：1107-1139, 2019.

17) Wiciński, M., Węclewicz, M. : Clozapine-induced agranulocytosis/granulocytopenia : mechanisms and monitoring. Curr. Opin. Hematol., 25 : 22-28, 2018.

特集
*Clozapine による臨床の新たな展開*

# Clozapine 治療における血中濃度測定の意義

野 村 信 行*

抄録：Clozapine は治療上推奨される血中濃度があり，濃度依存性の副作用も存在する。濃度管理は治療効果をあげるためにも安全管理の上でも有益である。一方で clozapine 濃度は個人間変動が大きく，喫煙などの日常生活習慣の影響も受けやすい。そのため clozapine 治療を行うにあたっては，処方調整時や血中濃度の変動が疑われた時にすぐ測定できる環境が望ましい。しかし本邦では血中濃度測定の保険適応がなく，血中濃度を治療に利用することができない。現状では変動要因について理解を深め，要因ごとの変動幅から血中濃度を予想するしかない。本稿では clozapine 血中濃度に関する基本的な事項についてまとめた。他国に比べて圧倒的に少ない clozapine 使用率を向上させるためにも，血中濃度測定環境が早期に整うことを期待したい。　**臨床精神薬理　23：85-90, 2020**

**Key words :** *clozapine, treatment resistant schizophrenia, therapeutic drug monitoring, clozapine level*

## I．は じ め に

　Clozapine は治療抵抗性統合失調症（TRS：treatment-resistant schizophrenia）に対する有効性が確立された唯一の薬であるが，本剤を有効かつ安全に使うためには，適切な効果判定と副作用評価が特に重要である。治療効果の評価は一般的には診察による情報，家族など関係者からの聴取などから行われるし，症状評価尺度なども用いられる。しかし，効果が十分得られない際に，さらに本剤を増量すべきなのか，それとも過量投与になっていてそれが効果を減じているのかについて，判断に迷うことも少なくない。また，服薬ア

ドヒアランスが不良の場合に，治療者がそれに気づくまでには時間を要することもある。Clozapine の副作用の中には血中濃度との関連が強いものが報告されており，患者が安全に clozapine を使用するためにも濃度管理は必要である。

　Clozapine には治療上推奨される血中濃度域が想定されており[14]，患者の血中濃度が有効治療域に達しているかどうかは用量を決定する上で重要であるとの考え方も示されている[27]。そして血中濃度は客観性の高い指標であり，既存の診療から得られる情報との組み合わせによって評価の精度を高められるであろう。したがって，clozapine の血中濃度が測定でき，それによって効果判定や副作用への対処，そして至適用量の選定などがより客観的に行えれば，他国に比べて圧倒的に少ない clozapine の使用率[2]の向上に貢献できる可能性が高い。

　Clozapine の血中濃度モニタリングがすでに臨床レベルで運用されている国もある。しかし本邦では測定できる施設がほとんどなく，保険の適応

Clinical significance of clozapine level.
*山梨県立北病院
〔〒407-0046　山梨県韮崎市旭町上條南割3314-13〕
Nobuyuki Nomura：Yamanashi Prefectural Kita Hospital. 3314-13 Kamijominamiwari, Asahimachi, Nirasaki, Yamanashi, 407-0046, Japan.

もない。そこで，本稿では clozapine の血中濃度における基本的事項をまず整理し，副作用との関係，臨床効果との関係をまとめた。その上で，わが国で clozapine の血中濃度測定を臨床応用するための課題についても考察した。

## Ⅱ．Clozapine の血中濃度における基本的事項

### 1．Clozapine の代謝

Clozapine は肝臓において肝臓薬物代謝酵素チトクローム P450（CYP1A2，CYP3A4）によって代謝され，尿中および糞中に排泄される。代謝酵素で最も影響力が大きいのは CYP1A2 である[4]。CYP2D6 や CYP2C19 は代謝にあまり関与しないとされる。よって clozapine の使用にあたっては CYP1A2 との相互作用に十分留意する必要がある。主要代謝産物には N-desmethyl clozapine（N-clozapine，norclozapine），clozapine N-oxide があるが clozapine N-oxide はほとんど薬理活性を持っていない。N-clozapine は D2 および，5-HT2 受容体親和性は clozapine と同等であり，D1，M，a1 受容体への親和性は clozapine の1/5〜1/17程度と言われている。Clozapine は定常状態での消失半減期は14時間程で，N-clozapine は半減期がさらに長い。N-clozapine 濃度の方が吸収段階の影響を受けにくく，変動は少ないため，アドヒアランスを評価する場合に N-clozapine 濃度も参考になる[10]。

### 2．濃度に影響を与える要因

Clozapine の血中濃度はさまざまな影響を受ける。それらをすべてコントロールすることは不可能だが，遭遇することが多い変動要因については理解しておく必要がある。患者の生活や病態に変化が生じた際には血中濃度を確認することが望ましいが，血中濃度を測定することができない本邦においては，予想される変動幅から clozapine 内服患者の薬物動態を予測することが必要である。

#### 1）年齢，性別，体重

Couchman ら[10]は喫煙，性別，年齢，体重それぞれの変動について検討した。1993年から1999年までの Therapeutic Drug Monitoring（TDM）データ（N＝3,689）を重回帰分析したところ，ある処方量で clozapine 血中濃度は，非喫煙者では48%増加，女性では17%増加，40歳を境に5歳年齢が上がるごとに4%増加，5歳年齢が下がるごとに5%減少，体重80kg を境として体重が10kg 増えるごとに5%減少，10kg 減るごとに5%増加と報告している。

#### 2）女性ホルモン

Estrogen は CYP1A2 の活性を下げる[23]。よって，経口避妊薬の内服や中止によっても clozapine 濃度は変動する。Bookholt ら[5]は血清濃度が490〜660ng/mL に保たれ症状が安定していた患者が，経口避妊薬を中止したことで内服量の変更がないにもかかわらず濃度が200ng/mL に低下し症状増悪したケースを報告している。

#### 3）喫煙

喫煙は CYP1A2 を誘導し，このため clozapine 濃度を低下させる。この代謝に影響しているのは hydrocarbon component でありニコチンは関係していない。そのため，禁煙パッチやニコチンガムは clozapine 濃度には影響しない[31]。

Haslemo ら[13]は入院中の clozapine 患者33人について，1日の喫煙本数が0本，7〜12本，13〜19本，20本以上の群に分けて喫煙習慣と血漿中濃度を検討した。それぞれの群で1日内服量に差はなかったが，非喫煙者は喫煙者に比べて2倍ほど濃度・1日処方量比（C/D 比）が高く，clozapine 濃度が50%高かった。喫煙グループ間では C/D 比に有意差がなかったことから，1日7〜12本程度の喫煙でも代謝誘導は最大となる可能性があると報告している。喫煙の有無は濃度に与える影響が大きいので，日常臨床で喫煙状況の把握に努め，もし患者が喫煙をやめた場合には clozapine の減薬を検討する必要がある。

#### 4）カフェイン

カフェインは CYP1A2 で代謝され，clozapine を競合阻害するため clozapine 濃度が上昇する可能性がある。Raaska ら[21]は入院患者12人にコーヒーとカフェインレスコーヒーを用いた二重盲検クロスオーバー試験を実施した。カフェインレスコーヒーと比較するとコーヒーを飲んだ際には clozap-

表1 Clozapine 血中濃度に対する併用薬の影響

| 薬剤 | 血中濃度変化 | 関連する肝酵素 |
|---|---|---|
| Fluvoxamine | 3〜10倍増加 | CYP1A2, CYP2C19 |
| Paroxetine | 増加 | CYP2D6 |
| Sertraline | 2倍以上増加 | CYP2D6 |
| Venlafaxine | 増加 | CYP2D6 |
| Haloperidol | 増加 | CYP2D6 |
| Olanzapine | 理論上増加 | CYP1A2, CYP2D6 |
| Risperidone | 2倍以上増加 | CYP2D6 |
| St John's wort | 減少 | CYP3A4 |
| Phenytoin | 減少 | CYP3A4, CYP1A2 |
| Carbamazepine | 減少 | CYP3A4, CYP1A2 |
| Omeprazole | 45%以上減少 | CYP1A2 |

Stark et al., Aust. NZ J. Psychiatry, 2012[26] のデータ改変

ine 血中濃度が20〜26％上昇したと報告している。1日コーヒー量は4.4±1.7（Mean±SD）杯であった。コーヒーは平均量 150mL 中にカフェインをおおよそ 90mg 含んでいるとされる。Clozapine 内服中の患者には，コーヒー，お茶，エナジードリンクなどのカフェイン含有飲料に薬物濃度を上げる効果があることは説明しておいたほうがよい。

5）併用薬

Clozapine の代謝は CYP1A2 の作用に大きく影響を受けるため，薬物相互作用は重要である。Stark ら[26] は，fluvoxamine は clozapine の血中濃度を3〜10倍増加させると報告している（表1）。Maudsley 処方ガイドライン第13版[27] では，600mg/日を内服しても有効血中濃度に達しない場合には，細心の注意の上で fluvoxamine や cimetidine などの代謝阻害薬の併用によって濃度を上げる方法が述べられている。しかし，血中濃度が測定できない国内において代謝阻害薬を併用することのリスクは大きい。もし，併用が検討される場合には頻回の診察の上で症状把握に努め，脳波検査なども行うことが望ましい。

6）感染症，炎症反応

感染症後に血中濃度が急上昇し副作用が出現した例が多数報告されている。Clark ら[9] はそれらの症例報告40例についてシステマティックレビューを行った。基準時では血中濃度が 600ng/mL 以下かつ濃度依存性の副作用もなかった症例が，感染後に平均濃度が 1,811ng/mL にまで上昇し，48％に過鎮静，20％にせん妄，言語・歩行の乱れをそれぞれ 15％，12.5％認めたと報告している。発熱の有無の記載は症例の 95％に見られ，そのうち 30％には発熱がなかった。また，白血球数は 62.5％の症例に記載されており，その中の 25％の症例は白血球増加がなかった。高濃度の clozapine が感染兆候の出現を阻害する可能性が指摘されており，臨床の上で注意が必要である。

炎症性サイトカインである IL-6 や TNF-α，インターフェロンや CRP は CYP1A2 の発現を最大 90％減少させ，clozapine 代謝の低下をもたらすと報告されている[1]。また clozapine 自体が特に導入初期において CRP や IL-6 の増加を誘発することも影響すると考えられる[16,17]。

7）人種差

Matsuda ら[19] は在米韓国人17人と Caucasian 7人の間で効果と副作用の検討を行った。在米韓国人は1日の処方量が有意に少なかったが，BPRS（Brief Psychiatric Rating Scale）の変化率と抗コリン系副作用は Caucasian より多かったことを報告している。Chang ら[7] の報告では，台湾人は Caucasian に比べて同量の内服でも血中濃度が 30〜50％高かった。Ng ら[20] は，シンガポールで生まれた20人ずつのアジア系患者（中国13人，インド4人，マレー3人）と Caucasian とを比較した。血中濃度は同等であったにもかかわらず，平均処方量はそれぞれアジア系患者が 176mg/日，Caucasian が 433mg/日と有意に差があったと報告している。Ruan ら[23] は，アジア人と Caucasian の C/D 比についてシステマティックレビューを行った。876人のアジア人，1,147人の Caucasian について，それぞれ加重平均で 1.57，1.07 となり，アジア人が有意に高値であった。Spina ら[25] は C/D 比の人種差を根拠に，血漿濃度 350ng/mL に達するための処方量をアジア人では非喫煙者の女性 150mg/日，喫煙者の男性 300mg/日としており，後述の Maudslay 処方ガイドライン第13版[27] の目標処方量と大きな差がある。

これらの人種差について，Caucasian よりアジ

ア人は CYP1A2 活性が低いことが指摘されている[12,30]。

## Ⅲ．Clozapine の血中濃度と副作用

　濃度依存性の副作用は多数報告されており，日中の眠気，鎮静，めまい，流涎，頻脈，起立性低血圧，アカシジア，強迫症状などが clozapine 血中濃度との関連性が指摘されているが，副作用の発現については明確な閾値のないものが多い[11,17]。Clozapine による便秘は他の抗精神病薬と比べて3倍以上多いとされる。便秘と内服量や血中濃度との関連を指摘した報告もあるが，Shirazi ら[24]のメタ解析の結果では血中濃度との関連は認めず，用量依存性についての意見は割れている。

　脳波異常とてんかんは最も血中濃度と関連が報告されている副作用である。Varma ら[29]は clozapine に関連する脳波異常とてんかん発作についてメタ解析を行い，血中濃度が100ng/mL 上がるごとに脳波異常の割合が12％増えたことを報告した（95％ CI 0.03-0.21, P＝0.023）。また，clozapine 血中濃度が1,300ng/mL 以上でてんかんリスクが極めて高まると述べているが，利用できるデータが少ないため明確な閾値は明らかになっていない。内服用量では600mg/日以上を危険とする報告が多いが，人種差を考えると日本ではより低い内服量から注意が必要である。Clozapine 内服中に多く観察される脳波異常は非特異的な全般性徐波で[8]，てんかん発作のタイプは強直間代発作である[18]。米国での市販後調査では発売後6ヵ月の間で1.3％（72/5,629人）が強直間代発作を起こしている。内服薬増量中，もしくは濃度上昇中にミオクローヌスが見られた場合にはその後全般発作に移行する可能性があり注意が必要である。Maudslay 処方ガイドライン第13版では血中濃度500ng/mL 以上では抗てんかん薬の予防投与を考慮するように指摘しているが[27]，1,300ng/mL 以下では予防投与よりも性別や年齢，相互作用などを考慮しつつ，clozapine 血中濃度を把握することが大切であるとする報告もある[6]。

　その他の中枢神経系副作用については，血中濃度1,000ng/mL 以上で鎮静や意識障害，ミオク ローヌス，せん妄などのリスクの増加が報告されており[11]，このような濃度はガイドラインでは警戒レベルとされる[14]。

## Ⅳ．Clozapine の血中濃度と臨床効果

　治療効果が得られるとされる閾値としては200ng/mL 程度から報告はあるが[28]，最新の TDM ガイドラインでは良好な治療効果を得るための clozapine 濃度として350〜600ng/mL が推奨されている。Jakobsen らは治療反応性を確認するために十分な濃度を保ち，少なくとも12週間は観察することを勧めている[15]。高用量の有効性を述べた報告は少なく，副作用の増加から1,000ng/mL 以上は警戒レベルとされており状況に応じて減薬が検討される[14]。Maudslay 処方ガイドライン第13版では有効血漿濃度である350ng/mL に達するための目標処方量を非喫煙者の女性250mg/日，非喫煙者の男性350mg/日，喫煙者の女性450mg/日，喫煙者の男性550mg/日としている[27]。

## Ⅴ．Clozapine の血中濃度測定の
## 　　臨床応用に向けて

　Clozapine は推奨される血中濃度が想定されており，副作用によっては血中濃度との関係が認められる。そして処方量と血中濃度との関係は個人差が大きく，喫煙や性別，年齢のなどの影響も受けやすい。そのため clozapine は TDM の良い適応である。海外では clozapine の TDM は広く行われており，例えばカナダでは普段の臨床の中で抗てんかん薬の濃度を測定するのと同じように，clozapine の濃度を臨床で測定しており，英国の TRS 専門外来である Treatment Review and Assessment Team（TREAT）では titration 中には週1回測定を，維持期であっても喫煙習慣を変えようとしている場合，アドヒアランス不良が疑われる場合，治療効果をあげるため処方量を微調整したい場合などに血中濃度が測定されている[3]。しかし，日本では，抗精神病薬の TDM は臨床では特定薬剤治療管理料として haloperidol などで行えるだけであり，この適応範囲を広げて，clozapine もこの対象とすることが望まれる。

Clozapine の既存データはそのほとんどが Caucasian によるものであるが，アジア系人種は clozapine の濃度が高くなりやすいこと，副作用が起こりやすいことが指摘されている。そのため既存データを参考に国内で治療を行う際には人種差への配慮も必要である。Poor metabolizer では1日内服量 100mg 以下で有効血中濃度 350ng/mL に達する人もいる[23]。Poor metabolizer にとっては導入時の標準的な内服増量幅は急激であり，心筋炎など重篤な副作用[22]を起こしている可能性も否定できない。国内で clozapine 血中濃度測定が可能な環境が整い，治療効果と副作用の関連について本邦でのデータ集積が進むことを期待する。

## 利 益 相 反

本稿に関して，開示すべき利益相反はありません。

## 文　献

1 ) Abou Farha, K., van Vliet, A., Knegtering, H. et al. : The Value of Desmethylclozapine and Serum CRP in Clozapine Toxicity : A Case Report. Case Rep. Psychiatry, 2012 : 592784, 2012.

2 ) Bachmann, C.J., Aagaard, L., Bernardo, M. et al. : International trends in clozapine use : a study in 17 countries. Acta Psychiatr. Scand., 136 : 37-51, 2017.

3 ) Beck, K., McCutcheon, R., Bloomfield, M.A. et al. : The practical management of refractory schizophrenia—the Maudsley Treatment REview and Assessment Team service approach. Acta Psychiatr. Scand., 130 : 427-438, 2014.

4 ) Bertilsson, L., Carrillo, J.A., Dahl, M.L. et al. : Clozapine disposition covaries with CYP1A2 activity determined by a caffeine test. Br. J. Clin. Pharmacol., 38 : 471-473, 1994.

5 ) Bookholt, D.E., Bogers, J.P. : Oral contraceptives raise plasma clozapine concentrations. J. Clin. Psychopharmacol., 34 : 389-390, 2014.

6 ) Caetano, D. : Use of anticonvulsants as prophylaxis for seizures in patients on clozapine. Australas. Psychiatry, 22 : 78-83, 2014.

7 ) Chang, W.H., Lin, S.K., Lane, H.Y. et al. : Clozapine dosages and plasma drug concentrations. J. Formos. Med. Assoc., 96 : 599-605, 1997.

8 ) Chung, S.J., Jeong, S.H., Ahn, Y.M. et al. : A retrospective study of clozapine and electroencephalographic abnormalities in schizophrenic patients. Prog. Neuropsychopharmacol. Biol. Psychiatry, 26 : 139-144, 2002.

9 ) Clark, S.R., Warren, N.S., Kim, G. et al. : Elevated clozapine levels associated with infection : A systematic review. Schizophr. Res., 192 : 50-56, 2018.

10) Couchman, L., Morgan, P.E., Spencer, E.P. et al. : Plasma clozapine, norclozapine, and the clozapine : norclozapine ratio in relation to prescribed dose and other factors : data from a therapeutic drug monitoring service, 1993-2007. Ther. Drug Monit., 32 : 438-447, 2010.

11) Flanagan, R.J. : Side effects of clozapine and some other psychoactive drugs. Curr. Drug Saf., 3 : 115-122, 2008.

12) Gunes, A., Dahl, M.L. : Variation in CYP1A2 activity and its clinical implications : influence of environmental factors and genetic polymorphisms. Pharmacogenomics, 9 : 625-637, 2008.

13) Haslemo, T., Eikeseth, P.H., Tanum, L. et al. : The effect of variable cigarette consumption on the interaction with clozapine and olanzapine. Eur. J. Clin. Pharmacol., 62 : 1049-1053, 2006.

14) Hiemke, C., Bergemann, N., Clement, H.W. et al. : Consensus Guidelines for Therapeutic Drug Monitoring in Neuropsychopharmacology : Update 2017. Pharmacopsychiatry, 51 : e1, 2018.

15) Jakobsen, M.I., Larsen, J.R., Svensson, C.K. et al. : The significance of sampling time in therapeutic drug monitoring of clozapine. Acta Psychiatr. Scand., 135 : 159-169, 2017.

16) Kohen, I., Afzal, N., Hussain, S. et al. : Increases in C-reactive protein may predict recurrence of clozapine-induced fever. Ann. Pharmacother., 43 : 143-146, 2009.

17) Lin, S.K., Su, S.F., Pan, C.H. : Higher plasma drug concentration in clozapine-treated schizophrenic patients with side effects of obsessive/compulsive symptoms. Ther. Drug Monit., 28 : 303-307, 2006.

18) Liukkonen, J., Koponen, H.J., Nousiainen, U. : Clinical picture and long-term course of epileptic seizures that occur during clozapine treatment. Psychiatry Res., 44 : 107-112, 1992.

19) Matsuda, K.T., Cho, M.C., Lin, K.M. et al. : Clozapine dosage, serum levels, efficacy, and side-

effect profiles : a comparison of Korean-American and Caucasian patients. Psychopharmacol. Bull., 32 : 253-257, 1996.

20) Ng, C.H., Chong, S.A., Lambert, T. et al. : An inter-ethnic comparison study of clozapine dosage, clinical response and plasma levels. Int. Clin. Psychopharmacol., 20 : 163-168, 2005.

21) Raaska, K., Raitasuo, V., Laitila, J. et al. : Effect of caffeine-containing versus decaffeinated coffee on serum clozapine concentrations in hospitalised patients. Basic Clin. Pharmacol. Toxicol., 94 : 13-18, 2004.

22) Ronaldson, K.J., Fitzgerald, P.B., Taylor, A.J. et al. : Rapid clozapine dose titration and concomitant sodium valproate increase the risk of myocarditis with clozapine : a case-control study. Schizophr. Res., 141 : 173-178, 2012.

23) Ruan, C.J., Zang, Y.N., Wang, C.Y. et al. : Clozapine Metabolism in East Asians and Caucasians : A Pilot Exploration of the Prevalence of Poor Metabolizers and a Systematic Review. J. Clin. Psychopharmacol., 39 : 135-144, 2019.

24) Shirazi, A., Stubbs, B., Gomez, L. et al. : Prevalence and Predictors of Clozapine-Associated Constipation : A Systematic Review and Meta-Analysis. Int. J. Mol. Sci., 17 : 2016.

25) Spina, E., de Leon, J. : Clinical applications of CYP genotyping in psychiatry. J. Neural. Transm. (Vienna), 122 : 5-28, 2015.

26) Stark, A., Scott, J. : A review of the use of clozapine levels to guide treatment and determine cause of death. Aust. NZ J. Psychiatry, 46 : 816-825, 2012.

27) Taylor, D.M., Barnes, T.R.E., Young, A.H. : The Maudsley Prescribing Guidelines in Psychiatry, 13th Edition. Wiley-Blackwell, Hoboken, 2018.

28) VanderZwaag, C., McGee, M., McEvoy, J.P. et al. : Response of patients with treatment-refractory schizophrenia to clozapine within three serum level ranges. Am. J. Psychiatry, 153 : 1579-1584, 1996.

29) Varma, S., Bishara, D., Besag, F.M. et al. : Clozapine-related EEG changes and seizures : dose and plasma-level relationships. Ther. Adv. Psychopharmacol., 1 : 47-66, 2011.

30) Yang, J., He, M.M., Niu, W. et al. : Metabolic capabilities of cytochrome P450 enzymes in Chinese liver microsomes compared with those in Caucasian liver microsomes. Br. J. Clin. Pharmacol., 73 : 268-284, 2012.

31) Zullino, D.F., Delessert, D., Eap, C.B. et al. : Tobacco and cannabis smoking cessation can lead to intoxication with clozapine or olanzapine. Int. Clin. Psychopharmacol., 17 : 141-143, 2002.

臨床精神薬理　24：215-220, 2021

# 展望

# Clozapine のモニタリング制度の現在と未来

古 郡 規 雄*　　橋 本 亮 太**

抄録：Clozapine は，治療抵抗性統合失調症に有効性を示す唯一の抗精神病薬である。本邦の clozapine のモニタリング制度は，国際的なモニタリング制度とは大きく異なる点がいくつかあり，clozapine 治療が国際水準並みに普及しない一因と考えられている。本特集では，本邦の clozapine のモニタリングにおける残された課題を多方面から検討している。Clozapine は好中球減少症・無顆粒球症など命に関わる重大な副作用が発現する可能性がある。その対策として頻回の血液モニタリング（CPMS：Clozaril Patient Monitoring Service）を実施するなど，厳しい管理下で clozapine の使用が認められている。しかしながら clozapine の管理の仕方は国ごとに異なる部分がある。特に導入の基準，採血間隔，血糖採血の必要性等では本邦は諸外国に比べて厳しい基準を採用している。現在，基準緩和に向けてさまざまなデータの見直しを行っている。今後は，本邦も国際水準に合わせた採血基準にすることで clozapine の恩恵を受けられる患者が増えることを期待したい。

臨床精神薬理　24：215-220, 2021

Key words : clozapine, CPMS, blood sampling interval, white blood cell count, neutrophil count, blood glucose level

## I．は じ め に

日本の統合失調症患者は約70〜80万人おり，その 20〜30％にあたる約15〜25万人が治療抵抗性統合失調症と予測されている[4]。治療抵抗性統合失調症と診断されてから clozapine 導入までの期間が短いほど臨床効果が高いという報告があり[1,2]，早期の clozapine の開始が望ましい。しかしながら，2009年に本邦で導入され10年以上経過する

が，これまで10,000人強の患者にしか使用されていない。その背景としては多種多様かつ頻度，重症度の高い副作用があり，それに対する独自のクロザリル患者モニタリングサービス（CPMS）に準拠して clozapine を使用することが義務づけられていることが普及の妨げになっている。本特集ではさまざまな clozapine の副作用や規制の在り方などについて論じ，今後どのように clozapine をうまく使いこなすか，あるいは clozapine 規制をどうしていくかについて検討していきたい。

## II．Clozapine の薬理作用

Clozapine の薬理学的特徴は強力なセロトニン 5-HT2A 受容体阻害能と弱いドパミン D2 受容体阻害能である。その他，ドパミン D1 阻害，D4 阻害，セロトニン 5-HT2C 阻害，5-HT1A 活性化，5-HT6 阻害，5-HT7 阻害，アセチルコリン M1 活性化，M2 阻害，M4 活性化，ノルエピネフリン

Present and future of the monitoring system of clozapine.
*獨協医科大学精神神経医学講座
〔〒321-0293　栃木県下都賀郡壬生町北小林880〕
Norio Furukori：Department of Psychiatry, Dokkyo Medical University. 880 Kitakobayashi, Mibumachi, Shimotsuga-gun, Tochigi, 321-0293, Japan.
**国立研究開発法人国立精神・神経医療研究センター精神保健研究所 精神疾患病態研究部
Ryota Hashimoto：Department of Pathology of Mental Diseases, National Institute of Mental Health, National Center of Neurology and Psychiatry.

α1阻害，α2阻害，ヒスタミン H1 阻害など多種多様な薬理作用を持つ。どの作用が治療抵抗性統合失調症改善に寄与しているのかはいまだ不明である。上記以外の薬理作用の可能性を示す研究もなされている[6, 15]。

## Ⅲ．Clozapine の有効性

治療抵抗性統合失調症における clozapine の反応率はメタ解析の結果によると，短期的には32%，長期的には39%の症例で反応が得られ，PANSS 総点も基準点から少なくとも16〜24%改善しており，臨床的に有意な改善と言える[19]。また，ネットワークメタ解析でも精神症状全般に対して clozapine が他の薬剤と比較して抜きん出ていることを示している[10]。さらにスウェーデンのナショナルデータベースの解析では再入院，自殺企図，死亡，処方変更などの治療が上手くいっていない事態を起こす頻度は，clozapine が一番少ないことが Tiihonen らによって報告されている[20]。日本で行われた臨床試験では，治療抵抗性とされる統合失調症患者のうち約57〜67%で精神症状の改善を認めた[16]。

## Ⅳ．Clozapine の安全性

### 1．白血球減少症・好中球減少症・無顆粒球症
好中球減少症・無顆粒球症の発現率の国際比較について，日本と諸外国との発現率は同等と考えられる。Clozapine 使用中の患者を対象に，好中球減少症・無顆粒球症の発現率を調べた計108報（n＝45万人以上）の研究に関するメタ解析が近年報告されている[14]。これによると，好中球数 1,500/mm$^3$ 未満および 500/mm$^3$ 未満で定義された好中球減少症および無顆粒球症の発現率は，各々3.8%（95%信頼区間：2.7-5.2%）および0.9%（95%信頼区間：0.7-1.1%）であった。これに対し，clozapine 使用中の3,746名の患者を対象に中央値1.8年の観察を行った Matsui らの報告によると，本邦における好中球減少症および無顆粒球症の発現率は各々4.9%および1.0%であり[12]，諸外国のメタ解析の知見と概ね一致している。

Clozapine による生命に関わる特に重篤な副作用の出現頻度は，無顆粒球症 0.4〜0.8%，糖尿病性ケトアシドーシス 0.1〜0.3%，腸管イレウス 0.4〜0.8%，心筋炎 0.7〜3.4%（オーストラリア），0.01〜0.06%（その他の国）とされている。さらに，副作用出現者の死亡率は，無顆粒球症 2.2〜4.2%，糖尿病性ケトアシドーシス 20.0〜31.0%，腸管イレウス 15.0〜27.5%，心筋炎 0〜13%（オーストラリア），0〜68%（その他の国）であり，決して低いとはいえない[5]。

### 2．高血糖・糖尿病性ケトアシドーシス・糖尿病性昏睡
日本の統合失調症患者における clozapine 使用とそれに伴う副作用について調査を行ったところ，耐糖能異常の発生率は 15.4%（583例）であった[11]。

### 3．心臓への副作用
心筋炎，心筋症，心膜炎，心のう液貯留が起こるが，その頻度は極めて低い[17]。

### 4．けいれん発作
抗精神病薬の中にはけいれん閾値を低下させるものがある。Clozapine は高投与量でけいれんが起こりやすいことが知られている[8]。

### 5．その他
腸閉塞，麻痺性イレウス，悪性症候群，起立性低血圧，失神，循環虚脱，肺塞栓症，深部静脈血栓症，劇症肝炎，肝炎，胆汁うっ滞性黄疸，胸膜炎が認められる。正確な頻度や重症度は不明である[18]。

## Ⅴ．本邦における clozapine の規制について

Clozapine は2009年，国内初の治療抵抗性統合失調症治療薬として発売された。当時は，治療困難な統合失調症に対する唯一の治療薬となるため，専門医を中心に使用されていくものと考えられていた。ただ，国内臨床試験で副作用が，無顆粒球症や耐糖能異常などの重大なものを含め，ほ

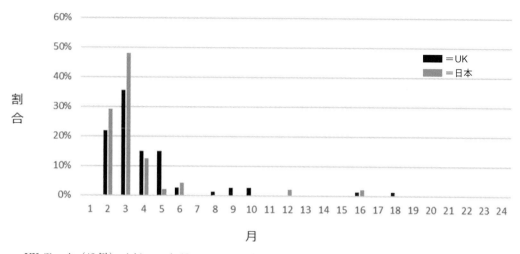

・UK データ（48例）：Atkin, et al., Neutropenia and agranulocytosis in patients receiving clozapine in the UK and Ireland. Br. J. Psychiatry, 169（4）：483-488, 1996.[3]
・日本データ（80例中73例：7例は時期が不明）：市販後に認められた無顆粒球症（2019年8月末時点）
https://drs-net.novartis.co.jp/dr/products/product/clozaril/safety/04/[7]

図1　日本とUKの無顆粒球症発現時期の分布

ぼすべての患者に発現した（77例中76例）ため同剤の使用医療機関を登録制にするほか，患者の安全管理を行う担当部署や第三者委員会を設置し，同剤のリスク管理を徹底しながら患者が安全に安心して治療を受けられることが必要と考えられた。特に，無顆粒球症などの血球障害は重篤で副作用の面から細心の注意を払わなければならないことから，CPMSを設置し，副作用の発現や予兆の早期発見，発見時の早期対応を行うことになった。同剤を使用する医療機関や医師，患者はCPMSに登録することが義務付けられ，また，第三者委員会「クロザリル適正使用委員会」も設置され，適正使用の推進とCPMSの適切な運用を支援するというものであった。さらに本邦では，clozapineよりも糖脂質代謝障害誘発のリスクが同等以下であるolanzapineやquetiapineが糖尿病の合併または既往がある場合に使用禁忌となっている。Clozapineは，治療抵抗性患者に処方されるという特殊な事情が勘案されて，糖尿病の合併や既往がある場合にも絶対禁忌とはされていないが，リスクとベネフィットのバランスを考慮して慎重に使用することが求められている。そのため，本邦で提唱された「第二世代抗精神病薬使用

時における血糖モニタリングガイダンス」[13]をもとに，より厳しい形で作成された血糖モニタリングをCPMSの中で運用することになっている。

## Ⅵ．本邦におけるclozapineの今後
### （検査間隔延長：2週から4週へ）

1．Clozapineのモニタリングに関する国際比較
クロザピン・モニタリング（またはCPMS）における白血球・好中球基準の国際比較において，検査間隔が52週以降で4週ごとになっていないのは日本だけとなっている[9]。

前述のごとく好中球減少症・無顆粒球症の発現率の国際比較について，日本と諸外国との発現率は同等と考えられる。よって，その発現時期の分布について，日本のデータとUKのデータを比較した。従来より多くは初期に起こり52週以後は少ないとされているとおり，1年以内にほとんどが発現しており（約97％と96％），そのうちの多くが半年以内（90％と96％）となっていたため，発現時期の分布についてもおおむね一致しており，1年以上での発現は非常に少ないと考えられる（図1）[3]。

検査間隔延長の国外データについて検討した結果，UKでは52週以上で2週から月に1回にして，中等度の白血球減少症が有意に減り，重度の白血球減少症と無顆粒球症は有意な違いがなく，他の規制緩和においても，緩和によって有意に減っていた。これは一過性に低下しているものを拾い上げている可能性が考えられる。中等度の白血球減少症が減る理由について血液内科に意見を求めた結果，以下の通りであった。白血球・顆粒球数には，そもそも個人差があり，その上に生理的な変動がある。よって，中等度の白血球減少症（白血球3,000未満）というような基準であれば，無顆粒球症とは関係なく，時に生理的にこれを下回る患者が一定数存在することが想定され，2週に1回の血液検査から，4週に1回の血液検査になることによって，頻度が低下することが説明できると考えられる[7]。

### 2．Clozapineの投与間隔に関する患者アンケート

筆者らが少数ではあるが獨協医科大学病院と栃木県立岡本台病院に通院中の24名の当事者あるいは家族に対して「通院間隔は2週と4週のどちらが良いか」というアンケートによる予備的調査を行った。本研究は獨協医科大学倫理委員会で承認を受けている。結果はA. 血球減少リスクの観点から27% vs. 46%，B. 高血糖リスク21% vs. 46 %，C. 採血33% vs. 46%，D. 治療費17% vs. 67%，E. 通院時間16% vs. 64%，F. 活動が影響を受ける17% vs. 63%，総じて通院間隔は13% vs. 71%と4週間隔を希望するものが多かった。また，自由記載では，仕事やその他の活動の影響を受けることに関しては，「家事や買い物，農作業，習い事などの時間が減る」「週4回のデイケアと休息で精一杯」「通院するのが遠く，待ち時間も長いので一日つぶれる」「2週に1回の通院は体力的におっくう」，2週おきの通院に対する負担に関しては，「病院まで遠いため2週に1回だとつらい」「通院や診療や薬の待ち時間が辛い」「ガソリン代や交通費など金銭面の負担」「仕事の調整が難しい（検査の都合がつかないと週2回来院する）」，検査間隔が4週間になったときの負担感の変化に関しては，「負担は大きく減り楽になる（通院時間や準備，交通費含めた金銭面，採血回数，送迎者の負担，仕事との調整）」などの意見が聞かれ，概ね4週間隔の検査を希望していることが分かった。

### 3．医療機関の負担についてのアンケート

本邦では，clozapineの処方においては，安全性対策としてクロザリル患者モニタリングサービス（CPMS：Clozaril Patient Monitoring Service）を採用している。本邦におけるCPMSは諸外国よりも規制が厳しく，この厳しい基準が日本の統合失調症患者の健康を守っている側面がある一方，患者と医療機関の両方に対する負担が大きくclozapineの普及を阻害する要因になっている。具体的には，本邦は西洋諸国に比較し，導入時には入院と白血球4,000/mm$^3$以上とハードルを高くし，安定期に入ったと考えられる52週後でも2週間という採血間隔のままでありハードルが高い。さらに血糖値等の基準は諸外国にはない本邦特有のものを採用している。

そこで本特集の別の論文でも述べるが，clozapineおよびCPMSに関するアンケート調査を行った。本研究は獨協医科大学倫理委員会で承認を受けている。対象は栃木県および千葉県内の入院病床を有する精神科医療機関長で，無記名アンケート調査を行った。調査内容はCPMS登録状況，未登録の要因，clozapine使用状況，CPMS基準緩和に関する意見，clozapine血中濃度測定希望などであった。回答率は全体75.3%で栃木県では73.3%（22/30施設），千葉県では76.5%（39/51施設，千葉大除く）であった。CPMS登録医療機関およびclozapine使用医療機関の割合は千葉県でやや多いが，両県で極端な違いは認めなかった。結果の主な内容はCPMS未登録の理由は，血液内科や糖尿病内科との連携困難が最も多かった。Clozapine使用医療機関の8割が，CPMS基準の緩和を希望していた。特に「外来での採血間隔の延長」の希望が多く，次いで「18週の入院期間」「白血球/好中球数の基準」の緩和の希望が多かった。Clozapine使用医療機関の8割が，clozapine血中濃度測定の利用を希望していた。

## Ⅶ. さ い ご に

Clozapine 規制が安全性を担保している一方，clozapine 普及の阻害要因になっていることは明らかである。本邦の CPMS の基準は諸外国に比較し，白血球数・好中球数の基準は厳しい点が多い。さらに血糖値等の基準は諸外国にはない本邦特有のものを採用している。個別の症例に応じたリスク・ベネフィットの検討は常に必要であり，臨床的に高リスクと判断される症例においてはモニタリングの頻度を増やすなど適切な対処が必要だが，CPMS における一般的なモニタリングに関しては本邦においても諸外国と同様に基準の緩和を進める時期に来ていると考えられる。特に血糖値の測定は諸外国では義務化されておらず，国際水準に合わせるなら血糖値測定の緩和も検討されるべきである。

### 利 益 相 反

本研究に関して開示すべき COI 関係にある企業はない。

### 謝 辞

本研究は厚生労働科学研究費補助金「治療抵抗性統合失調症薬の普及と体制構築に向けた研究（20GC1901）」により助成を受けている。

### 文 献

1 ) Agid, O., Remington, G., Kapur, S. et al. : Early use of clozapine for poorly responding first-episode psychosis. J. Clin. Psychopharmacol., 27 （4）: 369-373, 2007.

2 ) Agid, O., Arenovich, T., Sajeev, G. et al. : An algorithm-based approach to first-episode schizophrenia : response rates over 3 prospective antipsychotic trials with a retrospective data analysis. J. Clin. Psychiatry, 72 （11）: 1439-1444, 2011.

3 ) Atkin, K., Kendall, F., Gould, D. et al. : Neutropenia and agranulocytosis in patients receiving clozapine in the UK and Ireland. Br. J. Psychiatry, 169 （4）: 483-488, 1996.

4 ) Buckley, P., Miller, A., Olsen, J. et al. : When symptoms persist : clozapine augmentation strategies. Schizophr. Bull., 27 （4）: 615-628, 2001.

5 ) Cohen, D., Bogers, J.P.A.M., van Dijk, D. et al. : Beyond white blood cell monitoring : screening in the initial phase of clozapine therapy. J. Clin. Psychiatry, 73 : 1307-1312, 2012.

6 ) Cronenwett,W.J. : Schizophrenia Pharmacology : Past, Present, and Future Targets for Intervention. Focus （Am. Psychiatr. Publ.）, 14 （3）: 308-314, 2016.

7 ) Food and Drug Administration : Psychopharmacologic Drugs Advisory Committee. Jun 16 2003. https://wayback.archive-it.org/7993/20170404080049/https://www.fda.gov/ohrms/dockets/ac/03/slides/3959s1.htm

8 ) Freudenreich, O., Weiner, R.D., McEvoy, J. P. : Clozapine-induced electroencephalogram changes as a function of clozapine serum levels. Biol. Psychiatry, 42 : 132-137, 1997.

9 ) 古郡規雄，内田裕之，水野裕也 他：クロザピン患者モニタリングサービスの国際比較—COVID-19 対応を含めて—. 臨床精神薬理，23 : 1041-1049, 2020.

10) Huhn, M., Nikolakopoulou, A., Schneider-Thoma, J. et al. : Comparative efficacy and tolerability of 32 oral antipsychotics for the acute treatment of adults with multi-episode schizophrenia : a systematic review and network meta-analysis. Lancet, 394 （10202）: 939-951, 2019.

11) Inada, K., Oshibuchi, H., Ishigooka, J. et al. : Analysis of Clozapine Use and Safety by Using Comprehensive National Data From the Japanese Clozapine Patient Monitoring Service. J. Clin. Psychopharmacol., 38 （4）: 302-306, 2018.

12) Matsui, K., Ishibashi, M., Kawano, M. et al. : Clozapine-induced agranulocytosis in Japan : Changes in leukocyte/neutrophil counts before and after discontinuation of clozapine. Hum. Psychopharmacol., 35 : e2739, 2020.

13) 村崎光邦，小山 司，渥美義仁 他：第二世代（非定型）抗精神病薬を投与する際の血糖モニタリングガイダンスの提案. 臨床精神薬理，11 : 1139-1148, 2008.

14) Myles, N., Myles, H., Xia, S. et al. : Meta-analysis examining the epidemiology of clozapine-associated neutropenia. Acta Psychiatr. Scand., 138 : 101-109, 2018.

15) Nakazawa, T., Kikuchi, M., Ishikawa, M. et al. : Differential gene expression profiles in neurons

generated from lymphoblastoid B-cell line-derived iPS cells from monozygotic twin cases with treatment-resistant schizophrenia and discordant responses to clozapine. Schizophr. Res., 181 : 75-82, 2017.

16) ノバルティスファーマ株式会社：クロザリル国内臨床試験. 治療抵抗性統合失調症患者に対する Clozapine の安全性と有効性を検討する24週間, 多施設共同, オープン試験（第Ⅲ相試験：1301試験）. https://drs-net.novartis.co.jp/dr/products/product/clozaril/clinical/02/

17) ノバルティスファーマ株式会社：クロザリル国内臨床試験及び海外で認められた重大な副作用. 心筋炎, 心筋症. https://drs-net.novartis.co.jp/dr/products/product/clozaril/clinical/11/

18) ノバルティスファーマ株式会社：クロザリル国内臨床試験及び海外で認められた重大な副作用. その他の重大な副作用. https://drs-net.novartis.co.jp/dr/products/product/clozaril/clinical/13/

19) Siskind, D., Siskind, V., Kisely, S. : Clozapine Response Rates among People with Treatment-Resistant Schizophrenia : Data from a Systematic Review and Meta-Analysis. Can. J. Psychiatry, 62 : 772-777, 2017.

20) Tiihonen, J., Mittendorfer-Rutz, E., Majak, M. et al. : Real-world effectiveness of antipsychotic treatments in a nationwide cohort of 29 823 patients with schizophrenia. JAMA Psychiatry, 74 : 686-693, 2017.

# 薬物血中濃度モニタリングを用いた clozapine 用量設定
## ——Clozapine 治療の最適化を目指して——

塚 原　　優* 　矢 田 勇 慈* 　宋　　龍 平*

北 川 航 平* 　児 玉 匡 史* 　来 住 由 樹*

抄録：Clozapine は，治療抵抗性統合失調症に対して唯一適応をもつ抗精神病薬であり，本邦において clozapine 治療の普及・均てん化・最適化が臨床的な課題となっている。この課題解決に向けて，令和4年度に clozapine 血中濃度モニタリング（Therapeutic Drug Monitoring：TDM）がようやく診療報酬化されることとなった。Clozapine TDM を本邦における治療最適化の追い風とできるかが，今まさに我々臨床医に託されている。そこで，本稿では，①TDM コンセンサスガイドラインにおける clozapine の位置づけ，②clozapine 用量と血中濃度の関係，③clozapine 血中濃度と治療反応・副作用，④clozapine 血中濃度に影響を与える薬物相互作用・患者背景因子，⑤新型コロナウイルス感染症罹患およびワクチン接種が clozapine 血中濃度に与える影響，⑥TDM を用いた clozapine 用量設定について概説する。実臨床において，個々の患者の状態を考慮しながら clozapine 用量に関する最適な意思決定を行うためには，clozapine TDM が不可欠である。

臨床精神薬理　**25：1291-1301, 2022**

**Key words：** *schizophrenia, clozapine, therapeutic drug monitoring, dosing*

## I. は じ め に

　Clozapine は，治療抵抗性統合失調症に対して唯一適応をもつ抗精神病薬であるが，本邦の clozapine 使用率は諸外国と比較して圧倒的に少なく[2]，さらに都道府県格差も大きい[23]。また，臨床現場で clozapine を導入したとしても，急性期では副作用により中断したり，維持期では病状が再発したりするケースも多々みられ，clozapine 治療の普及・均てん化・最適化が課題となっている。

　岡山県精神科医療センター（以下，当院）では，2010年1月から2022年7月までに延べ410例（再導入した重複患者も含む）の治療抵抗性統合失調症患者に clozapine を導入してきた。臨床研究の一環として2015年3月から開始した高速液体クロマトグラフィーを用いた血中濃度モニタリング（Therapeutic Drug Monitoring：TDM）は，clozapine の効果を最大化し，副作用を最小化する上で，当院では欠かせないものとなっている。

　令和4年度診療報酬改定で clozapine TDM がようやく保険収載されることとなり，これからは多くの医療機関で気軽に外部委託できるようになる。そこで，本稿では，clozapine TDM の知見および当院の臨床経験を中心に，clozapine 用量設

Optimizing clozapine treatment with therapeutic drug monitoring.
*岡山県精神科医療センター
〔〒700-0915　岡山県岡山市北区鹿田本町 3-16〕
Masaru Tsukahara, Yuji Yada, Ryuhei So, Kohei Kitagawa, Masafumi Kodama, Yoshiki Kishi : Okayama Psychiatric Medical Center. 3-16 Shikatahonmachi, Kita-ku, Okayama-shi, Okayama, 700-0915, Japan.

定について述べたい。

## II. TDM コンセンサスガイドライン
## における clozapine の位置づけ

Arbeitsgemeinschaft für Neuropsychopharmakologie und Pharmakopsychiatrie（AGNP）の TDM タスクフォースは，154 種類の向精神薬について既存の 1,358 報の文献に基づき，「TDM 推奨度」・「治療参照域」・「警告値」をまとめ，コンセンサスガイドライン最新版（2017 年）として出版している[22]。「TDM 推奨度」は，TDM を推奨するレベルとして，「強く推奨する」・「推奨する」・「有用である」・「有用である可能性がある」の 4 段階に分かれる。その主な評価基準は，治療参照域が確立されているか，比較臨床試験において TDM の有効性が示されているかである。「治療参照域」は，それ以下では薬物によって得られる治療反応が起こりそうにない血中濃度を下限値，それ以上になると忍容性の低下もしくは治療効果の増強が起こりそうにない血中濃度を上限値とした血中濃度の幅によって定義される。「警告値」は，検査室が処方医に直ちにフィードバックすることが義務づけられている血中濃度である。この「警告値」には，血中濃度と重篤な有害事象に関する報告に基づいて設定されるものもあれば，治療参照域の上限値の 2 倍以上の血中濃度と恣意的に設定されるものもある。なお，「治療参照域」・「警告値」を解釈する際には，これらは様々な集団のエビデンスに基づいた値であり，必ずしもすべての患者に適用できないかもしれないこと，定常状態（半減期の 5 倍以上の用量固定）・トラフ値（定期服用の直前）・服薬アドヒアランスなどの採血条件を必ず確認することに留意する必要がある。本コンセンサスガイドラインでは，clozapine は血中濃度と治療反応性・有害事象に関するエビデンスが蓄積されていることや薬物代謝の個人差が大きいことなどから，TDM 推奨度は「強く推奨する」に分類され，治療参照域は 350–600ng/mL，警告値は 1,000ng/mL 以上と提唱されている。

## III. Clozapine TDM

### 1. Clozapine 用量と血中濃度の関係

Clozapine 用量と血中濃度の関係は正の直線的な相関を示す[20,30,32]。日本人の治療抵抗性統合失調症患者（n＝131）を対象とした多施設横断研究においても，clozapine 用量と血中濃度の関係は正の直線的な相関を示したが（r＝0.49，p＜0.001），同じ用量の clozapine 投与で得られた血中濃度には大きな個人間変動が認められた[48]。例えば，clozapine 600mg/day の投与量では，血中濃度は 118ng/mL から 1,338ng/mL まで分布し，最高値 / 最低値の比は，11.3 倍であった（図 1）。

以上より，個別の患者において clozapine 用量から血中濃度を正確に予測することは困難である。よって，適切に clozapine の用量調節を行うためには，TDM が有用であると考えられる。

### 2. Clozapine 血中濃度と治療反応

Siskind らは，clozapine 血中濃度と治療反応に関する系統的レビュー・メタアナリシスを行った[37]。血中濃度 350ng/mL 以上の場合，12 本の研究（n＝380）を統合した結果，それ未満の場合に比べて治療反応率が 2.27 倍高かった〔95% 信頼区間（CI）：1.40–3.67，p＜0.001，Number Needed to Treat（NNT）：5〕。一方，血中濃度 600ng/mL を閾値とした場合，6 本の研究（n＝166）を統合した結果，閾値以上と閾値未満で治療反応率に有意差はつかなかった〔オッズ比（OR）：1.40，95 % CI：0.85–2.31，p=0.19，NNT：8.4〕。なお，clozapine 投与量・研究期間・血中濃度 / 投与量比と治療反応性は関連していなかった。この結果から，Siskind らは，clozapine の治療反応が不十分な場合，増強療法より前に TDM コンセンサスガイドライン（AGNP）に沿った血中濃度の治療参照域下限 350ng/mL 以上を目標とした clozapine の増量を推奨している。また，clozapine 関連の有害事象の一部は用量依存性であるため，血中濃度 600ng/mL を超える際には，リスクとベネフィットのバランスを十分に検討する必要があるとしている。

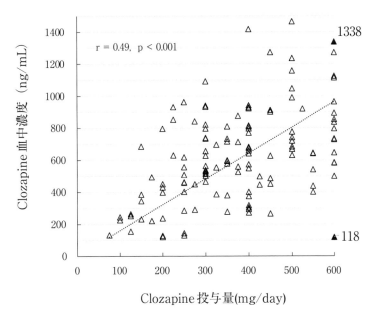

図1 日本人の clozapine 投与量と血中濃度（n＝131）（Yada et al., 2021[48]）

### 3. Clozapine 血中濃度と副作用

Clozapine の用量依存性副作用として，けいれん発作[13]，ミオクローヌス[29]，鎮静[41]，強迫症状[27]等が挙げられる。その中で最も臨床的に重篤なのはけいれん発作であり，血中濃度 1,000ng/mL 以上でそのリスクが著しく増加する[16]。

Varma らは，clozapine 関連の脳波異常と clozapine 用量・血中濃度に関する系統的レビューを行った[42]。Clozapine 平均投与量と脳波異常患者の割合の間に有意な関係が示され，平均投与量が 100mg 増加するごとに，脳波異常患者の割合は 8％増加した（95％ CI：0.01–0.15，p＝0.022）。また，clozapine 血中濃度と脳波異常患者の割合の間にも有意な関係が示され，clozapine 血中濃度が 100ng/mL 増加するごとに，脳波異常患者の割合は 12％増加した（95％ CI：0.03–0.21，p＝0.023）。これらの報告から，Varma らは，clozapine 血中濃度が 500ng/mL を超える場合，予防的に抗てんかん薬の導入を検討する必要があるとしている。

### 4. 日本人を対象とした clozapine 血中濃度と効果・副作用の関連

矢田らは，clozapine 開始後 3 ヵ月以上経過した国内 4 施設 131 名の治療抵抗性統合失調症患者を対象とした横断研究を行った[48]。Clozapine 血中濃度と効果〔治療反応あり：Brief Psychiatric Rating Scale（BPRS）総得点改善率≧20％〕および重篤な用量依存性の副作用（鎮静，ミオクローヌス，けいれん発作）の関係を，4 つの血中濃度帯（①＜350ng/mL，② 350–600ng/mL，③ 600–1,000ng/mL，④＞1,000ng/mL）に分類し統計解析した。①を参照とした場合，治療反応率は②（OR：7.09，95％CI：1.85–27.24，p＝0.004）≒③（OR：8.11，95％CI：2.09–31.53，p＝0.003）で有意に高く，④（OR：57.28，95％CI：4.36–753.32，p＝0.002）が最も高かったが，重篤な用量依存性の副作用出現率も高かった（OR：31.72，95％ CI：1.04–968.81，p＝0.048）。この結果から，矢田らは，遺伝的差異がある日本人患者（おそらく他の東アジアの患者も含む）に対しても TDM コンセンサスガイドライン（AGNP）が提唱する治療参照域（350–600ng/mL）や警告値（1,000ng/mL 以上）を適用でき，これまで限られた報告し

表1　Clozapine 血中濃度に影響を与える主な薬剤（矢田，2022[49] を改変）

| 薬剤名 | | Clozapine 血中濃度 | 推測される機序 |
|---|---|---|---|
| SSRI | fluvoxamine | 上昇 | CYP1A2 阻害 |
| 抗てんかん薬 | carbamazepine | 低下 | CYP3A4 誘導 |
| | phenobarbital | 低下 | CYP3A4 誘導 |
| 胃薬 | omeprazole | 低下 | CYP1A2 誘導 |
| | cimetidine | 上昇 | CYP3A4 阻害 |
| 抗菌薬 | ciprofloxacin | 上昇 | CYP1A2 阻害 |
| | erythromycin | 上昇 | CYP3A4 阻害 |

表2　Clozapine 血中濃度に影響を与える患者背景因子（矢田，2022[49] を改変）

| 患者背景因子 | Clozapine 濃度 | 推測される機序 |
|---|---|---|
| 女性（estrogen 製剤含む） | 上昇 | CYP1A2 阻害 |
| 高齢 | 上昇 | 代謝産物の尿中排泄低下 |
| 喫煙習慣 | 低下 | CYP1A2 誘導 |
| カフェイン多量摂取 | 上昇 | CYP1A2 競合的阻害 |
| 炎症・感染 | 上昇 | CYP1A2 阻害 |
| 東アジア人 | 上昇 | CYP1A2 活性低下 |

かなかった clozapine 血中濃度 1,000ng/mL 以上の超高濃度帯に関しては，用量依存性の副作用リスクが高まる一方で，より高い効果が得られる可能性が示唆されたとしている。ただし，横断研究であり，因果関係については慎重な解釈が求められる。

## Ⅳ. Clozapine 血中濃度に影響を与える薬物相互作用・患者背景因子

### 1. 薬物相互作用

Clozapine の主な代謝酵素は cytochrome P450（CYP）1A2，3A4 である[3]。そのため，これらの CYP 阻害作用は，clozapine 代謝を抑制して，血中濃度を上昇させる。逆に，誘導作用は，clozapine 代謝を促進して，血中濃度を低下させる。具体的には，SSRI（selective serotonin reuptake inhibitor）である fluvoxamine[25]，ヒスタミン $H_2$ 受容体拮抗薬である cimetidine[46]，ニューキノロン系抗菌薬である ciprofloxacin[4]，マクロライド系抗菌薬である erythromycin[18] などは代謝酵素を阻害するため，clozapine 血中濃度を上昇させる。一方，抗てんかん薬である carbamazepine[25] や

phenobarbital[14]，プロトンポンプ阻害薬である omeprazole[17] などは代謝酵素を誘導するため，clozapine 血中濃度を低下させる。

このような CYP を介する薬物相互作用は実臨床でもしばしば問題となることが多く，clozapine 用量設定において clozapine 血中濃度に影響を与える主な薬剤を把握しておくことは重要である（表1）。

### 2. 患者背景因子

Clozapine 血中濃度に影響を与える患者背景因子として，性別[20, 21]，年齢[20, 21]，喫煙行動[45]，カフェイン[5]，炎症・感染[9]，人種[28] が挙げられ，それらの把握も clozapine 用量設定において重要である（表2）。

喫煙行動においては，Wagner らは，喫煙者および非喫煙者の clozapine 血中濃度差に関するメタアナリシスを行っており[45]，16 本の研究の結果を統合したところ，喫煙者（n = 4,925）の clozapine 血中濃度は非喫煙者（n = 2,185）と比較して有意に低かった〔標準化平均差（SMD）：-0.39，95%CI：-0.55 to -0.22，p < 0.001，$I^2$ = 80%〕。この結果から，Wagner らは，喫煙は clozapine

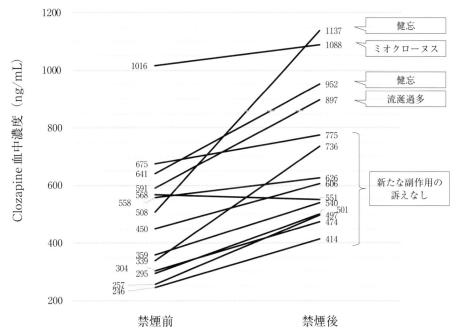

図 2　禁煙後の clozapine 血中濃度変化（n＝14）（Tsukahara et al., 2022[40]を改変）

血中濃度を有意に減少させるため，禁煙時には綿密な TDM を行い，かつリスクとベネフィットのバランスを考慮しながら，clozapine 用量を減量することが望ましいとしている。

　また，筆者らは，喫煙している clozapine 服用中の日本人治療抵抗性統合失調症入院患者（n＝14）を対象に，2019 年 7 月 1 日に実施された敷地内禁煙前後の clozapine 血中濃度変動に関する後ろ向きコホート研究を実施した[40]。施設内禁煙後に clozapine 血中濃度は 213.4ng/mL（95 % CI：119.9–306.8，p＜0.01）上昇し，その増加率は 53.2%（95% CI：30.5–75.9；p＜0.01）であった。さらに，対象患者 14 名のうち 4 名に，clozapine 血中濃度上昇によるミオクローヌス，流涎，健忘といった臨床的に重大な副作用の発現を認めた（図 2）。この結果から，入退院などの clozapine 服用患者の喫煙行動が変わる時には密な TDM による個別の clozapine 用量調整が必要であると示唆された。

## V. Clozapine 治療と新型コロナウイルス感染症（COVID-19）

### 1. Clozapine 服用患者における COVID-19 罹患リスク

　Govind らが行った，英国における COVID-19 パンデミック時の統合失調症患者で，抗精神病薬を服用していた 6,309 名を対象とした後ろ向きコホート研究では，clozapine 服用患者はそれ以外の抗精神病薬服用患者と比較して，COVID-19 に罹患するリスクが有意に高かった〔ハザード比（HR）：2.62，95%CI：1.73–3.96〕[19]。また，性別・年齢・民族・肥満度・喫煙・精神保健サービスの利用について調整した後も，clozapine 服用患者はそれ以外の抗精神病薬服用患者と比較して，COVID-19 に罹患するリスクは有意に高かった（HR：1.76，95%CI：1.14–2.72）。この結果について，Govind らは，治療抵抗性統合失調症における物質乱用などの併存症や糖尿病・体重増加・流涎などの副作用が感染リスクを高め，clozapine 投与が免疫系に複数の影響を与えることが関

表3 COVID-19 罹患に伴う clozapine 中毒の症例報告（Veerman et al., 2022[43] を改変）

| 著者ら，発表年 | 性別，年齢 | CLZ 用量 | CLZ 血中濃度 | | | CLZ 中毒時の臨床症状 |
|---|---|---|---|---|---|---|
| | | | ベースライン | COVID-19 | 増加率（%） | |
| Cranshaw ら，2020 | 38歳，男性 | 325mg/day | 570ng/mL | 730mg/mL | 28% | 鎮静，流涎，ミオクローヌス |
| Dotson ら，2020 | 76歳，男性 | 300mg/day | 106ng/mL | 1360ng/mL | 1183% | カタトニア |
| | 63歳，女性 | 400mg/day | NM | 1060ng/mL | NM | 錯乱，イレウス |
| | 53歳，女性 | 250mg/day | 458ng/mL | 2154ng/mL | 370% | せん妄 |
| Tio ら，2021 | 46歳，男性 | 400mg/day | 553ng/mL | 1814ng/mL | 228% | 運動失調，振戦，無気力，発汗，エコラリア，自発性低下 |
| Chengappa ら，2022 | 45歳，女性 | 350mg/day | 867ng/mL | 1050ng/mL | 21% | 無気力，鎮静，流涎，低血圧，頻脈 |

CLZ：clozapine，NM：not mentioned

連しているのではないかと考察している。

### 2. COVID-19 罹患が clozapine 血中濃度に与える影響

COVID-19 罹患に伴って clozapine 中毒を呈した症例が数例報告されているため表3にまとめた[6,7,15,39,43]。これらの症例では，clozapine 血中濃度増加率の範囲は，21%～1183%であり，clozapine 血中濃度上昇に伴う合併症の可能性として，鎮静・流涎・ミオクローヌス・イレウス等が報告されている。そして，これらの著者らは，炎症時に増加するインターロイキン6などのサイトカインが，clozapine の主な代謝酵素である CYP1A2 を阻害するため，clozapine 血中濃度上昇およびその中毒症状を引き起こす可能性を指摘している[26]。

COVID-19 パンデミック時の clozapine 使用に関する国際合意声明[36]では，clozapine 内服中の患者が発熱やインフルエンザ様症状を呈した場合，clozapine 中毒の徴候・症状の出現により，臨床医は clozapine 用量を最大で半減させることが必要となるかもしれないとしている。さらに，解熱3日後まで減量を継続し，その後，段階的に発熱前の用量まで増量することを推奨している。一方，急な clozapine 減量や中止はコリン作動性リバウンドなどの離脱症状を生じさせるかもしれず[1]，その離脱症状は COVID-19 の急性症状によりマスクされる可能性もあるためより注意深い観察が必要である[6]。

### 3. COVID-19 ワクチン接種が clozapine 血中濃度に与える影響

Veerman らは，clozapine 投与中の患者（n＝139）を対象に COVID-19 ワクチン接種（1回目および2回目）が clozapine 血中濃度に与える影響を調査するために多施設前向きコホート研究を実施した[44]。Clozapine 血中濃度測定は，ワクチン接種から約5日後に行った。1回目ワクチン接種後に有意な clozapine 血中濃度変動はみられなかったが，2回目ワクチン接種後は clozapine 血中濃度がベースラインと比較して有意に上昇した〔効果量：0.28，p＝0.003〕。臨床的に重大な clozapine 血中濃度上昇（ベースラインと比較して100ng/mL 以上）がみられた割合は，1回目ワクチン接種後で22%，2回目ワクチン接種後で29%であった。また，clozapine 血中濃度の警告値（1,000ng/mL 以上）は，1回目ワクチン接種後で1%，2回目ワクチン接種後で5%に発現した。これらの結果について，Veerman らは，特に2回目ワクチン接種後に炎症反応がより強くなったため，clozapine 血中濃度がより上昇したのではないかと考察している。また，特に clozapine 血中濃度が治療域上限に近い患者に対してワクチン接種前に clozapine 中毒症状に関する心理教育を実施することは安全かつ推奨される予防策であるとしている。

我々臨床医は，clozapine 服用患者は COVID-19 罹患リスクが高いということに留意し，COVID-19 罹患およびワクチン接種後の急激な clozapine 血中濃度上昇による中毒症状とその対

応について把握しておいた方がいいであろう。

## VI. TDM を用いた clozapine 用量設定

### 1. 必要用量の目安

平均的な代謝能のアジア人患者において，CYP1A2 阻害あるいは誘導作用をもつ物質（喫煙以外）を使用していない場合，治療参照域下限の 350ng/mL 以上に必要なおよその clozapine 用量は，女性非喫煙者で 150mg/day，男性喫煙者で 300mg/day とされている[10]。女性喫煙者または男性非喫煙者における clozapine 必要用量は，これらの用量の中間にあると考えられる[10]。

一方，日本人の 5.1％は遺伝的に CYP1A2 poor metabolizer であることが推測されており[31]，そのようなアジア人患者においては，clozapine 超低用量（50–125mg/day）で治療参照域下限の 350ng/mL に達する可能性がある[33]。

### 2. 開始用量および至適用量

de Leon らは，clozapine 用量設定をより安全に行うための国際ガイドライン[11]において，アジア人患者は clozapine を低用量から開始し，緩やかに漸増していく必要があると提案している。具体的には，clozapine 12.5mg/day から開始し，忍容性（鎮静や起立性低血圧）に問題なければ，7 日目に 50mg/day，14 日目に 100mg/day，21 日目に 150mg/day を目標用量として漸増することを推奨している。そして，定常状態に達した後，clozapine TDM を行い，反応性・忍容性に考慮しながら至適用量を個別に設定する（治療参照域：350–600ng/mL）。また，clozapine 投与開始時には CRP（C-reactive protein）が正常であることが望ましく，そうでなければ全身性炎症に関連した clozapine 代謝能低下が漸増の安全性を損ねる可能性がある[8,12]。Clozapine 漸増中に CRP が上昇した場合，臨床医は感染症に伴う炎症なのか clozapine 誘発性の炎症なのか十分に検討し，CRP が正常化するまでは clozapine 漸増を止めた方がよいとしている。

### 3. 維持期用量

Xiang らは，clozapine 治療により病状が安定し，維持されている治療抵抗性統合失調症外来患者（n＝102）を対象に観察期間 1 年間として，再発（精神病症状の著しい悪化または入院）と clozapine 血中濃度との関連を調査した[47]。その結果，再発した患者（n＝33）は，再発しなかった患者（n＝69）に比べ，エンドポイント（再発あるいは 1 年の観察期間終了）における clozapine 血中濃度が有意に低かった（clozapine 血中濃度：162ng/mL vs. 237ng/mL，p＜0.001）。Clozapine 血中濃度の閾値を 200ng/mL とした場合，感度 73％，特異度 80％で再発と非再発に分けることができ，この閾値は急性期治療で得られた clozapine 血中濃度よりも約 40％低い値を示していた。この結果から，Xiang らは，clozapine 内服中の治療抵抗性統合失調症の維持療法において，clozapine 血中濃度を 200ng/mL 以上，急性期 clozapine 血中濃度の 60％以上に維持することが有効な再発予防につながる可能性が示唆されたとしている。

また，Stieffenhofer らは，clozapine で維持治療を受けている治療抵抗性統合失調症外来患者（n＝23）を対象に観察期間を 21 ヵ月として，再入院と clozapine 血中濃度との関連を調査した[38]。その結果，再入院群と非再入院群の平均 clozapine 血中濃度は有意な差がなかったが，最初の 3 回分の clozapine 血中濃度の変動係数（CV：coefficient of variation）は再入院群と非再入院群で有意に異なった（CV：37.1％ vs. 13.0％，p＝0.012）。CV ≧ 19.8 ％ は，感度 100 ％，特異度 70.6％で再入院の予測因子であった。この結果から，Stieffenhofer らは，clozapine 血中濃度の大きな変動は，維持療法における再発リスクを有する患者を特定する上で有用であるとしている。

さらに，Siskind らの clozapine 血中濃度と再発に関する系統的レビュー・メタアナリシスでは，3 本の研究（n＝149）を統合した結果，clozapine 血中濃度の低さは，高い再発率に関連していた（SMD：-0.72，95％CI：-1.26 to -0.19，p＝0.008，$I^2$＝42％）[37]。

以上より，clozapine 維持治療において，再発

表4 Clozapine TDM アルゴリズム（Schoretsanitis et al., 2020[34] を改変）

| 血中濃度 | 反応性 | 忍容性 | 提案される対応 |
|---|---|---|---|
| <350ng/mL | × | × | 350ng/mL 以上まで緩徐増量 |
| | × | ○ | 350ng/mL 以上まで増量 |
| | ○ | × | 忍容性改善するまで減量検討 |
| | ○ | ○ | 用量維持（TDM 継続） |
| 350〜600ng/mL | × | × | 600ng/mL 以内で忍容性に注意して緩徐増量 |
| | × | ○ | 600ng/mL 以内で緩徐増量 |
| | ○ | × | 忍容性改善するまで減量（350ng/mL 以上） |
| | ○ | ○ | 用量維持（TDM 継続） |
| 600〜1000ng/mL | × | × | clozapine 減量検討，抗てんかん薬予防投与検討 |
| | × | ○ | clozapine 増強療法検討，抗てんかん薬予防投与検討 |
| | ○ | × | 600ng/mL 以下まで減量 |
| | ○ | ○ | 用量維持（TDM 継続），副作用注意，抗てんかん薬予防投与検討 |
| >1000ng/mL | - | - | （警告値）1000ng/mL 以内まで減量，抗てんかん薬予防投与 |

TDM：therapeutic drug monitoring

表5 当院が考える主な clozapine TDM のタイミング

①100mg/day 漸増時（代謝能把握・350ng/mL となる用量算出）
②反応性・忍容性不良時（アルゴリズムによる用量調節）
③反応良好時（再燃時に備えて最適濃度を記録）
④相互作用薬・喫煙習慣の変化時（血中濃度変動に留意）
⑤外来通院における服薬アドヒアランス確認時（特に退院後初回外来）

TDM：therapeutic drug monitoring

を予防するには，臨床医は clozapine 血中濃度の個人内変動にも注意し，1回きりではなく，経時的に血中濃度を測定し，反応良好時の血中濃度を可能な限り維持する必要があると考えられる。

4．Clozapine TDM アルゴリズム

まず，clozapine は他の多くの抗精神病薬使用後の最後の選択肢であるため，clozapine TDM を利用し，血中濃度を治療参照域下限の 350ng/mL 以上に補正したうえで，2〜3ヵ月の観察期間を設けて治療反応性を慎重に評価することが重要である[24,35]。そのうえで，AGNP と American Society of Clinical Psychopharmacology（ASCP）によるコンセンサスガイドライン[34] で提案されている clozapine TDM アルゴリズムを参考にしたい（表4）。このアルゴリズムは，臨床場面において，clozapine 血中濃度を基に，反応性と忍容性の両面に考慮しながら clozapine 用量設定の意思決定を行う補助ツールとなりうる。ただし，個々の患者を無理にこのアルゴリズムに当てはめる必要はなく，個別にリスクとベネフィットのバランスを十分に検討しながら，臨床判断するべきである。

5．Clozapine TDM のタイミング

当院の臨床経験から，clozapine 導入から外来移行における主な TDM のタイミングは，①100mg/day 漸増時，②反応性・忍容性不良時，③反応良好時，④相互作用薬・喫煙習慣の変化時，⑤外来通院における服薬アドヒアランス確認時の5つが挙げられる（表5）。まず，clozapine 治療初期の 100mg/day 漸増時点で一旦血中濃度を測定し，clozapine クリアランスの指標となる血中濃度 / 投与量比を算出し，clozapine poor metabolizer かどうかを確認する。さらに，算出された血中濃度 / 投与量比から治療参照域下限の 350ng/mL 相当に必要な clozapine 用量をあらかじめ想定しておくことで，より早く至適用量に達することができるかもしれない。そして，2〜

3ヵ月の観察のうえ反応性・忍容性を評価し，不良な時は，先述のアルゴリズムを参考にして，用量調整を行う。反応が良好な時は，後々の病状再燃時に備えて，最適濃度を記録しておく。相互作用薬・喫煙習慣が変化する時は，必ずその前後で血中濃度を測定し，個別で用量調整する。また，外来通院における服薬アドヒアランス確認のために血中濃度測定を行うのも有用である。特に，喫煙習慣のある患者においては，退院後初回外来時に血中濃度測定をしておき，その変動を確認しておくことが重要であろう。さらに，上述の5つのタイミングの他，clozapine TDM は月1回算定できるため，経時的な血中濃度フォローも再発予防の観点から有用かもしれない。

## Ⅶ. お わ り に

本稿では，clozapine TDM の知見および当院の臨床経験を中心に，実臨床における clozapine 用量設定について述べた。令和4年度診療報酬改定で clozapine TDM が保険収載され，臨床現場でもその実装化がされつつある。これは，clozapine 治療の普及・均てん化・最適化への光明となるかもしれない。これまでのように臨床医の経験と勘だけを頼りにするのではなく，これからは客観的な指標として TDM を用いながら，clozapine 用量の臨床的な意思決定をしていくことが重要である。しかし，現時点では，特に clozapine 治療の導入期および維持期の TDM に関する研究は乏しく，今後さらなる研究が望まれる。

### 利 益 相 反
本論文に関連して開示すべき COI はない。

### 文　献

1 ) Ahmed, S., Chengappa, K.N., Naidu, V.R. et al. : Clozapine withdrawal-emergent dystonias and dyskinesias : a case series. J. Clin. Psychiatry, 59 (9) : 472–477, 1998.

2 ) Bachmann, C.J., Aagaard, L., Bernardo, M. et al. : International trends in clozapine use : a study in 17 countries. Acta Psychiatr. Scand., 136 (1) : 37–51, 2017.

3 ) Bertilsson, L., Carrillo, J.A., Dahl, M.L. et al. : Clozapine disposition covaries with CYP1A2 activity determined by a caffeine test. Br. J. Clin. Pharmacol., 38 (5) : 471–473, 1994.

4 ) Brouwers, E.E.M., Söhne, M., Kuipers, S. et al. : Ciprofloxacin strongly inhibits clozapine metabolism : two case reports. Clin. Drug Investig., 29 (1) : 59–63, 2009.

5 ) Carrillo, J.A., Herraiz, A.G., Ramos, S.I. et al. : Effects of caffeine withdrawal from the diet on the metabolism of clozapine in schizophrenic patients. J. Clin. Psychopharmacol., 18 (4) : 311–316, 1998.

6 ) Chengappa, K.N.R., Thomas, J., Kahn, C.E. et al. : COVID-19 infection, fluctuations in the clozapine/norclozapine levels and metabolic ratio and clozapine toxicity : An illustrative case-report. Schizophr. Res., 244 : 66–68, 2022.

7 ) Cranshaw, T., Harikumar, T. : COVID-19 Infection May Cause Clozapine Intoxication : Case Report and Discussion. Schizophr. Bull., 46 (4) : 751, 2020.

8 ) de Leon, J., Rhee, D.W., Kondracke, A. et al. : Rapid Titration and Decreased Clozapine Clearance May Help Explain Five Cases of Clozapine-Induced Myocarditis in a New York Hospital. Psychosomatics, 61 (1) : 102–103, 2020.

9 ) de Leon, J., Ruan, C.J., Schoretsanitis, G. et al. : A Rational Use of Clozapine Based on Adverse Drug Reactions, Pharmacokinetics, and Clinical Pharmacopsychology. Psychother. Psychosom., 89 (4) : 200–214, 2020.

10) de Leon, J., Schoretsanitis, G., Kane, J.M. et al. : Using therapeutic drug monitoring to personalize clozapine dosing in Asians. Asia Pac. Psychiatry, 12 (2) : e12384, 2020.

11) de Leon, J., Schoretsanitis, G., Smith, R.L. et al. : An International Adult Guideline for Making Clozapine Titration Safer by Using Six Ancestry-Based Personalized Dosing Titrations, CRP, and Clozapine Levels. Pharmacopsychiatry, 55 (2) : 73–86, 2022.

12) de Leon, J. : Personalizing dosing of risperidone, paliperidone and clozapine using therapeutic drug monitoring and pharmacogenetics. Neuropharmacology, 168 : 107656, 2020.

13) Devinsky, O., Honigfeld, G., Patin, J. : Clozapine-related seizures. Neurology, 41 (3) : 369–371, 1991.

14) Diaz, F.J., Santoro, V., Spina, E. et al. : Estimat-

ing the size of the effects of co-medications on plasma clozapine concentrations using a model that controls for clozapine doses and confounding variables. Pharmacopsychiatry, 41（3）: 81–91, 2008.

15）Dotson, S., Hartvigsen, N., Wesner, T. et al. : Clozapine Toxicity in the Setting of COVID-19. Psychosomatics, 61（5）: 577–578, 2020.

16）Freeman, D.J., Oyewumi, L.K. : Will routine therapeutic drug monitoring have a place in clozapine therapy? Clin. Pharmacokinet., 32（2）: 93–100, 1997.

17）Frick, A., Kopitz, J., Bergemann, N. : Omeprazole reduces clozapine plasma concentrations. A case report. Pharmacopsychiatry, 36（3）: 121–123, 2003.

18）Funderburg, L.G., Vertrees, J.E., True, J.E. et al. : Seizure following addition of erythromycin to clozapine treatment. Am. J. Psychiatry, 151（12）: 1840–1841,1994.

19）Govind, R., Fonseca de Freitas, D., Pritchard, M. et al. : Clozapine treatment and risk of COVID-19 infection : retrospective cohort study. Br. J. Psychiatry J. Ment. Sci., 219（1）: 368–374, 2021.

20）Haring, C., Barnas, C., Saria, A. et al. : Dose-related plasma levels of clozapine. J. Clin. Psychopharmacol., 9（1）: 71–72, 1989.

21）Haring, C., Meise, U., Humpel, C. et al. : Dose-related plasma levels of clozapine : influence of smoking behaviour, sex and age. Psychopharmacology（Berl）, 99 : Suppl:S38-40, 1989.

22）Hiemke, C., Bergemann, N., Clement, H.W. et al. : Consensus Guidelines for Therapeutic Drug Monitoring in Neuropsychopharmacology : Update 2017. Pharmacopsychiatry, 51（1–02）: 9–62, 2018.

23）樋口早子，酒匂赤人，近藤忠之 他：NDB オープンデータに基づくクロザピン使用実態：NDB オープンデータでみた日本のクロザピン処方．精神経誌，124（1）: 3–15, 2022.

24）Howes, O.D., McCutcheon, R., Agid, O. et al. : Treatment-Resistant Schizophrenia : Treatment Response and Resistance in Psychosis（TRRIP）Working Group Consensus Guidelines on Diagnosis and Terminology. Am. J. Psychiatry, 174（3）: 216–229, 2017.

25）Jerling, M., Lindström, L., Bondesson, U. et al. : Fluvoxamine inhibition and carbamazepine in-duction of the metabolism of clozapine : evidence from a therapeutic drug monitoring service. Ther. Drug Monit., 16（4）: 368–374, 1994.

26）Lenoir, C., Terrier, J., Gloor, Y. et al. : Impact of SARS-CoV-2 Infection（COVID-19）on Cytochromes P450 Activity Assessed by the Geneva Cocktail. Clin. Pharmacol. Ther., 110（5）: 1358–1367, 2021.

27）Lin, S.K., Su, S.F., Pan, C.H. : Higher plasma drug concentration in clozapine-treated schizophrenic patients with side effects of obsessive/compulsive symptoms. Ther. Drug Monit., 28（3）: 303–307, 2006.

28）Ng, C.H., Chong, S.A., Lambert, T. et al. : An inter-ethnic comparison study of clozapine dosage, clinical response and plasma levels. Int. Clin. Psychopharmacol., 20（3）: 163–168, 2005.

29）Nielsen, J., Damkier, P., Lublin, H. et al. : Optimizing clozapine treatment. Acta Psychiatr. Scand., 123（6）: 411–422, 2011.

30）Olesen, O.V., Thomsen, K., Jensen, P.N. et al. : Clozapine serum levels and side effects during steady state treatment of schizophrenic patients : a cross-sectional study. Psychopharmacology（Berl）, 117（3）: 371–378, 1995.

31）Ota, T., Kamada, Y., Hayashida, M. et al. : Combination analysis in genetic polymorphisms of drug-metabolizing enzymes CYP1A2, CYP2C9, CYP2C19, CYP2D6 and CYP3A5 in the Japanese population. Int. J. Med. Sci., 12（1）: 78–82, 2015.

32）Palego, L., Biondi, L., Giannaccini, G. et al. : Clozapine, norclozapine plasma levels, their sum and ratio in 50 psychotic patients : influence of patient-related variables. Prog. Neuropsychopharmacol. Biol. Psychiatry, 26（3）: 473–480, 2002.

33）Ruan, C.J., Zang, Y.N., Wang, C.Y. et al. : Clozapine Metabolism in East Asians and Caucasians : A Pilot Exploration of the Prevalence of Poor Metabolizers and a Systematic Review. J. Clin. Psychopharmacol., 39（2）: 135–144, 2019.

34）Schoretsanitis, G., Kane, J.M., Correll, C.U. et al. : Blood Levels to Optimize Antipsychotic Treatment in Clinical Practice : A Joint Consensus Statement of the American Society of Clinical Psychopharmacology and the Therapeutic Drug Monitoring Task Force of the Arbeitsgemeinschaft für Neuropsychopharmakologie und

Pharmakopsychiatrie. J. Clin. Psychiatry, 81 (3) : 19cs13169, 2020.

35) Schulte, P. : What is an adequate trial with clozapine? : therapeutic drug monitoring and time to response in treatment-refractory schizophrenia. Clin. Pharmacokinet., 42 (7) : 607–618, 2003.

36) Siskind, D., Honer, W.G., Clark, S. et al. : Consensus statement on the use of clozapine during the COVID-19 pandemic. J. Psychiatry Neurosci. JPN, 45 (3) : 222–223, 2020.

37) Siskind, D., Sharma, M., Pawar, M. et al. : Clozapine levels as a predictor for therapeutic response : A systematic review and meta-analysis. Acta Psychiatr. Scand., 144 (5) : 422–432, 2021.

38) Stieffenhofer, V., Saglam, H., Schmidtmann, I. et al. : Clozapine plasma level monitoring for prediction of rehospitalization schizophrenic outpatients. Pharmacopsychiatry, 44 (2) : 55–59, 2011.

39) Tio, N., Schulte, P.F.J., Martens, H.J.M. : Clozapine Intoxication in COVID-19. Am. J. Psychiatry, 178 (2) : 123–127, 2021.

40) Tsukahara, M., So, R., Yada, Y. et al. : Changes in Plasma Clozapine Levels after Smoking Cessation in Japanese Inpatients with Schizophrenia : A Retrospective Cohort Study. Acta Med. Okayama, 76 (2) : 137–143, 2022.

41) VanderZwaag, C., McGee, M., McEvoy, J.P. et al. : Response of patients with treatment-refractory schizophrenia to clozapine within three serum level ranges. Am. J. Psychiatry, 153 (12) : 1579–1584, 1996.

42) Varma, S., Bishara, D., Besag, F.M.C. et al. : Clozapine-related EEG changes and seizures : dose and plasma-level relationships. Ther. Adv. Psychopharmacol., 1 (2) : 47–66, 2011.

43) Veerman, S. R. T., Bogers, J. P. A. M., Cohen, D. et al. : COVID-19 : Risks, Complications, and Monitoring in Patients on Clozapine. Pharmacopsychiatry., 55 (1) : 48-56, 2022.

44) Veerman, S.R.T., Moscou, T., Bogers, J.P.A.M. et al. : Clozapine and COVID-19 Vaccination : Effects on blood levels and leukocytes. An observational cohort study. Acta Psychiatr. Scand., 146 (2) : 168–178, 2022.

45) Wagner, E., McMahon, L., Falkai, P. et al. : Impact of smoking behavior on clozapine blood levels - a systematic review and meta-analysis. Acta Psychiatr. Scand., 142 (6) : 456–466, 2020.

46) Watras, M., Taylor, D. : A therapeutic interaction between cimetidine and clozapine : case study and review of the literature. Ther. Adv. Psychopharmacol., 3 (5) : 294–297, 2013.

47) Xiang, Y.Q., Zhang, Z.J., Weng, Y.Z. et al. : Serum concentrations of clozapine and norclozapine in the prediction of relapse of patients with schizophrenia. Schizophr. Res., 83 (2–3) : 201–210, 2006.

48) Yada, Y., Kitagawa, K., Sakamoto, S. et al. : The relationship between plasma clozapine concentration and clinical outcome : a cross-sectional study. Acta Psychiatr. Scand., 143 (3) : 227–237, 2021.

49) 矢田勇慈：抗精神病薬血中濃度測定の臨床的意義と臨床応用― Clozapine 治療の最適化を目指して―. 臨床精神薬理, 25：9-16, 2022.

臨床精神薬理　12：1385-1393, 2009

# 特集
*Clozapine への期待*

# 無顆粒球症について
——Clozapine の副作用とその対処——

猪 口 孝 一*

抄録：Clozapine 投与では最も重大な副作用として，無顆粒球症や好中球減少症を引き起こす可能性がある。本稿では無顆粒球症，好中球減少症の背景を解説し，対処法について概説する。無顆粒球症や好中球減少症を引き起こすと，細菌感染に対する防御作用を持つ好中球などの白血球数が大きく減少する。その結果，細菌，真菌などの病原微生物に対して易感染状態となるため，感染のリスクが非常に高まり，致死的な転帰を伴う場合がある。海外における clozapine の報告から無顆粒球症は0.3〜0.9％程度の投与患者に認められている。本邦においても，国内臨床試験の過程で無顆粒球症の副作用を発現した症例が77例中2例存在している。こうした背景から，clozapine 使用にあたり無顆粒球症・好中球減少症の発見と回避のために，"No Blood, No Drug"（血液検査なくして clozapine 処方なし）という大原則と CPMS 規定を遵守することが求められる。

臨床精神薬理　12：1385-1393, 2009

**Key words :** *clozapine, agranulocytosis, Hematological Monitoring*

## はじめに

向精神薬による血液障害としては再生不良性貧血，好酸球増多症，貧血，出血傾向が報告されている。その他死亡例も稀ならずみられる好中球減少症/無顆粒球症は注意を要する。Carbamazepine, phenothiazines 系向精神薬で発症頻度が高いとされているが，なかでも clozapine はこの無顆粒球症を起こす頻度が高いとされている。

顆粒球減少症（granulocytopenia）は好中球減少症（neutropenia）とほぼ同義語で，末梢血液中の好中球数が1,500/mm$^3$未満に低下した場合に好中球減少症と定義されている（表1）。無顆粒

球症（agranulocytosis）の定義については明確に定まっていないが，一般的には好中球数が500/mm$^3$未満の場合を指す。好中球数は細菌感染症の発症と明確に相関しており，好中球数が500/mm$^3$未満になると細菌感染症の危険が高まる。一般的には無顆粒球症の年間発症率は人口100万人あたり3.4〜5.3人と推定されており，薬剤起因性の無顆粒球症は中高年および女性に多いとされ，死亡率は発症症例の9％とされている[2,8,14]。

本稿では向精神薬による好中球減少症/無顆粒球症についてその発症機序，原因薬剤などについて述べ，clozapine による無顆粒球症についてもその特徴と治療について解説する。米国[1]，英国[10]，オーストラリア[6]など数ヵ国では，clozapine による無顆粒球症の早期発見のため CPMS（Clozaril Patient Monitoring Service；クロザリル患者モニタリングサービス）を導入しており，本邦でも同様の CPMS を開始し CPMS に定めれら

Clozapine-induced agranulocytosis and hematological monitoring.
*日本医科大学血液内科
〔〒113-8603　東京都文京区千駄木1-1-5〕
Koiti Inokuchi : Department of Hematology, Nippon Medical School. 1-1-5, Sendagi, Bunkyo-ku, Tokyo, 113-8603, Japan.

表1 無顆粒球症等の定義

| 無顆粒球症 | 好中球数500/mm³未満 |
|---|---|
| 好中球減少症 | 好中球数1500/mm³未満 |
| 白血球減少症 | 白血球数3000/mm³未満 |
| 好中球数減少 | 好中球数1500/mm³以上で，かつ臨床的に意義のある低下がみられた場合 |
| 白血球数減少 | 白血球数3000/mm³以上で，かつ臨床的に意義のある低下がみられた場合 |

表2 薬剤起因性顆粒球減少症/無顆粒球症の起因別鑑別点

| | 免疫性 | 中毒性 |
|---|---|---|
| 服薬歴 | 服薬量，服薬期間に無関係に発症する | 服薬量，服薬期間に依存的で通常数週間の連続服用後に発症する |
| 発症の形 | 通常急激 | 比較的緩徐 |
| 血液・骨髄像 | 通常好中球系の減少のみ | 骨髄において赤芽球系や巨核球系の軽度減少と貧血と血小板減少を伴う場合がある |
| 再発 | 少量でも短時間で再発する | 少量では再発しない |

た基準により clozapine 投与の開始，継続，中止の基準が定められている。Clozapine を投与する際には，無顆粒球症・好中球減少症の早期発見と早期対処のために，"No Blood, No Drug"（血液検査なくして clozapine 処方なし）という大原則により，CPMS 規定を遵守し投与することが求められている。

## I. 薬剤性無顆粒球症の発症機序

好中球減少症/無顆粒球症の発症機序は免疫性，中毒性の大きく2つに分けられるが，すべての医薬品がどちらかの機序に明確に区分されるわけではないし，複数の機序によって起こるものもある。機序による鑑別点を表2に示す。

### 1. 免疫学的機序

これは薬剤が好中球の膜細胞に結合してハプテンとして働き膜蛋白，血清蛋白と結合して完全抗原として働き抗好中球抗体の産生を引き起こすものである（ハプテン型)。そのほかに薬剤が直接血清蛋白と結合し薬剤が低分子の抗原と認識され（免疫複合体型)，抗原・抗体複合体が好中球系細胞の表面と反応して好中球系細胞の障害を起こす。個々の薬剤により抗体の標的細胞は異なり，成熟好中球から，より未熟顆粒球前駆細胞までさまざまであるが，この抗体が結合した好中球は貪食細胞に捕捉されて破壊される[8]。抗体の免疫グロブリンクラスは多くは IgG で，時に IgM のこともある。薬剤依存性の抗体が証明されたものに metamizole, penicillin, cephalosporin 系等がある[12]。

### 2. 中毒性機序

これは造血幹細胞の障害・成熟障害を伴う。発症が服薬量や期間に比較的依存性で通常数週間以上の連続服薬後に発症し，好中球減少は寛徐に発症する。造血幹細胞の増殖・産生の低下が起こり，骨髄の低形成を伴い，好中球減少だけでなく貧血や血小板減少を伴うことが多い。これは赤芽球系や巨核球系も同時に軽度に障害されることが多いためであるが，赤血球寿命や血小板寿命は好

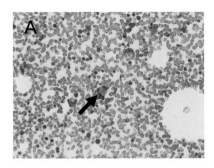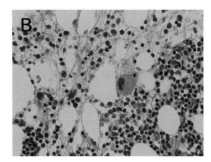

図1　無顆粒球症患者の骨髄
　　　A：骨髄塗抹標本（PO 染色）矢印先端に茶褐色に染まる顆粒球が1個みられる
　　　が，その他は赤芽球，リンパ球で占められている。
　　　B：骨髄病理標本（HE 染色）巨核球，赤芽球，リンパ球を認めるが顆粒球はみあ
　　　たらない。顆粒球が破壊され骨髄組織内は細胞密度が低下している。
　　　カラーは http://www.seiwa-pb.co.jp/search/bo01/bo0103/bn/12/07-1.html 参照

中球よりかなり長いために貧血や血小板減少はあまり目立たないことが多い。この中毒性機序の代表的な薬剤には chlorpromazine, procainamide, β-lactam 系抗菌薬がある。

## II. 原 因 薬 剤

医薬品添付文書に無顆粒球症の副作用が記載されている医薬品はおよそ245件に上る（医療用医薬品集，日本医薬情報センター）。多くの向精神薬で好中球減少の報告があるが，clozapine, carbamazepine, phenothiazines 系抗精神病薬で発症頻度が高いとされている[9,13]。

## III. 薬剤性好中球減少症/
## 無顆粒球症の診断基準

薬剤性の好中球減少症/無顆粒球症の定義は，抗腫瘍薬の使用や他に原因が考えられる場合（ビタミン B12欠乏，慢性肝疾患など）を除き，被疑薬が最近投与されたものであり，その医薬品の中止により回復がみられるものである。さらに前述の臨床検査値のとおり，顆粒球数が1,500/mm³未満に低下した場合に好中球減少と定義される。無顆粒球症の定義については明確に定まっていないが，一般的には好中球数が500/mm³未満の場合である。鑑別すべき疾患としては感染症，pure

red cell aplasia, 慢性特発性好中球減少症，骨髄異型性症候群（MDS）などがある。好中球減少をきたす感染症としては腸チフス，赤痢，ブルセラ症などの細菌感染症，カラ・アザール，マラリアなど寄生虫疾患，リケッチア感染症，そして後天性免疫不全症候群（HIV），EBウイルス（EBV），サイトメガロウイルス（CMV）などのウイルス感染症がある。

## IV. 無顆粒球症の症状

好中球減少時は症状がみられない。無顆粒球症で感染症が合併すると激しい咽頭痛，悪寒，高熱などを発症する。全身の感染症を引き起こして敗血症となる。免疫性では時に皮疹などのアレルギー症状を伴うことがある。局所症状としては口腔・咽頭粘膜，扁桃腺，肛門，外陰部など皮膚粘膜に潰瘍，膿瘍がみられ，所属リンパ節腫脹を伴う。診断は上記症状と末梢血液検査と骨髄検査での好中球系細胞の減少で確定する（図1）。骨髄検査では成熟好中球のみの減少がみられるものから各段階にわたって減少のみられるものまでさまざまである。無顆粒球症では骨髄での各段階の好中球細胞はまったくみられないのが常である[4]。

表3 Clozapine 投与による無顆粒球症，白血球・好中球減少症発症頻度の比較

| | 米　国 | 英　国 | イタリア | オーストラリア | 韓　国 | 日　本 |
|---|---|---|---|---|---|---|
| 調査時期 | 1990-1994 | 1990-2001 | 1995-1999 | 1993-1996 | 1995-1998 | 2001-2007 |
| 患者数 | 99,502 | 24,000 | 2,404 | 4,061 | 2,151 | 77 |
| 白血球・好中球<br>減少症例数 | 2,931[a)]<br>(2.95％) | — | 22[b)]<br>(0.92％) | 60[b)]<br>(1.48％) | 127[b)]<br>(5.90％) | 8<br>(10.4％) |
| 無顆粒球<br>症例数 | 382<br>(0.38％) | 187<br>(0.78％) | 16<br>(0.67％) | 37<br>(0.91％) | 11<br>(0.51％) | 2<br>(2.60％) |
| 死亡例数 | 12<br>(0.01％) | 3<br>(0.01％) | 0 | 0 | データなし | 0 |
| 文　献 | Honigfeld<br>(1998) | Ruzafa<br>(2002) | Deliliers<br>(2000) | Copolov<br>(1998) | Cho<br>(1999) | |

a)白血球減少症（3,500/mm³未満），b)好中球減少症（1,500/mm³未満）
死亡例数は，全例に対する "No Blood, No Drug" のポリシーによる厳密なモニタリングシステムを稼働させた上で
達成された成果である。

## Ⅴ．一般的な治療

　治療の上で最も重要なことは，疑わしい医薬品
の即時服用中止である。また，同時に感染症の治
療も必要で，発熱している場合は血液培養を含め
た細菌学的検査を行い，広域スペクトラムの抗菌
薬を十分量用いた感染症の治療を開始する。好中
球数は被疑薬中止後1～3週で回復するが，症例
ごとに差があるので注意が必要である。顆粒球コ
ロニー刺激因子（G-CSF）を投与すると好中球
数の回復が早まり，抗菌薬の使用量が減り，入院
期間も短縮する[3, 15]。

## Ⅵ．Clozapine による無顆粒球症の発症機序

　Clozapine による無顆粒球症の発症機序は，免
疫学的機序，ウイルス感染，直接的な細胞増殖阻
害機序，遺伝因子などが検討されたが，今のとこ
ろ特定されていない。

## Ⅶ．Clozapine による無顆粒球症の特徴

　大規模臨床試験による clozapine 投与で発症し
た無顆粒球症の報告がある（表3）。無顆粒球症
発症は0.5％前後であるが，国内臨床試験では調

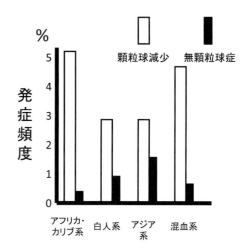

図2　Clozapine による顆粒球減少・無顆粒球減少発症の
　　　人種差[10]

査症例が少ないが，本邦は2.6％と頻度が高い。
好中球減少は韓国[5]および本邦で6～10％を認
め，欧米と比較して高い。人種差については，確
定的ではないが，無顆粒球症の発症頻度が白人に
比べアジア人で2.4倍高いという報告があり注意
を要する[10]。また，黒人・カリブ人はほとんど無
顆粒球症は発症しない[10]（図2）。好中球減少症
に関して人種差はないとされているが，図2を見
ると人種により開きがあり，無顆粒球症と好中球
減少症の総和でみると人種差はないように考えら
れる。

米国における11555例での報告では，73例（0.63%）が無顆粒球症を発症している[1]。そのうち61例は3ヵ月以内で発症し，半年以内に70例（96%）の患者が発症している。1年後に発症したのは1例であった（図3）。

英国における12760例の8年間のモニターで

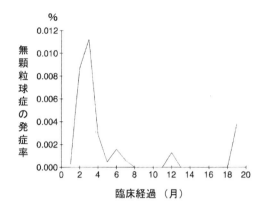

図3　Clozapine 投与開始後の無顆粒球症発症危険率[1]

は，合計344例（2.7%）の好中球減少を認めている。344例のうち49%が clozapine 投与開始18週までに好中球減少症を発症している[10]。また76%は投与開始1年以内で発症している。無顆粒球症は93例（0.73%）に認め，そのうち82%（76例）が6〜18週で発症している。最も早く無顆粒球症を認めたのは4週目である。なお，すべての無顆粒球症は回復しているが2例が死亡している。以上のことから，clozapine 投与開始18週までに好中球減少および無顆粒球症の大半が発症するといえる。

Clozapine の投与量と無顆粒球症発現頻度との間に正の相関があるとの報告はない。好中球減少は年齢とともに発症が減るが，無顆粒球症は年齢とともに発症リスクが増加し（図4），男性より女性のほうがリスクが高い[10]。好中球減少症を発症する予測因子としては，年齢と clozapine 最大投与量が挙げられている。そのほか，投与前の白血球数ベースラインが少なければ発症危険度は増

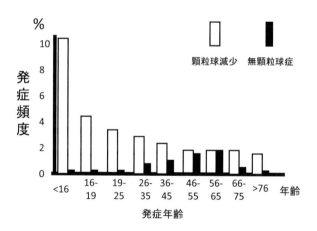

図4　Clozapine による顆粒球減少・無顆粒球減少発症と年齢[10]

表4　国内臨床試験における clozapine との関連が疑われる無顆粒球症，好中球減少症，白血球減少症の発現率[7]

| 有害事象名 | 投与患者数[a] | 発現例数 | 発現率（%） |
|---|---|---|---|
| 無顆粒球症 | 77 | 2 | 2.60 |
| 好中球減少症 | 77 | 6 | 7.79 |
| 白血球減少症 | 77 | 2 | 2.60 |

a）国内1301，1201，1202及び1203試験で本剤が投与された患者数

表 5 国内臨床試験における無顆粒球症・好中球減少症・白血球減少症発症例一覧

| 性別/年齢 | 有害事象<br>(MedDRA PT) | 発現時治験薬<br>投与量(mg/日) | 発現時期<br>(日目) | 持続期間<br>(日間) | 重篤性 | 重症度 | 処置 |
|---|---|---|---|---|---|---|---|
| 女/36 | 好中球減少症 | 450 | 57 | 4 | No | 中等度 | 1 |
| 男/37 | 好中球減少症 | 300 | 63 | 4 | No | 重度 | 1 |
| 男/41 | 無顆粒球症 | 300 | 91 | 25 | Yes | 重度 | 1，2 |
| 女/43 | 好中球減少症 | 200 | 29 | 4 | No | 重度 | 1 |
| 女/31 | 好中球減少症 | 225 | 105 | 15 | No | 重度 | 1 |
| 女/37 | 好中球減少症 | 200 | 71 | 3 | No | 重度 | 1 |
| 男/46 | 無顆粒球症 | 400 | 57 | 10 | Yes | 重度 | 1，2 |
| 女/51 | 白血球減少症 | 0 [a] | 113 | 2 | No | 重度 | 1 |
| 女/28 | 白血球減少症 | 450 | 1467 | 29 | No | 重度 | 1 |
| 女/29 | 好中球減少症 | 300 | 706 | 22 | No | 重度 | 1 |

処置：1＝有害事象のために治験薬の投与中止，2＝薬物治療あり

a) 休薬時に発現しており，休薬前の投与量は100mg/日

加する[1,10]。

## Ⅷ．Clozapine 投与患者の国内臨床試験における好中球減少・無顆粒球症の発現（表4）

国内臨床試験（後期第Ⅱ相，第Ⅲ相等）の clozapine 投与77例では，好中球減少症 6 例（7.79％），無顆粒球症 2 例（2.60％）白血球減少症 2 例（2.60％）を認めており，欧米の報告と比較し高率である。表 5 に好中球減少，無顆粒球症，白血球減少症を発症した患者情報を示す。投与量は clozapine 200～450mg で，発症日は最短で29日であり，clozapine 投与開始18週までに好中球・白血球減少および無顆粒球症の大半が発症している。しかし，投与後かなり経過した706日，1467日で発症している症例もある。無顆粒球症の 2 例はいずれも clozapine を中止し，G-CSF 製剤の投与，個室管理による感染症対策を講じることで回復している（表 4，図 5）。

## Ⅸ．CPMS 規定による clozapine 投与開始基準と中止基準（表 6）[11]

Clozapine による無顆粒球症の早期発見，早期

対処のために，添付文書に本剤投与開始と継続の基準，中止基準が定められており，すべての CPMS 登録医がこれを遵守することが求められる。添付文書による clozapine 投与開始基準と中止基準（CPMS 規定）では，本剤の投与開始基準は白血球数4,000/mm³以上かつ好中球数2,000/mm³以上の患者と定められている。この基準および他章で解説されている基準にすべて合致している患者のみに本剤投与が可能となるが，投与開始から26週間は毎週必ず血液検査を実施する。本剤の継続が26週以降になれば，2 週に 1 回の血液検査とすることもできる。ただし，2 週に 1 回の血液検査に移行した後，4 週間以上の投与中断があった場合には，再投与開始から26週間は週 1 回の血液検査を行うこととする。

投与開始後の血液検査により，白血球数3,000/mm³以上4,000/mm³未満，または好中球数1,500/mm³以上2,000/mm³未満であった患者に対しては，白血球数4,000/mm³以上かつ好中球数2,000/mm³以上の範囲に回復するまで血液検査を週2回以上行い，注意しながら投与継続を可能とする。投与開始後の血液検査により，白血球数3,000/mm³未満，または好中球数1,500/mm³未満であれば，ただちに本剤の投与を中止し，白血球数4,000/mm³以上かつ好中球数2,000/mm³以上の範

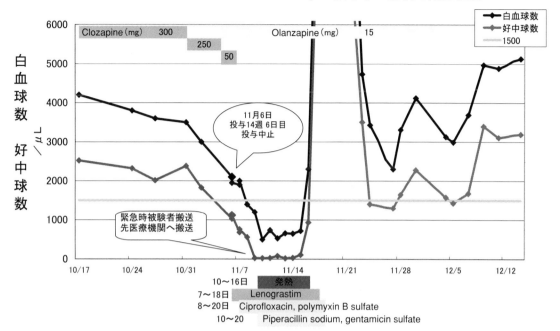

図5 無顆粒球症発症例における白血球数，好中球数の推移[7]

表6 Clozapine 投与開始基準及び投与中の検査頻度と中止基準（CPMS 規定）[7,11]

| | 白血球数<br>/mm³ | 好中球数<br>/mm³ | 処　置 |
|---|---|---|---|
| ① | 4,000以上　かつ | 2,000以上 | 投与開始可能。<br>投与継続可能，<br>投与開始から最初の26週間は血液検査を週1回行うこと。なお，26週間以降は，条件を満たした場合に2週に1回の血液検査とすることができる。ただし，2週に1回の血液検査に移行した後，4週間以上の投与中断があった場合には，再投与開始から26週間は週1回の血液検査を行うこと。 |
| ② | 3,000以上<br>4,000未満　又は | 1,500以上<br>2,000未満 | ①の範囲に回復するまで血液検査を週2回以上行い，注意しながら投与継続可能。 |
| ③ | 3,000未満　又は | 1,500未満 | 直ちに投与を中止し，①の範囲に回復するまで血液検査を毎日行い，十分な感染症対策を行う。回復後も再投与は行わない。なお，少なくとも回復後4週間までは血液検査を週1回以上行うこと。 |

囲に回復するまで血液検査を毎日実施し，十分な感染症対策を実施する。なお，少なくとも回復後4週間までは血液検査を週1回以上上行うこととする。また，中止基準より回復後であっても本剤の再投与は禁忌である。

Ⅹ．好中球減少症・無顆粒球症の診断と対処

Clozapine 投与期間に白血球数3,000/mm³未満または好中球数1,500/mm³未満となった場合，まず速やかに clozapine の投与を中止し，血液内科

医に連絡をとる。

また，clozapine のほかにも薬剤性好中球減少症・無顆粒球症の原因となる薬剤があるので，併用薬剤についても各薬剤の添付文書などをもとに投与中止または減量を検討する。さらに無顆粒球症（好中球数500/mm³未満）が発症した場合は個室管理を検討し，血液内科医に相談する。Clozapine 投与中止後 olanzapine の投与により，好中球減少症/無顆粒球症の回復が遅れたという報告が国内臨床試験であり，olanzapine の投与は慎重を要する。

好中球数1,500/mm³未満で患者が38℃以上に発熱した場合，幅広い抗菌力を持ち，かつグラム陰性桿菌，特に緑膿菌に対し強い抗菌作用を示す抗菌剤の速やかな投与を行う。抗菌剤投与前に血液，咽頭喀痰，尿，便を用いて細菌および真菌の培養検査を行い，感染の有無および感染菌の特定を試みる。

抗菌剤投与後72時間経過しても解熱しない場合は抗菌剤の変更を検討する。ただし，72時間の時点で解熱したとしても，細菌学的にも臨床学的にも感染症の所見が認めなられなくなるまで，少なくとも7日間は抗菌剤を継続投与する。抗菌剤の変更および投与終了は「クロザリル好中球減少症/無顆粒球症対処マニュアル」[7]をに基づき，血液内科医と相談のうえ行う。無顆粒球症で38℃以上の発熱時は病院連携の場合，連携先の病院へ搬送し，血液内科医に治療をゆだねる。

## XI．G–CSF 製剤の投与

無顆粒球症（好中球数500/mm³未満）が発症した場合は個室管理を検討し，血液内科医と相談のうえで G–CSF 製剤の投与を行う。保険適応外ではあるが，好中球減少期間が短縮される。投与量，投与期間などは血液内科医と相談する。

### まとめ

Clozapine 投与による好中球減少症/無顆粒球症について概説した。Clozapine を投与開始・継続するには CPMS 規定を遵守することが肝要である。また，好中球減少症/無顆粒球症を発見した

場合は血液内科医に相談することも必要である。より具体的には，「クロザリル好中球減少症/無顆粒球症対処マニュアル（檀和夫，猪口孝一編集，日本臨床精神神経薬理学会クロザピン検討委員会監修）」に基づき，血液内科医と協力して対処していただきたい。また，厚生労働省より「重篤副作用疾患別対応マニュアル：無顆粒球症（顆粒球減少症，好中球減少症）」もインターネット配信されており参考にしていただきたい（URL：http：//www.info.pmda.go.jp/juutoku/file/jfm0706005.pdf）。

### 文　献

1 ) Alvir, J. M. J., Lieberman, J. A., Safferman, A. Z. et al. : Clozapine-induced agranulocytosis : incidendce and risk factors in the United States. N. Engl. J. Med., 329 : 162–167, 1993.

2 ) Andrés, E., Kurtz, J. E., Maloisel, F. : Nonchemotherapy drug-induced agranulocytosis : experience of the Strasbourg teaching hospital (1985–2000) and review of the literature. Clin. Lab. Haematol., 24 : 99–106, 2002.

3 ) Andrés, E., Kurtz, J. E., Martin-Hunyadi, C. et al. : Nonchemotherapy drug-induced agranulocytosis in elderly patients : effects of granulocyte colony-stimulating factor. Am. J. Med., 112 : 460–464, 2002.

4 ) Balon, R., Berchou, R. : Hematologic side effects of psychotropic drugs. Psychosomatics, 27 : 119–127, 1986.

5 ) Cho, H. S., Kim, C. H., Lee, H. S. : Agranulocytosis and neutropenia in Clozapine-treated patients with schizophrenia in Korea. Schizophr. Res., 36 : 274–275 (Abs), 1999.

6 ) Copolov, D. L., Bell, W. R., Benson, W. J. et al. : Clozapine treatment in Australia : a review of haematological monitoring. Med. J. Aust., 168 : 495–497, 1998.

7 ) 檀 和夫，猪口孝一 編，日本臨床精神神経薬理学会 クロザピン検討委員会 監修：クロザリル 好中球減少症/無顆粒球症対処マニュアル. 協和企画，東京，2009.

8 ) 古沢新平：無顆粒球症. 最新内科学大系19巻(井村裕夫，尾形悦郎，高久史麿 他 編)血液・造血器疾患2 白血病，pp. 302–312，東京，中山書店，

1992.

9) 倉田明子, 稲見康司, 藤川徳美 他 : 向精神薬による骨髄抑制―顆粒球減少症, 無顆粒球症を中心に. 精神科, 2 : 72-76, 2003.

10) Munro, J., O'Sullivan, D., Andrews, C. et al. : Active monitoring of 12760 clozapine recipients in the UK and Ireland. Beyond pharmacovigilance. Br. J. Psychiatry, 175 : 576-580, 1999.

11) ノバルティスファーマ株式会社 : クロザピン添付文書

12) Salama, A., Schütz, B., Kiefel, V. et al. : Immune-mediated agranulocytosis related to drugs and their metabolites : Mode of sensitization and het-erogeneity of antibodies. Br. J. Haematol., 72 : 127-132, 1989.

13) 田中輝明, 小山 司 : 向精神薬による血液障害. 臨床精神医学, 32 : 529-536, 2003.

14) Watts, R. G. : Neutropenia. In : Wintrobe's Clinical Hematology, 10th edithion (eds. by Lee, G. R., Forester, J., Lukens, J. et al. ), pp. 1862-1888, Lippincott Williams & Wilkins, Baltimore, 1999.

15) Willfort, A., Lorber, C., Kapiotis, S. et al. : Treatment of drug-induced agranulocytosis with recombinant granulocyte colony-stimulating factor (rh G-CSF). Ann. Hematol., 66 : 241-244, 1993.

臨床精神薬理　12：1395-1401, 2009

# 特集
### *Clozapine* への期待

# Clozapine の副作用とその対処
## ——糖尿病，心筋炎・心筋症を中心に——

久 住 一 郎*　　小 山　　司*

抄録：Clozapine は治療抵抗性統合失調症に対して高い有効性を有する反面，血液学的副作用の他にも多くの副作用を来す可能性のある薬剤である。中でも，他の抗精神病薬よりも発現頻度が高いと言われる心筋炎・心筋症や糖尿病性ケトアシドーシスなどは死に至りうる重篤な副作用であるため，処方医は絶えず有益性と危険性のバランスを熟考しながら，十分な観察・モニタリングの下で安全に使用することが肝要である。Clozapine が上市されることを契機に，精神科医は薬物療法に際して，今まで以上に患者の身体的側面に細心の注意を払って，生命予後も含めた社会的予後を向上させていくことを改めて考慮しなければならないであろう。　　　　　　　　　　　　　　臨床精神薬理　12：1395-1401, 2009

Key words : *clozapine, diabetes, monitoring, myocarditis, cardiomyopathy*

## I. は じ め に

　Clozapine は治療抵抗性統合失調症に対して高い有効性を示す一方で，血液学的副作用の他にも多くの副作用を有する薬剤であり，そのことを十分認識した上で安全に使用することが最大の課題と言える。本稿では，生命予後にかかわる可能性のある clozapine の重篤な副作用として，糖尿病性昏睡を引き起こしうる糖代謝系障害と心筋炎・心筋症などの心循環系障害を中心に取り上げ，その対策についても併せて紹介したい。

## II. 糖代謝系障害

### 1. 体重増加

　Clozapine は，olanzapine と並んで，第二世代抗精神病薬の中でも最も体重を増加させる可能性が高い薬剤と位置づけられている。Allison ら[1]のメタ解析によれば，治療開始10週間における体重増加は平均4.45kg であり，その増加は 4 ～12週が最も大きい[8]。しかし，その後も体重増加が持続する場合も多く，52週後には20%の服用者で20%以上の体重増加がみられるという報告[23]や，90週後に10%ないし20%の体重増加を認める服用者はそれぞれ80%，38%に上るという報告[21]もある。服用開始時の体重が少ないほど，体重が増加しやすい傾向が指摘されている[8,23]。体重増加のメカニズムについては，セロトニン $5-HT_{1A, 2A, 2C}$ 受容体やヒスタミン $H_1$ 受容体などの強い阻害能，神経ペプチド，ホルモン調節，サイトカインなどの関与が想定されているが，未だ明らかとはなっていない[14,23]。Clozapine 治療に伴う体重増加

Adverse effects of clozapine and its management : diabetes, myocarditis and cardiomyopathy.
*北海道大学大学院医学研究科神経病態学講座精神医学分野
〔〒060-8638　北海道札幌市北区北15条西 7 丁目〕
Ichiro Kusumi and Tsukasa Koyama : Department of Psychiatry, Hokkaido University Graduate School of Medicine. North 15, West 7, Kita-ku, Sapporo, Hokkaido, 060-8638, Japan.

は，高血圧，糖尿病，心疾患のリスクを高めるため，食事や運動の介入による体重のコントロールや適切な教育が非常に重要である[21]。

### 2．糖尿病と高血糖

Clozapine 治療による血清中性脂肪（トリグリセリド）値の増加，インスリン抵抗性の増加，高血糖・II型糖尿病・糖尿病性ケトアシドーシスの発現が多数報告されてきている。アメリカ FDA（Food and Drug Administration）の MedWatch サーベイランス・プログラムによると，1990年1月から2001年2月の間に384件の clozapine に関連した糖尿病発現の報告があり，うち新規糖尿病が242例，糖尿病の悪化が54例，ケトアシドーシスが80例で，25例が死亡したとされている[11]。大半の症例で治療開始6ヵ月以内に出現し，約1/4の症例では体重増加を伴っていなかった。開始時平均年齢36.5歳の服用者における10年間の経過観察研究では，43％で新規に糖尿病の発症がみられ，アフリカ系やヒスパニック系が白人に比べて発症危険率が有意に高かった[7]。さらに，BMI（Body Mass Index），総コレステロール値，中性脂肪値の増加は糖尿病発症のリスクを高めることが確かめられた。一方，clozapine による糖代謝障害は，服薬中止によって回復しやすいことが知られている[11]。Clozapine による糖尿病発現のメカニズムは，他の抗精神病薬と同様に未だ明らかではないが，脂肪細胞の増加に伴う糖利用の障害，インスリン抵抗性の増加，インスリン分泌の抑制などが可能性として考えられている[24]。

Clozapine の国内臨床試験では，77例中2例（2.6％）で耐糖能障害，1例（1.3％）で高血糖，4例（5.2％）で血糖値増加，1例（1.3％）で尿中ブドウ糖陽性が出現した[19]。これらの糖代謝異常には重篤なものはなく，薬物療法を要した1例を除いて，clozapine の投与中止・減量を必要とする症例はなかった。また，clozapine の投与量の増加や投与期間の延長に伴って，発現率が上昇するという傾向はみられていない。一方，ノバルティスファーマ社が収集・分析したデータによると，アメリカ，カナダ，イギリス，オーストラリアで1990年1月から2008年10月までに clo-

zapine を投与された346,335例中，高血糖の報告は363例あり，発症率は0.10％であった[19]。

糖尿病の重症例では意識障害を来すが，これは糖尿病性昏睡と総称されており，糖尿病性ケトアシドーシスと高浸透圧高血糖症候群に大別される[18]。糖尿病性ケトアシドーシスは，極度のインスリン欠乏と，コルチゾールやアドレナリンなどのインスリン拮抗ホルモンの増加により高血糖（250mg/dl 以上），高ケトン血症（β-ヒドロシキ酪酸の増加），アシドーシス（pH 7.3未満）を来した状態を指す。高浸透圧高血糖症候群は，著しい高血糖（600mg/dl 以上）と高度の脱水に基づく高浸透圧血症により循環不全を来しているもので，著しいアシドーシスは認めない（pH 7.3～7.4）状態をいう。従来，非ケトン性高浸透圧昏睡と呼称されていたが，ケトーシスを伴うこともあり，昏睡になることは稀なことから，このように称されることが多くなった。

1990年1月から2008年2月までのノバルティスファーマ社によるデータでは，海外で clozapine による糖尿病性昏睡が39例報告されており[19]，他の第二世代抗精神病薬よりも発現頻度が高いことが示唆されている[3,6]。Clozapine によって糖尿病性ケトアシドーシスを発現した26症例の検討では，62％で治療開始3ヵ月以内に発症し，比較的低用量で，糖尿病の家族歴のない場合にも多く認められているので注意が必要である[15]。

### 3．対策
#### 1）血糖モニタリング

Clozapine 使用中は，糖尿病性ケトアシドーシスなどの死に至りうる重篤な副作用を発現する可能性があるため，血液モニタリングシステムに準拠して定期的に血糖値を測定するとともに，臨床症状の観察を十分に行い，高血糖の徴候・症状に注意する必要がある。糖尿病または糖尿病の既往のある患者については，血糖値が上昇するおそれがあるため，原則禁忌とされている。これらの患者に対しては，内科医と十分な検討を行い，治療上の有益性が危険性を上回ると判断された場合のみに clozapine を使用する[17]。

Clozapine の投与前に確認が必要なモニタリン

表1　「正常型」患者におけるモニタリング（プロトコールA）

| 項目 | 調査・測定時期（調査開始後の週数） | | | | | | | | | | | | |
|---|---|---|---|---|---|---|---|---|---|---|---|---|---|
| | 投与前 | 4 | 8 | 12 | 16 | 20 | 24 | 28 | 32 | 36 | 40 | 44 | 48 |
| 血糖値＊1 | ○ | ○ | | ○ | | | ○ | | | ○ | | | ○ |
| HbA1c（原則） | ○ | ○ | | ○ | | | ○ | | | ○ | | | ○ |
| 血清脂質値＊2 | ○ | | | | | | ○ | | | | | | ○ |
| 身長 | ○ | | | | | | | | | | | | |
| 体重 | 来院毎に測定する | | | | | | | | | | | | |
| 臨床症状＊3 | 来院毎に確認する | | | | | | | | | | | | |
| 糖尿病の既往・家族歴 | ○ | | | | | | | | | | | | ○ |

＊1：可能な限り空腹時に測定
＊2：総コレステロール，高比重リポ蛋白（HDL）コレステロール，中性脂肪
＊3：口渇，多飲，多尿，頻尿，ソフトドリンク摂取

文献17)より引用

グ項目は，血糖値（可能な限り空腹時），HbA1c値（原則として），血清脂質値（可能な限り空腹時），身長，体重，糖尿病を疑う臨床症状（口渇，多飲，ソフトドリンク摂取，多尿，頻尿），糖尿病の既往歴・家族歴である[17]。これらの検査のうち，血糖値とHbA1c値の結果に基づき，clozapine投与前に患者は「正常型」「境界型」「糖尿病・糖尿病を強く疑う」の3区分に分類され，それぞれの患者区分によって，モニタリングの実施・測定間隔が異なっている[17]。

①「正常型」患者に対するモニタリング：空腹時血糖値110mg/dl未満，随時血糖値140mg/dl未満，HbA1c値5.6％未満の患者は「正常型」に区分され，プロトコールA（表1）に従って検査を実施する。なお，空腹時血糖値が100〜110mg/dl未満の場合は，正常高値と判断して，開始1ヵ月後にも血糖検査を実施する。糖尿病の発現を可能な限り早期に見極めるために，体重測定と前述した糖尿病を疑う臨床症状の確認を診察時ごとに行い，臨床症状に変動がみられた場合には，内科医へ相談する。服薬継続中に「境界型」「糖尿病を強く疑う」区分へ悪化した場合は，それぞれのプロトコールへ速やかに移行する。

②「境界型」患者に対するモニタリング：空腹時血糖値110〜125mg/dl，随時血糖値140〜179mg/dl，HbA1c値5.6〜6.0％の患者は「境界型」に区分され，プロトコールB（表2）に従って検査を実施する。本人や家族に対して，糖尿病に対する注意喚起を行い，食事指導や運動療法を実施する。「正常型」の場合と同様に，診察時ごとに体重と糖尿病を疑う臨床症状には注意を払い，それらに変動がみられた場合や感染などを契機に急激に血糖値が変動した場合には，速やかに内科医へ相談する。服薬継続中に「糖尿病を強く疑う」区分へ悪化した場合は，プロトコールC（表3）へ速やかに移行する。

③「糖尿病・糖尿病を強く疑う」患者に対するモニタリング：空腹時血糖値126mg/dl以上，随時血糖値180mg/dl以上，HbA1c値6.1％以上の患者は「糖尿病・糖尿病を強く疑う」に区分される。糖尿病と診断された場合は，clozapine使用は原則禁忌となるが，内科医と相談の上，危険性と有益性を総合的に判断して，clozapineを継続するか，他剤へ変更するかを検討する。Clozapineを継続する場合は，プロトコールCに従い，慎重に使用する。また，適当な頻度で，内科医とclozapine継続の可否について検討する必要がある。プロトコールCからプロトコールBあるいはAへの変更を考慮する場合は，必ず内科医に相談する。

表 2　「境界型」患者におけるモニタリング（プロトコール B）

| 項目 | 調査・測定時期（調査開始後の週数） | | | | | | | | | | | | |
|---|---|---|---|---|---|---|---|---|---|---|---|---|---|
| | 投与前 | 4 | 8 | 12 | 16 | 20 | 24 | 28 | 32 | 36 | 40 | 44 | 48 |
| 血糖値*1 | ○ | ○ | ○ | ○ | ○ | ○ | ○ | ○ | ○ | ○ | ○ | ○ | ○ |
| HbA1C（原則） | ○ | ○ | ○ | ○ | ○ | ○ | ○ | ○ | ○ | ○ | ○ | ○ | ○ |
| 血清脂質値*2 | ○ | | | ○ | | | ○ | | | ○ | | | ○ |
| 身長 | ○ | | | | | | | | | | | | |
| 体重 | 来院毎に測定する | | | | | | | | | | | | |
| 臨床症状*3 | 来院毎に確認する | | | | | | | | | | | | |
| 糖尿病の既往・家族歴 | ○ | | | | | | ○ | | | | | | ○ |

＊1：　可能な限り空腹時に測定
＊2：　総コレステロール，高比重リポ蛋白（HDL）コレステロール，中性脂肪
＊3：　口渇，多飲，多尿，頻尿，ソフトドリンク摂取

文献17）より引用


表 3　「糖尿病・糖尿病を強く疑う」患者におけるモニタリング（プロトコール C）

| 項目 | 調査・測定時期（調査開始後の週数） | | | | | | | | | | | | |
|---|---|---|---|---|---|---|---|---|---|---|---|---|---|
| | 投与前 | 2 | 4 | 6 | 8 | 10 | 12 | 14 | 16 | 18 | 20 | 22 | 24 |
| 血糖値*1 | ○ | ○ | ○ | ○ | ○ | ○ | ○ | ○ | ○ | ○ | ○ | ○ | ○ |
| HbA1C | ○ | | ○ | | ○ | | ○ | | ○ | | ○ | | ○ |
| 血清脂質値*2 | ○ | | | | | | ○ | | | | | | ○ |
| 身長 | ○ | | | | | | | | | | | | |
| 体重 | 来院毎に測定する | | | | | | | | | | | | |
| 臨床症状*3 | 来院毎に確認する | | | | | | | | | | | | |
| 糖尿病の既往・家族歴 | ○ | | | | | | ○ | | | | | | ○ |

＊1：　可能な限り空腹時に測定
＊2：　総コレステロール，高比重リポ蛋白（HDL）コレステロール，中性脂肪
＊3：　口渇，多飲，多尿，頻尿，ソフトドリンク摂取

文献17）より引用


　2）糖尿病性昏睡への対処

　糖尿病性ケトアシドーシス，高浸透圧高血糖症候群ともに，発症初期に適切な治療ができるか否かによって予後が左右されるため，迅速な対応が必要である。

　①糖尿病性ケトアシドーシス：糖尿病性ケトアシドーシスを生じた場合は，clozapine を中止し，ただちに以下の治療[18]を開始し，専門医のいる医療機関へできるだけ速やかに搬送する。初期治療は，十分な輸液と電解質の補充，インスリンの適切な投与である。輸液として生理食塩水点滴静注（500ml/h）をただちに開始し，最初の 3 〜 4 時間は200〜500ml/h で輸液する。血清カリウムが5.0mEq/l 以下の時は輸液でカリウムを補充し，適切な濃度を維持する。重炭酸塩（$HCO_3^-$）によるアシドーシス補正は原則として行わない。インスリンは少量持続静注が原則で，速効型インスリンを生理食塩水に溶解して，0.1単位/kg 体

重/時間の速度で点滴静注する。なお，少量頻回皮下（筋肉）注射が行われることもある。

②高浸透圧高血糖症候群：高浸透圧高血糖症候群が生じた場合の治療の基本は，脱水補正と電解質補充，インスリンの適切な投与であるが，血管を確保して，ただちに専門医のいる医療機関へ搬送する必要がある[18]。高齢者のⅡ型糖尿病患者が感染症，脳血管障害，手術，高カロリー輸液，利尿剤やステロイド投与により高血糖を来した場合に発症しやすいので，十分な観察を行う。

## Ⅲ．心循環系障害

Clozapine による心循環系障害として，特に投与初期にみられる起立性低血圧を含む血圧降下や血圧低下に伴う頻脈，深部静脈血栓症が挙げられるが，重篤で死に至りうる副作用である心筋炎と心筋症には特に注意を払わなければならない。WHO（世界保健機関）データベースに登録された医薬品安全監視データを用いた検討では，clozapine による心筋炎・心筋症の発現報告は231件あり，他の抗精神病薬によるものを全て合わせても89件であることから考えて，clozapine において非常に頻度が高いことが知られている[2]。

### 1．心筋炎

心筋炎は，主に心筋で起こる炎症性疾患であり，多くは細菌やウィルスなどの感染により発症すると考えられている[16]。軽症例では確定診断が困難なことから，わが国における発症率や死亡率は不明である。心筋炎の初期徴候として，風邪様症状（悪寒，発熱，頭痛，筋肉痛，全身倦怠感，咽頭痛，咳漱など）あるいは食思不振，悪心，嘔吐，下痢などの消化器症状が先行する場合が多い。頻脈，徐脈，不整脈などの脈の異常や低血圧にも注意を払う必要がある。先行症状の後，数時間から数日の経過で心症状（心不全，胸痛，心ブロック，不整脈）が出現する。血液生化学検査では，CRP上昇，AST，LDH，CK-MB，BNP，心筋トロポニンTなどの心筋構成蛋白の血中増加が一過性に確認される。確定診断には，各種検査（血液生化学，胸部X線，心電図，心エコーな

ど）に基づく循環器内科医による診断が不可欠である。

Clozapine による心筋炎の発現頻度は，10,000例に1例という報告[11]から500例に1例という報告[10]までばらついている。オーストラリアでは，1993年1月から2003年12月までの間に116例の心筋炎が報告され，発症時期（中間値）は治療開始16日後であった[5]。52％は回復したが，15％は未回復，10％が死亡し，残り23％は予後不明であった。ノバルティスファーマ社が収集・分析したデータによると，アメリカ，カナダ，イギリス，オーストラリアで1990年1月から2008年10月までにclozapine を投与された346,355例中，心筋炎の報告は440例（発症率0.13％）あり，うち51例（11.6％）が死亡している[19]。国内臨床試験の77例では心筋炎の報告はなかったが，関連する症状として，心膜炎と心膜疾患が各1例，心嚢液貯留が4例に認められた[19]。心筋炎発現のメカニズムは明らかではないが，治療開始後すぐの発現や好酸球増加所見などから，IgE 関連の過感受性反応（タイプⅠアレルギー反応）であることが示唆されている[10]。Clozapine によるサイトカイン放出やカテコールアミン増加が関係している可能性もある[13]。

### 2．心筋症

心筋症とは心機能障害を伴う心筋疾患であり，拡張型心筋症，肥大型心筋症，拘束型心筋症，催不整脈性右室心筋症，分類不能の心筋症に分類される[20]。これ以外に，原因や全身疾患との関連が明らかな心筋疾患は特定心筋症と分類され，clozapine による心筋症はこれにあてはまる。初期徴候として，息切れ，呼吸困難，失神，めまい，動悸，脈の乱れ，胸部不快感，胸痛，心悸亢進，疲労感などがみられるが，無症状のこともある。確定診断には，胸部X線，心電図，心エコーなどの各種検査に基づく循環器内科医による診断が不可欠である。

Clozapine 服用者は，一般人口と比較して，心筋症発症のリスクが5倍高いと言われている[10]。オーストラリアからの報告では，8,000例の clozapine 服用者中8例で心筋症が出現し，うち1例

が死亡している[10]。発現は心筋炎よりずっと遅く，服用開始2〜36ヵ月後で，平均で12ヵ月後であった。アメリカからも同様の報告がなされている[12]。ノバルティスファーマ社が収集・分析したデータによると，アメリカ，カナダ，イギリス，オーストラリアで1990年1月から2008年10月までにclozapineを投与された346,355例中，心筋症の報告は380例（発症率0.11％）あり，うち46例（12.1％）が死亡している[19]。国内臨床試験の77例では心筋症の報告はなかったが，関連する症状として，心膜炎と心膜疾患が各1例，心嚢液貯留が4例に認められたことは先述したとおりである[19]。

### 3．対策

Clozapine使用に際しての対策としては，まず治療開始前に心電図検査で心機能異常の有無を確認しておくことが必要である[17]。上記のような患者の自覚所見，身体所見に十分注意し，心筋炎や心筋症の先行症状や検査値などで異常所見が観察されたら，心電図検査を行う。異常所見がみられた場合は，循環器内科医に速やかに相談し，精査やclozapine中止の検討などの適切な処置を行う[17]。

### Ⅳ．その他の副作用

Clozapineは血液学的障害，糖代謝系障害，心循環系障害の他にも多くの副作用を有するので，使用にあたっては十分な注意が必要である。中枢神経系の副作用としては，けいれん，ミオクローヌス，せん妄，悪性症候群，アカシジア，過鎮静，強迫症状などが挙げられる[4,9]。消化器系副作用として，便秘，嘔気，肝障害，遺尿症などが生じやすい。その他，流涎，発熱なども比較的頻度の高い副作用である。

### Ⅴ．おわりに

わが国の精神科医療において長年待望されてきたclozapineの上市がようやく実現したが，ここまで承認が遅れた大きな要因のひとつは重篤な副作用の可能性があるためであったことは間違いない。Clozapineは高い有効性を有する代償として，高い危険性も抱えており，処方する医師は絶えず危険性と有益性のバランスを十分に考慮しながら治療していかなければならない宿命を負っている。このことは，通常の精神科診療においても，精神科医が患者の身体的側面に今まで以上に細心の注意を払い，生命予後も含めた社会的予後を向上させていくことを勘案しながら薬物療法を行っていかなければならないことを改めて示唆していると考えられる。

### 文　献

1) Allison, D. B., Mentore, J. L., Heo, M. et al. : Antipsychotic-induced weight gain : a comprehensive research synthesis. Am. J. Psychiatry, 156 : 1686-1696, 1999.

2) Coulter, D. M., Bate, A., Meyboom, R. H. et al. : Antipsychotic drugs and heart muscle disorder in international pharmacovigilance : data mining study. BMJ, 322 : 1207-1209, 2001.

3) DuMouchel, W., Fram, D., Yang, X. et al. : Antipsychotics, glycemic disorders, and life-threatening diabetic events : a Bayesian data-minig analysis of the FDA adverse event reporting system (1968-2004). Ann. Clin. Psychiatry, 20 : 21-31, 2008.

4) Fitzsimons, J., Berk, M., Lambert, T. et al. : A review of clozapine safety. Expert Opin. Drug Saf., 4 : 731-744, 2005.

5) Haas, S. J., Hill, R., Krum, H. et al. : Clozapine-associated myocarditis : a review of 116 cases of suspected myocarditis associated with the use of clozapine in Australia during 1993-2003. Drug Saf., 30 : 47-57, 2007.

6) Hedenmalm, K., Hägg, S., Ståhl, M. et al. : Glucose intolerance with atypical antipsychotics. Drug Saf., 25 : 1107-1116, 2002.

7) Henderson, D. C., Nguyen, D. D., Copeland, P. M. et al. : Clozapine, diabetes mellitus, hyperlipidemia, and cardiovascular risks and mortality : results of a 10-year naturalistic study. J. Clin. Psychiatry, 66 : 1116-1121, 2005.

8) Hummer, M., Kemmler, G., Kurz, M. et al. : Weight gain induced by clozapine. Eur. Neuropsychopharmacol., 5 : 437-440, 1995.

9) Iqbal, M. M., Rahman, A., Husain, Z. et al. : Clozapine : a clinical review of adverse effects and management. Ann. Clin. Psychiatry, 15 : 33–48, 2003.

10) Kilian, J. G., Kerr, K., Lawrence, C. et al. : Myocarditis and cardiomyopathy associated with clozapine. Lancet, 354 : 1841–1845, 1999.

11) Koller, E., Schneider, B., Bennett, K. et al. : Clozapine-associated diabetes. Am. J. Med., 111 : 716–723, 2001.

12) La Grenade, L., Graham, D., Trontell, A. : Myocarditis and cardiomyopathy associated with clozapine use in the United States. N. Engl. J. Med., 345 : 224–225, 2001.

13) Mackin, P. : Cardiac side effects of psychiatric drugs. Hum. Psychopharmacol., 23 : 3–14, 2008.

14) Murashita, M., Kusumi, I., Hosoda, H. et al. : Acute administration of clozapine concurrently increases blood glucose and circulating plasma ghrelin levels in rats. Psychoneuroendocrinology, 32 : 777–784, 2007.

15) Nihalani, N. D., Tu, X., Lamberti, J. S. et al. : Diabetic ketoacidosis among patients receiving clozapine : a case series and review of sociodemographic risk factors. Ann. Clin. Psychiatry, 19 : 105–112, 2007.

16) 日本循環器学会　他　編：急性および慢性心筋炎の診断・治療に関するガイドライン．Circulation Journal, 68(suppl. 4) : 1231–1263, 2004.

17) 日本臨床精神薬理学会　クロザピン検討委員会編：クロザリル適正使用ガイダンス．ノバルティスファーマ社, 2009.

18) 日本糖尿病学会　編：糖尿病治療ガイド2008-2009. 文光堂, 東京, 2008.

19) ノバルティスファーマ株式会社：Clozapine に関する情報提供．http : //www.novartis.co.jp/medical/clozapine/index.html

20) Richardson, P., McKenna, W., Bristow, M. et al. : Report of the 1995 World Health Organization/International Society and Federation of Cardiology task force on the definition and classification of cardiomyopathies. Circulation, 93 : 841–842, 1996.

21) Umbricht, D. S., Pollack, S., Kane, J. M. : Clozapine and weight gain. J. Clin. Psychiatry, 55(suppl. B) : 157–160, 1994.

22) Warner, B., Alphs, L., Schaedelin, J. et al. : Clozapine and sudden death. Lancet, 355 : 842, 2000.

23) Wetterling, T. : Bodyweight gain with atypical antipsychotics : a comparative review. Drug Saf., 24 : 59–73, 2001.

24) Wirshing, D. A., Spellberg, B. J., Erhart, S. M. et al. : Novel antipsychotics and new onset diabetes. Biol. Psychiatry, 44 : 778–783, 1998.

# 特集

*わが国の clozapine のモニタリングにおける残された課題*

# Clozapine の心筋炎・心筋症リスクと対応

菊 池 結 花*

抄録：Clozapine は治療抵抗性統合失調症に対する唯一承認された薬剤であり，その有効性はこれまで多数の報告がある。一方で死亡に至る重篤な副作用が発現するリスクもある。心血管系の副作用では，稀ではあるが生命を脅かす心筋炎や心筋症などがある。このような重篤な副作用を引き起こすリスクを有することから，その使用率が低くなっている可能性がある。さらに，不確実な診断により，不必要に clozapine 投与を中止している例が存在すると思われる。しかし，現時点で心血管系の副作用をモニタリングする明確なガイドラインは本邦を含め，いずれの国においても存在しない。Clozapine 誘発性の心血管系障害を確実に診断するガイドライン，投与中のモニタリングプロトコルが必要である。

臨床精神薬理　**24：257-264, 2021**

**Key words :** *clozapine, treatment-resistant schizophrenia, myocarditis, cardiomyopathy*

## I．はじめに

　Clozapine は治療抵抗性統合失調症に対する唯一承認された薬剤であり，その有効性はこれまで多数の報告がある。一方で死亡に至る重篤な副作用が発現するリスクもある。心血管系の副作用では，稀ではあるが生命を脅かす心筋炎や心筋症などがある。Clozapine 適正使用ガイダンスでは，clozapine による心筋炎の対処法として，治療開始前に心電図検査で心機能異常の有無を確認すること，本剤投与後は，患者の自覚所見，身体所見の十分な観察を行うこと，心不全症状などがみられたら，迅速に心電図検査，血液検査（心筋トロポ

ニン検査が非常に有用である）を行い，異常な所見あるいは波形に変化がみられたら，循環器内科医に速やかに相談し，精査や本剤の中止の検討など，適切な処置を行うことが述べられている。心筋症に対してもほぼ同様の記述がなされている。しかし，現時点で心血管系の副作用をモニタリングする明確なガイドラインは本邦を含め，いずれの国においても存在しない。心筋症・心筋炎の特徴，検査所見，そして現在推奨されているモニタリングすべき項目について述べる。

## II．心筋炎・心筋症とは

　心筋炎とは心筋で起こる炎症性疾患であり，急性に発症し，短期間で病状が進行する傾向がある。心筋症は心筋の異常のために心機能の障害を来す慢性的な疾患である。どちらも左室駆出率の低下を伴う左室収縮機能障害を引き起こし，死亡率が上昇する。
　1999年に Kilian らがオーストラリアにおける症

Risk and monitoring system of clozapine-induced myocarditis and cardiomyopathy.
*ハートケアクリニックおおまち
〔〒010-0921　秋田県秋田市大町一丁目 2-7 サンパティオ大町 A 棟 2 階 A 号室〕
Yuka Kikuchi：Heart Care Clinic Omachi. 1-2-7 Omachi, Akita, Akita, 010-0921, Japan.

例を初めて報告して以来，clozapine による心筋炎の報告は増加傾向である[16]。これまでの報告による発生頻度は米国での 0.02％ からオーストラリアでの 1.09％ とかなりのばらつきがある。他の地域の患者と比較して，オーストラリアでは心筋炎および心筋症の発生率が高い。一般的な心筋炎の発症頻度は100万人に1.8人との報告があり[14]，それと比して clozapine による心筋炎の発症頻度は高い。発症時期は，Ronaldson らは心筋炎75例のうち 83％ の症例が clozapine 開始 2～3 週以内に発症し[26]，Hill らは25例中 80％ が 1ヵ月以内に発症[13]，Hägg らは24例中 79％ が 6 週以内に発症したと報告しており[11]，心筋炎はその多くが clozapine 投与初期に発症することが多い。また 40％ が30歳以下，64％ が49歳以下に発症するなど比較的若年に多く認められる[9]。Clozapine による心筋症は 1996 年に初めて報告された[21]。その後徐々に報告数が増加し，発生頻度は 0.02～0.1％ とされている。本邦では2013年に 1 例目が報告されている[15]。Clozapine による心筋症発症のリスクは，一般人口と比較して 5 倍高いと報告されており[16]，発症時期は clozapine 投与開始後 2～36ヵ月と報告され[16,19]，心筋炎より遅い発症であることが多いが，いずれの時期にも発症し得る。

投与量との関連では，心筋炎発現の投与量中央値が 250mg/日であったとの報告がある[4]が，一方で 12.5mg/日の低用量で心筋炎を呈したとの報告もある[13]。また，心筋症26例のシステマティックレビューでは，発現時の平均投与量は 360mg/日であったが，125～700mg/日の広範囲で発現していたと報告されている[2]。よって，現時点では clozapine 投与量が心毒性のリスクに影響を及ぼすという明確なエビデンスはない。

### Ⅲ．発症機序およびリスクファクター

Clozapine が心毒性を誘発するメカニズムはまだ解明されていないがいくつかの仮説が報告されている。心筋内膜での好酸球増加から IgE 関連のタイプ I アレルギー反応であることや，TNF-α や IL-10 といったサイトカインの関与，カテコールアミンの増加が心筋炎と関係している可能性がある[16,17,32]。心筋症に関しては，アントラサイクリン系抗がん剤の心毒性による心筋症と同様の機序である可能性についての報告や[23]，肝酵素の CYP450-1A2，CYP450-1A3 の欠損による clozapine 濃度の上昇により，M2 受容体の阻害が起こり心筋障害へつながる可能性の報告がある[8]。危険因子については，急速な用量漸増，高齢，sodium valproate や SSRI の併用が心筋炎と有意な関連があると報告されている[28,33]。しかし，特定の明らかな危険因子は確立されていない。重度の精神疾患患者を対象とした大規模なメタ解析では，10％ の患者が少なくとも 1 つの心血管疾患を併存しており，心血管疾患の罹患率と死亡率が有意に増加していると報告されている[7]。このような患者に clozapine を導入した場合，心血管系障害のリスクが増大する可能性があるため，導入前に心血管疾患の評価を十分に行い，積極的に併存疾患の治療を行う必要がある。

### Ⅳ．症状・所見

#### 1．心筋炎

心筋炎による初期症状は発熱，胸痛，新たな息切れや動悸である。かぜ様症状や消化器症状と似ていることも多く，症状から心筋炎を診断することは困難だが，この時点で心筋炎も視野に入れ検査を進めることが必要である。

心筋炎の確定診断には心内膜心筋生検による病理組織診断が必要だが，血栓形成，出血，不整脈，カテーテルによる穿孔などの合併症の危険性があり，感度が 60％ と低い。また，発症10日を過ぎると診断率が低下すること，生検で病変部を確実に採取できているとは限らないため，病理所見が陰性であっても心筋炎を否定できないので，実際に実施されることは稀である。通常は症状，血液検査，心電図，心エコー，MRI などより総合的に診断する。血液検査では白血球，CRP の上昇，心筋構成蛋白であるトロポニン I，トロポニン T や CK-MB の上昇を認める。症状を伴う症例では，CRP が 10mg/dl を超え，かつトロポニン値が基準上限の 2 倍を超えている場合の診断感度は 100％ と報告されている[26]。また BNP や NTproBNPが早期診断に有用な可能性があるとの報告がある[3]。好酸球増加を認めることもあるがその出現は遅く，やはり早期診断に有用ではない。心電図では多彩な異常所見を認め，その中でもST-T変化の頻度が最も多いが，心電図は心筋炎の診断においての感度と特異度は低い[6]。完全に正常な場合もあれば，洞性頻脈や急性心筋梗塞に似た変化を認めることもあり，心筋炎の診断には推奨されていない。経胸腔エコー検査が心筋炎に対するエコー検査として一般的である。主な所見としては，局所的あるいはびまん性の左室壁運動低下や左室壁運動異常が挙げられる。また，正常な壁厚を有するのに両心室収縮機能不全を示すこともある。Clozapine投与前に心エコーを施行しておくと，心筋炎が疑われたときに心機能の比較ができ，有用な所見となる。MRIでも心エコーと同様の所見を認めるが，さらに心筋組織内の瘢痕や水腫の画像化ができるため，心エコー検査より有用な情報が得られる。急性期の心筋炎では心筋浮腫のため，T2強調像で高信号を認めることが多く，ブラックブラッドT2強調像での診断感度は84％，特異度が74％と報告されている[1]。診断は症状，上記諸検査により総合的に行うが，急性心筋梗塞との鑑別が重要となる。急性心筋炎の胸痛は合併した心膜炎によるもので，急性心筋梗塞の胸痛より軽度であり，急性心筋炎では急性心筋梗塞と異なり，体位で変化することが多いことも鑑別の一助となる。

Ronaldsonらは典型的な症例の経過を報告している[26]。初期症状がclozapine投与開始後10〜19日後に出現し，同時期にCRPの上昇を認める。その後5日程でトロポニンI，トロポニンTが上昇する。この時期に突然の血圧低下や胸痛などの心症状が出現し，心電図の異常所見を認める。またおよそ2/3の症例で左室の機能障害を心エコーで認める。1分間の拍動数が20〜30bpm上昇することはclozapineの投与開始数日で認められることが多いが，これは心筋炎と関係のない所見である。しかし，発熱やCRPの上昇を認める時期，あるいはトロポニンの上昇を認める時期にはさらに心拍の上昇を認める。多くはclozapineの中止によりその後5日程で重症例であっても心機能の改善を認める。

## 2．心筋症

心筋症の自覚症状は心不全によるものが主要となる。呼吸困難や浮腫などの臓器うっ血による症状と，全身倦怠感，易疲労感などの心拍出量低下に基づく症状がある。呼吸困難は労作時の息切れから始まり，重症になると安静時にも生じてくる。肺うっ血が高度になると起座呼吸や発作性夜間呼吸困難が出現する。臓器うっ血の症状として，食思不振，悪心がみられ，腸管浮腫が著しい場合は下痢や嘔吐を認める。右心不全では肝うっ血による右季肋部や心窩部痛が出現することがある。全身倦怠感や易疲労感は心拍出量の低下により骨格筋への血量が低下するために生じる。さらに腎血流の低下により尿量減少を引き起こす。また夜間臥床により腎血流が増加するため夜間多尿となる。初期段階では自覚症状をほとんど認めず，全身倦怠感や易疲労感程度であることがあり，診断の遅れにつながることがある。

身体所見では，奔馬調律，肺うっ血に伴い出現する異常呼吸音の聴取，頸静脈怒脹を認める。心不全では脈が微弱で頻脈となる。右心不全を来たすと肝うっ血による肝腫大，腹水，浮腫を認める。

一般的な血液検査では心不全による全身の炎症反応の亢進のため，CRPの上昇を認めるが，特徴的な所見はない。心不全の重症度とともに上昇するBNPやNT-proBNPは心筋症の診断に特異的なバイオマーカーではないが，clozapine投与患者における左室機能障害のスクリーニングにおけるBNPの有用性が報告されている[20]。また，原因薬剤として有名なアントラサイクリン系抗がん剤であるdoxorubicinによる心筋症では，BNP上昇が遷延する場合に生命予後が悪いとの報告もある[31]。心筋トロポニンは心筋細胞の壊死により血中に流出するため，急性冠症候群や心筋炎では高率に上昇する。急性心不全や重症心不全でも上昇し，早期の心筋障害を捉えるには不十分だが，予後や重症度との関連が示唆されている。

心電図において心筋症に特異的な所見はないが，病状の進行に伴う心筋の変化や不整脈を評価

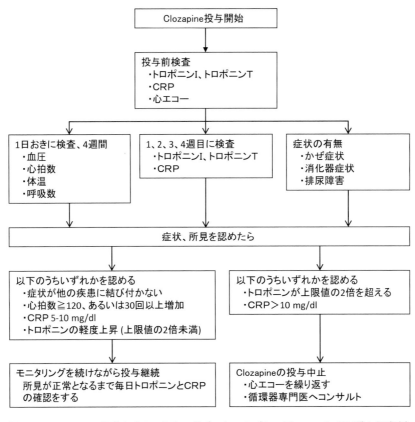

```
┌─────────────────────────┐
│   Clozapine投与開始      │
└─────────────────────────┘
            ↓
┌─────────────────────────┐
│ 投与前検査               │
│ ・トロポニンI、トロポニンT │
│ ・CRP                    │
│ ・心エコー               │
└─────────────────────────┘
```

┌──────────────────┐ ┌──────────────────┐ ┌──────────────────┐
│ 1日おきに検査、4週間 │ │ 1、2、3、4週目に検査 │ │ 症状の有無        │
│ ・血圧            │ │ ・トロポニンI、トロポニンT │ │ ・かぜ症状        │
│ ・心拍数          │ │ ・CRP            │ │ ・消化器症状      │
│ ・体温            │ └──────────────────┘ │ ・排尿障害        │
│ ・呼吸数          │                        └──────────────────┘
└──────────────────┘

┌──────────────────────────────────────────────────────┐
│                   症状、所見を認めたら                 │
└──────────────────────────────────────────────────────┘

┌────────────────────────────────────┐ ┌────────────────────────────────┐
│ 以下のうちいずれかを認める          │ │ 以下のうちいずれかを認める      │
│ ・症状が他の疾患に結び付かない      │ │ ・トロポニンが上限値の2倍を超える │
│ ・心拍数≧120、あるいは30回以上増加  │ │ ・CRP＞10 mg/dl                │
│ ・CRP 5-10 mg/dl                   │ └────────────────────────────────┘
│ ・トロポニンの軽度上昇(上限値の2倍未満) │
└────────────────────────────────────┘

┌────────────────────────────────────┐ ┌────────────────────────────────┐
│ モニタリングを続けながら投与継続    │ │ Clozapineの投与中止            │
│   所見が正常となるまで毎日トロポニンとCRP │ │ ・心エコーを繰り返す            │
│   の確認をする                      │ │ ・循環器専門医へコンサルト      │
└────────────────────────────────────┘ └────────────────────────────────┘

図1　Ronaldson の提唱するモニタリングプロトコル（Ronaldson et al., 2011[26] より改変）

できる点では有用である。そのため，定期的なモニタリングとして必須の検査である。胸部 X 線では心拡大，胸水貯留を認める。心エコーではびまん性の壁運動低下を認めるが，局所壁運動低下を示すこともある。また左室駆出率の低下を認める。薬剤性心筋症では拡張型心筋症類似の心筋障害を起こし，拡張能障害が収縮能障害に先行することが多いため，拡張能評価は心機能障害の早期検出に有用と考えられている。心臓 MRI は遅延造影パターンにより心筋症の原因疾患の鑑別に利用されているが，薬剤性心筋症のうち doxorubicin による心筋症には特異的な遅延造影所見はないとされている。Clozapine による心筋症の発生が稀であることもあり，特異的な所見の有無については明らかなエビデンスはない。

## V．モニタリング

　近年 clozapine 誘発性の心筋炎や心筋症に関する報告が増えており，これらに対する意識が高まってきている。しかし，FDA（米国食品医薬品局）承認の薬剤ラベルや REMS（Risk Evaluation and Mitigation Strategy）プログラム，本邦におけるクロザピン適正使用ガイダンスには，心筋炎と心筋症のモニタリングに関する具体的な推奨事項はない。Clozapine と心筋炎の関連は1999年に Kilian らがオーストラリアで初めて報告し[16]，製造元は心臓のモニタリングに注意を払う勧告をしたが，この勧告が国際的に広がることはなかった。その後，Ronaldson らが心筋炎の初期の臨床所見，放射線学的所見，検査所見に焦点を当てた研究を行い，モニタリングプロトコルを作成した

(48) 260　　　　　臨床精神薬理　Vol. 24　No. 3，2021
(202)

（図 1）[26]。このプロトコルでは，clozapine 使用後3 週間は心筋炎のリスクが高いことを強調し，ベースラインでの心エコー検査に加え，4 週間の週1回の心筋トロポニンと CRP のモニタリングを推奨している。心筋炎と関連する症状の出現，心拍数の上昇，CRP＞5mg/dl のうちいずれかを認めた場合は，トロポニンと CRP を毎日確認することを推奨している。CRP が 10mg/dL を超える場合，またはトロポニン I または T が基準範囲の上限の2 倍となった場合にのみ中止される。心筋炎が疑われる場合には，フォローアップ心エコー検査を実施する。症状のある患者では，CRP とトロポニンの両方が上昇している場合，このプロトコルでは 100％の感度で心筋炎を検出できると報告されている。しかし，その一方で，ベースラインの心エコーを含むこのプロトコルは，費用対効果が低く，もし義務化された場合，clozapine 治療開始の妨げとなる可能性があると批判されている[10, 24]。

Clozapine 誘発性心筋症のモニタリングに関する報告は心筋炎より少ない。明確なプロトコルは作成されておらず，いくつかの推奨事項が提示されているのみである。これらの推奨事項も，患者に症状がある場合にのみ心エコー検査を行うことから，症状がなくても年に 1 回程度の頻度で心エコー検査を行うことまで多岐にわたる。NT-proBNP は心臓毒性の初期マーカーとして研究されており，初期の心筋症の検出に有用である可能性があるが，この方法に関する明確なエビデンスに基づく推奨事項はない。

Knoph らの clozapine 誘発性心筋炎と心筋症に関するシステマティックレビューでは以下のように提唱している[18]。1 ）心筋炎のリスクは，本剤投与開始後最初の 3 週間以内が最大である。2 ）心筋炎のルーチンスクリーニングでは ESR と胸部 X 線検査は有益ではない可能性がある。3 ）好酸球増多は，心筋炎の徴候や症状が発現した後にしばしば起こる。4 ）抗精神病薬の投与開始前には，QT 間隔の補正を評価するためにベースライン心電図を行うことが推奨される。薬の滴定後のフォローアップ心電図が必要な場合もあるが，心筋炎のモニタリングのために心電図を日常的な間隔で繰り返す必要はない。5 ）CRP と

トロポニンのモニタリングは症状のある患者には有益であるが，無症状の患者におけるルーチンのスクリーニングの有用性は不明である。しかし，無症候性心筋炎と心筋症の症例が報告されている。6 ）ベースラインの心エコー検査は議論の余地があるが，ベースラインの心機能障害を確立し，後に心筋炎や心筋症の懸念が生じた場合の比較に使用する。

さらに無症候性心筋炎，心筋症に対するスクリーニングについても言及し，1 ）ベースライン心電図の施行，2 ）心疾患，またはその他の心臓の危険因子を有する患者のベースライン心機能を確立するために，循環器内科の診察の一環として心エコー検査を行う，3 ）CRP とトロポニンのモニタリングを開始するための閾値は低く，特にclozapine 治療の最初の 4 週間は，無症候性の頻脈や毎分10～20回の心拍数増加など，心筋炎を示唆する徴候や症状が現れた場合には，CRP とトロポニンのモニタリングを開始することを推奨している。陽性所見を認めた場合は循環器科の受診を考慮し，心筋炎の可能性を示唆する症状を認めなければ，症状のある期間中は毎週 CRP とトロポニンのモニタリングを行うことを推奨している。症状が持続する場合は，循環器科の受診を検討すべきである，と報告している[18]。

## VI. 治療・予後

心筋炎は無症状から突然死まで幅広い病像を示し，心症状が軽症であれば，安静臥床と経過観察のみで軽快することもある。Clozapine による心筋炎の死亡率は 10％と報告されており[12]，その原因は広範な心筋炎により心収縮力が低下しポンプ失調を来たす心原性ショックや，房室ブロック，心室頻拍，心室細動などの致死的不整脈である。また，稀な症例だが，頻脈，発熱，低酸素血症のため clozapine を中止したがその 4 日後に死亡し，解剖により心筋炎と診断された症例[3]や，clozapine 中止 2 日後に死亡した症例[27]の報告がある。その一方で心筋炎で clozapine を中止した後に clozapine の再投与に成功したとの報告[22]や，心筋炎後の clozapine 再投与の成功率は 50～70％で

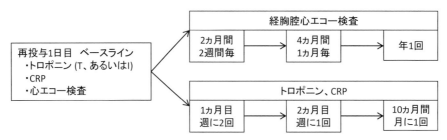

| 経胸腔心エコー検査 | | |
|---|---|---|
| 2ヵ月間 2週間毎 | 4ヵ月間 1ヵ月毎 | 年1回 |

| トロポニン、CRP | | |
|---|---|---|
| 1ヵ月目 週に2回 | 2ヵ月目 週に1回 | 10ヵ月間 月に1回 |

再投与1日目　ベースライン
・トロポニン (T、あるいはI)
・CRP
・心エコー検査

図2　Cook の提唱する再投与モニタリングプロトコル（Cook et al., 2015[5]より改変）

あったとの報告[25, 29]がある。Clozapine の増量を遅くする，綿密なモニタリングを行う，中止から再投与までの期間を長くすることが，clozapine 再投与を成功させるために重要であることが示唆されている[30]。Cook らは clozapine 再投与におけるモニタリングのプロトコルを提唱している[5]。再投与1日目にベースラインのバイオマーカーと経胸腔心エコー検査を行い，その後，clozapine の増量期間中，経胸腔心エコー検査とバイオマーカー測定を繰り返すことを提案している（図2）[5]。

心筋症の治療は，心不全，および不整脈に対する治療が主体となり，原因薬剤である clozapine を中止し，循環器専門医へコンサルトする必要がある。心筋症が軽度であり，かつ精神症状が重度である場合は，密な心機能評価を行いながら clozapine の用量を減量し継続することも考えられるが，至適用量の決定方法は現時点では不明であり，一般的ではない。また，心筋症に対する再投与のエビデンスは乏しく，心筋症では心機能が改善した後，clozapine を再投与することは一般的に困難と考える。

## Ⅶ. ま　と　め

Clozapine は治療抵抗性統合失調症に対して最も優れた薬剤の１つであり，これまでの抗精神病薬の多剤併用大量処方傾向に変革を起こすことが期待できる薬剤である。しかし，その一方で重篤な副作用を引き起こすリスクを有することから，使用率が低くなっている可能性がある。さらに，不確実な診断により，不必要に clozapine 投与を中止している例が存在すると思われる。Clozapine

誘発性の心血管系障害を確実に診断するガイドライン，投与中のモニタリングプロトコルが必要であるが，本邦の医療保険制度や費用対効果まで考慮し作成することが重要である。また，本邦では clozapine が精神科単科病院で処方されることが多いと思われ，各種検査や循環器専門医へのコンサルトが必要に応じて速やかに行える体制を整えることも重要となる。これまで十分に治療することのできなかった治療抵抗性統合失調症患者に対して広く安全に clozapine が使用されることを期待する。

## 利 益 相 反

なし

## 文　献

1 ）Abdel-Aty, H., Boyé, P., Zagrosek, A. et al.：Diagnostic performance of cardiovascular magnetic resonance in patients with suspected acute myocarditis: comparison of different approaches. J. Am. Coll. Cardiol., 45：1815-1822, 2005.

2 ）Alawami, M., Wasywich, C., Cicovic, A. et al.：A systematic review of clozapine induced cardiomyopathy. Int. J. Cardiol., 176：315-320, 2014.

3 ）Annamraju, S., Sheitman, B., Saik, S. et al.：Early recognition of clozapine-induced myocarditis. J. Clin. Psychopharmacol., 27：479-483, 2007.

4 ）Bellissima, B.L., Tingle, M.D., Cicović, A. et al.：A systematic review of clozapine-induced myocarditis. Int. J. Cardiol., 259：122-129, 2018.

5 ）Cook, S.C., Ferguson, B.A., Cotes, R.O. et al.：Clozapine-Induced Myocarditis：Prevention and Considerations in Rechallenge. Psychosomatics, 56：685-690, 2015.

6 ）Cooper, L.T.Jr.：Myocarditis. N. Engl. J. Med.,

360 : 1526-1538, 2009.

7）Correll, C.U., Solmi, M., Veronese, N. et al. : Prevalence, incidence and mortality from cardiovascular disease in patients with pooled and specific severe mental illness : a large-scale meta-analysis of 3,211,768 patients and 113,383,368 controls. World Psychiatry, 16 : 163-180, 2017.

8）Devarajan, S., Kutcher, S.P., Dursun, S.M. : Clozapine and sudden death. Lancet, 355 : 841, 2000.

9）Eric, Wooltorton : Antipsychotic clozapine（Clozaril）: myocarditis and cardiovascular toxicity. C.M.A.J., 166 : 1185-1186, 2002.

10）Freudenreich, O. : Clozapine-induced myocarditis: prescribe safely but do prescribe. Acta Psychiatr. Scand., 132 : 240-241, 2015.

11）Hägg, S., Spigset, O., Bate, A. et al. : Myocarditis related to clozapine treatment. J. Clin. Psychopharmacol., 21 : 382-388, 2001.

12）Haas, S.J., Hill, R., Krum, H. et al. : Clozapine-associated myocarditis : a review of 116 cases of suspected myocarditis associated with the use of clozapine in Australia during 1993-2003. Drug Saf., 30 : 47-57, 2007.

13）Hill, G.R., Harrison-Woolrych, M. : Clozapine and myocarditis : a case series from the New Zealand Intensive Medicines Monitoring Programme. N. Z. Med. J., 121 : 68-75, 2008.

14）Karjalainen, J., Heikkilä, J. : Incidence of three presentations of acute myocarditis in young men in military service. A 20-year experience. Eur. Heart J., 20 : 1120-1125, 1999.

15）Kikuchi, Y., Ataka, K., Yagisawa, K. et al. : Clozapine-induced cardiomyopathy : A first case in Japan. Schizophr. Res., 150 : 586-587, 2013.

16）Kilian, J.G., Kerr, K., Lawrence, C. et al. : Myocarditis and cardiomyopathy associated with clozapine. Lancet, 354 : 1841-1845, 1999.

17）Kluge, M., Schuld, A., Schacht, A. et al. : Effects of clozapine and olanzapine on cytokine systems are closely linked to weight gain and drug-induced fever. Psychoneuroendocrinology, 34 : 118-128, 2009.

18）Knoph, K.N., Morgan, R.J.3rd., Palmer, B.A. et al. : Clozapine-induced cardiomyopathy and myocarditis monitoring : A systematic review. Schizophr. Res., 199 : 17-30, 2018.

19）La Grenade, L., Graham, D., Trontell, A. : Myocarditis and cardiomyopathy associated with clozapine use in the United States. N. Eng. J. Med., 345 : 224-225, 2001.

20）Layland, J.J., Liew, D., Prior, D.L. : Clozapine-induced cardiotoxicity: a clinical update. Med. J. Aust., 190 : 190-192, 2009.

21）Leo, R.J., Kreeger, J.L., Kim, K.Y. : Cardiomyopathy associated with clozapine. Ann. Pharmacother., 30 : 603-605, 1996.

22）Manu, P., Sarpal, D., Muir, O. et al. : When can patients with potentially life-threatening adverse effects be rechallenged with clozapine? A systematic review of the published literature. Schizophr. Res., 134 : 180-186, 2012.

23）Merrill, D.B., Dec, G.W., Goff, D.C. : Adverse cardiac effects associated with clozapine. J. Clin. Psychopharmacol., 25 : 32-41, 2005.

24）Murch, S.D., Prior, D.L., Castle, D.J. : Echocardiographic monitoring for clozapine-associated cardiac toxicity : time for review? Med. J. Aust., 198 : 86-87, 2013.

25）Nguyen, B., Du, C., Bastiampillai, T. et al. : Successful clozapine re-challenge following myocarditis. Australas. Psychiatry, 25 : 385-386, 2017.

26）Ronaldson, K.J., Fitzgerald, P.B., Taylor, A.J. et al. : A new monitoring protocol for clozapine-induced myocarditis based on an analysis of 75 cases and 94 controls. Aust. N. Z. J. Psychiatry, 45 : 458-465, 2011.

27）Ronaldson, K.J., Fitzgerald, P.B., Taylor, A.J. et al. : Clinical course and analysis of ten fatal cases of clozapine-induced myocarditis and comparison with 66 surviving cases. Schizophr. Res., 128 : 161-165, 2011.

28）Ronaldson, K.J., Fitzgerald, P.B., Taylor, A.J. et al. : Rapid clozapine dose titration and concomitant sodium valproate increase the risk of myocarditis with clozapine : a case-control study. Schizophr. Res., 141 : 173-178, 2012.

29）Ronaldson, K.J., Fitzgerald, P.B., Taylor, A.J. et al. : Observations from 8 cases of clozapine rechallenge after development of myocarditis. J. Clin. Psychiatry, 73 : 252-254, 2012.

30）Rosenfeld, A.J., Gibbs, T., Ivie, R. et al. : Successful clozapine retrial after suspected myocarditis. Am. J. Psychiatry, 167 : 350-351, 2010.

31）Suzuki, T., Hayashi, D., Yamazaki, T. et al. : Elevated B-type natriuretic peptide levels after anthracycline administration. Am. Heart J., 136 : 362-363, 1998.

32) Wang, J.F., Min, J.Y., Hampton, T.G. et al. : Clozapine-induced myocarditis : role of catecholamines in a murine model. Eur. J. Pharmacol., 592 : 123-127, 2008.

33) Youssef, D.L., Narayanan, P., Gill, N. : Incidence and risk factors for clozapine-induced myocarditis and cardiomyopathy at a regional mental health service in Australia. Australas. Psychiatry, 24 : 176-180, 2016.

クロザピン　「臨床精神薬理」掲載論文集

2023 年 1 月 21 日　初版第 1 刷発行

発 行 者　石 澤 雄 司
発 行 所　㈱ 星 和 書 店
　　　　　〒 168-0074 東京都杉並区上高井戸 1-2-5
　　　　　電 話　03（3329）0031（営業部）／ 03（3329）0033（編集部）
　　　　　FAX　03（5374）7186（営業部）／ 03（5374）7185（編集部）
　　　　　http://www.seiwa-pb.co.jp

印刷・製本　中央精版印刷株式会社

Ⓒ 2023 星和書店　　　　　Printed in Japan　　　　ISBN978-4-7911-1108-4

# 〈特集〉向精神薬の用量

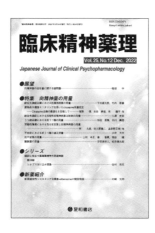

月刊 **臨床精神薬理**
**第25巻12号**

B5判　定価：本体 3,000円＋税

**開始用量・至適用量・維持**
**期用量の決め方について最**
**新の知見をもとに解説した**
**特集 !!**

各種向精神薬（統合失調症
における抗精神病薬・cloza-
pine・持効性注射剤、うつ病における抗うつ薬、双極性障害
における気分安定薬と抗精神病薬、不安症における抗うつ薬、
抗不安薬、睡眠薬）について、第一線のエキスパートが、治
療期（急性期と維持期／再発予防）ごとの必要用量／血中濃度、
用量／血中濃度と効果および副作用の関係を中心に解説した
特集である。

発行：星和書店　http://www.seiwa-pb.co.jp